"十四五"时期国家重点出版物出版专项规划项目

喘证

中医常见及重大疑难病证专辑文献研究丛书

丛书总主编　王春艳　贾　杨

丛书总主审　张如青

主　编　唐斌擎　陈稳根

主　审　吴银根　张如青

上海科学技术出版社

图书在版编目（ＣＩＰ）数据

喘证 / 唐斌擎，陈稳根主编. -- 上海 ：上海科学
技术出版社，2023.1
　　（中医常见及重大疑难病证专辑文献研究丛书 / 王
春艳，贾杨总主编）
　　ISBN 978-7-5478-6000-7

Ⅰ. ①喘… Ⅱ. ①唐… ②陈… Ⅲ. ①喘证－研究
Ⅳ. ①R256.12

中国版本图书馆CIP数据核字(2022)第215109号

　　本套丛书由上海市进一步加快中医药事业发展三年行动计划(2018—
2020)项目"中医常见病证专辑文献研究"[项目编号：ZY(2018—2020)-
CCCX-3001]资助出版。

喘证

主编　唐斌擎　陈稳根

上海世纪出版(集团)有限公司 出版、发行
上海 科 学 技 术 出 版 社
(上海市闵行区号景路 159 弄 A 座 9F－10F)
邮政编码 201101　　www．sstp．cn
山东韵杰文化科技有限公司印刷
开本 787×1092　1/16　印张 17.25
字数 260 千字
2023 年 1 月第 1 版　2023 年 1 月第 1 次印刷
ISBN 978-7-5478-6000-7/R·2660
定价：108.00 元

_____

本书为"中医常见及重大疑难病证专辑文献研究丛书"中的一种,围绕喘证历代经典古籍文献展开论述。喘证是一种以呼吸困难为主要临床表现的病证。本书包括上、下两篇,上篇为喘证历代文献精粹,包括总论、经典医论、外治针砭、本草单方、养生食疗;下篇为喘证历代名家经验,包括近现代名医医论医话、历代医案。本书旨在从古籍文献中挖掘整理、系统分析历代医家诊治喘证的学术和实践精华,从古籍文献中寻找理论根基和临床实践的源泉。

本书可供中医临床工作者、中医文献研究者、中医院校师生及中医爱好者参考阅读。

内容提要

中医药发展已上升为国家战略，《中华人民共和国中医药法》规定："国家采取措施支持对中医药古籍、著名中医药专家的学术思想和诊疗经验以及民间中医药技术方法的整理、研究和利用。"《中医药事业中长期发展规划（2016—2030）》明确："实施中医药传承工程，全面系统继承历代各家学术理论、流派及学说，全面系统继承当代名老中医药专家学术思想和临床诊疗经验，总结中医优势病种临床基本诊疗规律。"《中共中央 国务院关于促进中医药传承创新发展的意见》指出："挖掘和传承中医药宝库中的精华精髓。加强典籍研究利用，编撰中华医藏，制定中医药典籍、技术和方药名录，建立国家中医药古籍和传统知识数字图书馆。"习近平总书记多次提到要"深入发掘中医药宝库中的精华"，而中医药古籍文献正是这一宝库的真实载体和精华所在。

尤其《中医药"十四五"发展规划》还明确："开展国家中医优势专科建设，以满足重大疑难疾病防治临床需求为导向，做优做强骨伤、肛肠、儿科、皮肤科、妇科、针灸、推拿及脾胃病、心脑血管病、肾病、肿瘤、周围血管病等中医优势专科专病，巩固扩大优势，带动特色发展。制定完善并推广实施一批中医优势病种诊疗方案和临床路径，逐步提高重大疑难疾病诊疗能力和疗效水平。"可见系统开展历代医家诊治各类疑难杂病、常见病的学术思想、临床经验、流派特色的挖掘研究和转化应用已成行业共识，必将迎来一个研究高潮，其中文献研究更是理论策源的根基，不可缺少，至关重要，将中医古今文献的挖掘研究与当代临床实践紧密结合,也必将成为未来中医药事业发展的一条重要路径。

上海市中医文献馆自 1956 年建馆以来从未间断对历代名医名著的临床经验挖掘研究,本丛书是在既往工作经验基础上,立足于对当代临床常见病及重大疑难病证的古籍文献的系统性、综合性挖掘研究,实乃创新之举。其目标是对历代名家关于当代临床多发病及重大疑难病证的古籍文献进行全方位、系统性归类整理和分析研究。

本丛书从整理挖掘历代中医药文献(包括从中医书籍、期刊、讲义、未刊抄本等)入手,对历代医家的医论医话、经典发微、医史研究、典型医案、临床经验等进行挖掘,对其中的学术观点、有效方剂、用药特色、辨证思维、加减化裁、特色技术、适宜技术等加以挖掘汇聚、分类整理和比较研究。各分册内容大体包括疾病概述、专病病因病机、专病辨证论治、专病特色方药、专病其他特色疗法(针法、灸法、外治法、推拿按摩、民间偏验方、食疗养生方、治未病与康复),以及专病历代名家经验(包括历代名医医论医话、历代名医经典医案)。各分册根据各自特点或增加个性化章节 2~3 章。

本丛书包括《喘证》《臌胀》《肿瘤》《崩漏》《胎漏胎动不安》《绝经前后诸证》《不寐》《腰痛》《胁肋痛》《青盲》《丹毒》《口疮》《湿疹》《瘾疹》《小儿疳证》《小儿惊风》等内外妇儿伤等各科疾病的 16 个分册,在当代中医药常见病及重大疑难病证文献研究方面具有代表性,总计 300 余万字,丛书及各分册主审均为相关领域的文献研究专家与临床专家,有效确保了本丛书的编撰质量。

本丛书承续上海市中医文献馆在建馆之初组织编写的《中医专病专辑》丛书及其在全国产生广泛影响的历史经验,创新编写体例,突出名医—名流—名著—名术—名方—特色方药的经验传承,突出特色诊疗技术和理论创新,与时俱进;利用现代检索等研究手段,聚焦于医家诊疗中具有特色优势的专病诊疗经验,从历代文献中挖掘整理、系统分析提炼临证精华。通过文献研究进行全方位、系统性归类整理和比较研究,从古籍文献中寻找理论根基和临床实践的源泉,力争做到古今文献深度融合、药物和非药物疗法结合、内服外用方药结合、繁简用方用药结合、名医医论医话与典型医案结合、原文和编者按有机结合、文献与临床研究相结合。

作为上海市中医药三年行动计划项目的重要成果,本丛书的研究编写始终坚持研究与传播相结合、项目建设与人才培养结合、馆内外专家结合。以成果为导向,目的是培养一批具有较高学术水平的中医临床文献研究人员和中医临床专家,突破文献馆研究资源的局限,将中医临床文献研究的主编和编委队伍向馆外优秀中医文献研究机构和各大临床机构的骨干专家拓展,通过团结合作有效提升项目的参与度,提高研究成果的质量。

文献是中医药宝库精华的重要传播载体,是挖掘宝库精华的根基所在和理论创新源泉。希望通过本丛书的出版,进一步深化与提升中医药临床文献研究的底蕴和价值,为构筑起一座沟通融合中医文献与临床之间的桥梁做出积极探索。

编　者

2022 年 8 月

喘证以呼吸困难为主要临床表现,是内科最常见的疾病之一,通常迁延日久,反复发作,对人们的生命健康和生活质量都构成了很大的威胁。中医学在漫长的发展历史中,对本病进行了广泛、深入、细致的研究,积累了大量的理论和治验,形成了规模庞大的文献材料,但这些材料散见于从古至今浩渺的专著文献中。因此,系统地收集、整理、梳理这些材料,为本病勾勒一个清晰的发展全貌,对于有志于本病研究的临床医师、教学科研人员以及研究生将是一本很有益的参考书籍,可以促进对本病临床治疗和科学研究的进展,这也是编写本书的最大初衷。本着这一目标,我们对历代典籍中有关本病的论述进行收集整理,再根据正式出版物或影印资料进行校勘,兼收并蓄,去芜存菁,分门别类。全书分为症状和病因病机、辨证论治、方药、其他特色疗法、医论医话、医案等几个方面归纳整理,涵盖了本病理法方药的各个方面,是比较全面的。另外,因儿童生理病理与成人差别较大,其发作的喘证有其相应的特点,不宜与成人之喘混为一谈,故本集中未收录与此相关的内容,可待专家另辟专著论述。

目 录

喘
证

喘 · 证

上 篇

喘证历代文献精粹

喘
证

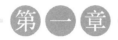

喘 证 概 述

一、喘证病名源流与演化

喘证之名不见于《内经》而实肇始于《内经》。《内经》之中多有以喘名者，如《素问·至真要大论篇》曰："太阴司天，客胜则首面胕肿，呼吸气喘。"《素问·太阴阳明论篇》曰："入六腑，则身热，不时卧，上为喘呼。"《灵枢·五乱》曰："故气乱于心，则烦心密嘿，俯首静伏；乱于肺，则俯仰喘喝，接手以呼。"《素问·阴阳别论篇》曰："阴争于内，阳扰于外，魄汗未藏，四逆而起，起则熏肺，使人喘鸣。"《素问·脉要精微论篇》曰："因血在胁下，令人喘逆。"后世称命本病多宗《内经》，以"喘"名之，而附以形状，如曰"喘急"（《万病回春》《普济方》）、"喘胀"（《古今医案按》《叶选医衡》《石室秘录》《医学集成》）、"喘促"（《景岳全书》）、"喘满"（《妇人大全良方》《证治准绳》《本草新编》）、"喘息"（《缪刺论》《卫生简易方》《血证论》《医学衷中参西录》），不一而足。亦有《医学纲目》《张氏医通》《医学心悟》等只以一"喘"字名之。而"喘证（或喘症）"之名则首见于《全生指迷方》，《明医指掌》《医宗金鉴》《医法圆通》《古今医统大全》《回春录》《医学集成》因承继之，亦均以"喘证（或喘症）"命名。

以"喘"名者为众，其余有称之"上气""逆气""积气""肺气积聚"者，如《神农本草经》牡桂条下云其"主治上气、咳逆、结气，喉痹、吐吸"。《金匮要略》辟"肺痿肺痈咳嗽上气病脉证治"一篇，涉"上气"者立论七条，出方五首。《诸病源候论》中专有"虚劳上气""上气喘鸣"等条目。以"逆气"为名则见于《诸病源候论》，其卷之十三"气病诸候"中专有"逆气候"一条。以"积气"或"肺气积聚"为名见于唐，如《备急千金要方》卷十七"肺脏方"下专有"积气"一节；《外台秘要》卷第十专列"肺气积聚方"一章。然以上诸名称后世沿用者寥寥。

至于"短气"与"喘"历代论述多有出入，或以为二者非为一途，或以为实则一病。汇集诸家之说，以清人何梦瑶之说最为见道，特录之，其云："再按古人以短气即喘，而分实喘虚喘，具如前说。若依后人分短气与喘为二，则以短气为虚喘，而喘单就实者言，未为不可也。"（《医碥·杂症·喘哮》）

二、喘证的历代发展演变

《内经》对喘证的临床特点、病因病机都有详尽的论述。其论病形有"喘粗为之俯仰""喘鸣肩息""喘而惋""喘而两胠满""胸盈仰息""俯仰喘喝"等形象的描述。论病因则首重外感，尤以风、寒、热为最常见。如"乳子中风热喘鸣肩息""寒气客则脉不通，脉不通则气因之，故喘动应手矣""故犯贼风虚邪者阳受之……阳受之则入六腑……入六腑则身热不时卧，上为喘呼"。同时也非常注重内生痰饮、水湿、瘀血的致病因素，如"喘咳者，是水气并阳明也""太阴之复，湿变乃举，体重中满，食饮不化，阴气上厥，胸中不便，饮发于中，咳喘有声""因血在胁下，令人喘逆"。论病机则分阴阳、经络、脏腑、气机。如论阴阳则有"阴争于内，阳扰于外，魄汗未藏，四逆而起，起则熏肺，使人喘鸣""阳盛则身热，腠理闭，喘粗为之俯仰"。论经络则有"阳明厥则喘而惋""肺手太阴也，是动则病肺胀满，膨膨而喘咳。肾足少阴也，是动则病饥不欲食，咳唾则有血，喝喝而喘"。论脏腑则有"肺病者，喘咳逆气，肩背痛，汗出……肾病者，腹大胫肿，喘咳身重""太阳脏独至，厥喘虚气逆，是阴不足阳有余也"。论气机则有"气有余则喘咳上气""故气乱于心……乱于肺，则俯仰喘喝"等。《内经》关于本证的病因病机论述基本确立了本证的辨证框架，为后世发展打下坚实的基础。《内经》中虽未提及本证的药物治疗，但对于砭刺之法是有涉及的。如："气有余则喘咳上气……有余则泻其经渠。""喘呼逆息者，何以去之？"伯高曰："其气积于胸中者，上取之；积于腹中者，下取之；上下皆满者，傍取之。黄帝曰：取之奈何？伯高对曰：积于上，泻人迎、大突、喉中；积于下者，泻三里与气街；上下皆满者，上下取之，与季胁之下一寸；重者，鸡足取之。"

而治法方药则详于《神农本草经》和《伤寒论》。《神农本草经》中论及治喘功效之药物二十四味，其中麻黄、石膏、款冬花、紫菀、干姜、细辛、龙骨、杏仁仍是现代临床治疗喘证的常用药物。《伤寒论》中虽无治喘专篇，但与喘有关之条文方剂甚多，如桂枝加厚朴杏子汤、葛根芩连汤、麻黄汤、小青龙汤、麻杏石甘汤、大承气汤等。《金匮要略》则有专篇论述，出方五首，皂荚丸、麦门冬汤、葶苈大枣泻肺汤、越婢加半夏汤、小青龙加石膏汤。其余篇中则有木防己汤、木防己汤去石膏加茯苓芒硝汤、苓桂术甘汤、肾气丸等相关方剂。这些方剂以及相关条文构成了最基本的辨证论治体系，后世多宗之。

晋代《针灸甲乙经》对于喘证的针灸治疗第一次做了全面的论述,介绍了曲差、大陵、隐白、涌泉、大椎、肺俞、天突、中府、太渊、列缺、经渠、天府、三间、通谷、华盖、膻中、神藏、库房、云门、玉堂、灵墟、神封、步廊、气户等具有平喘功效的穴位。

隋代《诸病源候论》在《内经》的基础上更深入地讨论了因虚致喘的病机,他认为:"虚劳之病,或阴阳俱伤,或血气偏损,今是阴不足,阳有余,故上气也。"为后世补肾填精的治法提供了理论依据。此外,本书还跳出了经络的概念,提出"肺管""气道"的概念。《诸病源候论·上气鸣息候》中:"肺主于气,邪乘于肺则肺胀,胀则肺管不利,不利则气道涩,故气上喘逆,鸣息不通。"《诸病源候论·上气鸣息候》"奔气候":"若肺受邪,则气道不利;气道不利,则诸脏气壅;则失度,故气奔急也。""肺管""气道"之称颇似现代的支气管,在当时应是一大创新之说。

有唐一代,关于本病的治法方药呈爆发式的增长,在《备急千金要方》和《外台秘要》等大型方书中收录了大量的止喘方药,与前代有百一之别。既继承了《伤寒论》《金匮要略》的经典方剂,也收录了《伤寒论》之后至当时的方药,尤其收录了《小品方》《古今录验》《深师方》等亡佚之书的相关内容,具有很高的文献价值。值得一提的是《备急千金要方》中还记录了一张莨菪子和熟羊肝两味组成的方子,云其可治积年上气不瘥垂死者……隔日一服,永瘥。而现代临床常用的一类重要的平喘药物——抗 M 胆碱药,其有效成分最初的来源就是山莨菪。可见当时对平喘药物的探索和认知已非常深入。

宋元之际,治法方药都有很大的发展,《三因极一病证方论》《太平圣惠方》《太平惠民和剂局方》《圣济总录》等都收录了大量的治喘方剂,涌现了很多流传后世的经典名方,如人参蛤蚧散、华盖散、三拗汤、苏子降气汤、泻白散、四磨汤、导痰汤等。另外,提出了"劫药"的概念,类似现代的急救药物,可以快速止喘、平喘。如《丹溪心法》中的"劫喘药",用铜青、蚬丹合剂。《世医得效方》之神应丹、《普济本事方》之紫金丹,均用到了砒霜。《太平惠民和剂局方》之黑锡丹,以回阳救逆建功。《儒门事亲》之夺命散,以泻大肠降肺气取法。这些方药的出现,大大增加了本病的急救疗效。

明清时期,治法方药进一步发展,目前临床常用的三子养亲汤、定喘汤就是这一时期创制的。但是这一时期最大的贡献是对本病的全面总结,各家结合自身的治验，从病因、证型、治法、方药方面建立了较为完善的辨证论治体系。如《医学入门》辨治本病，先分虚实，实又可分"火炎""痰""七情""外感""水"。虚又分"阴虚""气短""肾冷元气不能纳""胃衰"，以此论治。《症因脉治》分"风寒""暑湿""燥火""肾虚火旺""肝火上冲""痰饮""气虚""阴虚""产后"等证型治疗。《类证治裁》分为"风寒""暑火""湿邪浊逆""肺胀水停""水病喘满""痰喘""肺虚金燥""胃虚阳升""肾阴亏而精伤""肾阳虚而气脱""肾与肺胃俱虚"等类型治疗。这些辨证体系各有侧重，但总不离外感、痰饮、水湿、脏气虚衰，奠定了现代临床辨证论治的基本框架。

及至近现代，一方面继承中医经典传统的优势进一步完善辨证论治体系，另一方面结合新的时代特点，较之古时有明显的变化和进展，主要体现在以下三个方面。其一，更加注重缓解期的长期治疗，因此补肾纳气、健脾益肺等治法成为现代治疗中的关键治法，同时配合穴位敷贴、穴位注射、膏方调补等，形成了药物治疗综合体系，极大地提高了临床疗效。其二，非药物疗法，尤其是肺康复锻炼越来越受到重视，将传统中医养身功法如六字诀、八段锦、太极拳运用到喘证的治疗中，使患者能得到进一步的受益。其三，随着各种西医治法的应用，对中医治疗提出了新的要求，比如对于呼吸衰竭使用呼吸机辅助治疗后脱机困难的患者，中医治疗的介入可以帮助顺利脱机。

三、西医现代研究进展

诸多现代医学定义的疾病，其临床表现以呼吸困难、喘促为主皆可归于中医喘证范畴，而其中以慢性阻塞性肺疾病（简称慢阻肺）与本证关系最为密切。

现代医学认为慢阻肺是一种以不完全可逆性气流受限为特点的肺部阻塞性疾病。其气流受限可通过肺功能的检测明确，一般定义为在应用支气管扩张剂后第一秒用力呼气容积（FEV_1）小于预计值的 80%，且第一秒用力呼气容积/用力肺活量（FEV_1/FVC）小于 70% 表明存在不完全可逆的气流受限。其病因包括个体易感因素和环境因素两个方面，两者通常互相影响。比较明确的个体易感因素为 $\alpha 1$-胰蛋白酶缺乏，最主要的环境因素是吸烟，以及接触职业粉尘和化学物质。此外，感染也是导致发病和急性加重的重要原因。这些因素的相互驱动下，气道内可发生巨噬细胞、中性粒细胞参与的炎症反应,释放 IL-8、TNF-α 等炎症介质以及蛋白酶,导致气道分泌物增多,黏膜上皮和纤毛损伤,气道弹力纤维裂解,软骨破坏。最终导致外周气道狭窄,阻力增加,气流受限,肺过度充气,气体交换异常(产生缺氧和二氧化碳潴留),疾病后期还可累及肺血管,导致肺动脉高压和肺源性心脏病。

目前本病稳定期的治疗主要根据患者的症状严重程度和急性加重风险的高低分别选择长效抗胆碱能剂和(或)长效 β_2 受体激动剂干粉剂吸入维持治疗,对于血嗜酸性粒细胞计数升高的患者可联合吸入性糖皮质激素治疗。除了药物治疗,戒烟、长期家庭氧疗、肺康复锻炼同药物治疗一样具有重要的地位。此外,接种流感疫苗和肺炎疫苗可减少患者的呼吸道感染风险。对于急性加重期的患者,需要使用全身糖皮质激素控制气道炎症,如合并感染需要使用抗生素,痰多者需要使用黏液溶解剂稀释痰液促进排痰,呼吸衰竭者如常规药物治疗效果不理想需采取机械辅助通气纠正低氧或二氧化碳潴留。

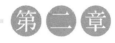

临床症状和病因病机

一、古代文献研究

（一）汉及以前

阳盛则身热，腠理闭，喘粗为之俯仰，汗不出而热，齿干以烦冤（闷），腹满死，能冬不能夏。（《素问·阴阳应象大论篇》）

肝脉搏坚而长，色不青，当病坠若搏，因血在胁下，令人喘逆。（《素问·脉要精微论篇》）

秋脉不及，则令人喘，呼吸少气而咳，上气见血，下闻病音。（《素问·玉机真藏论篇》）

夜行则喘出于肾，淫气病肺。有所堕恐，喘出于肝，淫气害脾。有所惊恐，喘出于肺，淫气伤心。度水跌仆，喘出于肾与骨，当是之时，勇者气行则已，怯者则着而为病也。

太阳脏独至，厥喘虚气逆，是阴不足、阳有余也。（《素问·经脉别论篇》）

肺病者，喘咳逆气，肩背痛，汗出。肾病者，腹大胫肿，喘咳身重。（《素问·藏气法时论篇》）

帝曰：乳子中风热，喘鸣肩息者，脉何如？岐伯曰：喘鸣肩息者，脉实大也。缓则生，急则死。（《素问·通评虚实论篇》）

故犯贼风虚邪者阳受之，食饮不节，起居不时者，阴受之。阳受之则入六腑，阴受之则入五脏。入六腑则身热不时卧，上为喘呼；入五脏则膜满闭塞，下为飧泄，久为肠澼。（《素问·太阴阳明论篇》）

阳明厥则喘而惋，惋则恶人。帝曰：或喘而死者，或喘而生者何也？岐伯曰：厥逆连脏则死，连经则生。（《素问·阳明脉解篇》）

劳则喘息汗出，外内皆越，故气耗矣。寒气客于冲脉，冲脉起于关元，随腹直上，寒气客则脉不通，脉不通则气因之，故喘动应手矣。（《素问·举痛论篇》）

帝曰：人有逆气，不得卧而息有音者，有不得卧而息无音者，有起居如故息有音者，有得卧行而喘者，有不得卧不能行而喘者，有不得卧卧而喘者，皆何脏使然？愿闻其故。岐伯曰：不得卧而息有音者，是阳明之逆也。足三阳者下行，今逆而上行，故息有音也。阳明者，胃脉也，胃者，六腑之海，其气亦下行。阳明逆，不得从其道，故不得卧也。《下经》曰：胃不和，则卧不安，此之谓也。夫起居如故而息有音者，此肺之络脉逆也，络脉不得随经上下，故留经而不行。络脉之病人也微，故起居如故而息有音也。夫不得卧，卧则喘者，是水气之客也。夫水者，循津液而流也。肾者水脏，主津液，主卧与喘也。（《素问·逆调论篇》）

肺痹者，烦满喘而呕。

心痹者，脉不通，烦则心下鼓，暴上气而喘。

肠痹者，数饮而不得出，中气喘争。

淫气喘息，痹聚在肺。（《素问·痹论篇》）

肺之雍，喘而两胠满。（《素问·大奇论篇》）

（阳明）所谓上喘而为水者，阴气下而复上，上则邪客于脏腑间，故为水也。

（少阴）所谓呕咳上气喘者，阴气在下，阳气在上，诸阳气浮，无所依从，故呕咳上气喘也。（《素问·脉解篇》）

刺缺盆中内陷，气泄，令人喘咳逆。（《素问·刺禁论篇》）

故水病下为胕肿大腹，上为喘呼，不得卧者，标本俱病，故肺为喘呼，肾为水肿，肺为逆不得卧。（《素问·水热穴论篇》）

气有余则喘咳上气，不足则息利少气。（《素问·调经论篇》）

邪客于手阳明之络，令人气满胸中，喘息而支胠，胸中热。（《素问·缪刺论篇》）

岁火太过，炎暑流行，金肺受邪。民病疟，少气，咳喘，血溢，血泄，注下，嗌燥，耳聋，中热，肩背热。上应荧惑星。

岁金太过，燥气流行，肝木受邪。民病两胁下少腹痛，目赤痛，眦疡，耳无所闻。肃杀而甚，则体重烦冤，胸痛引背，两胁满且痛引少腹。上应太白星，甚则喘咳逆气，肩背痛。

岁水太过，寒气流行，邪害心火。民病身热烦心，躁悸，阴厥，上下中寒，谵妄,心痛。寒气早至,上应辰星。甚则腹大胫肿,喘咳,寝汗出,憎风,大雨至,埃雾朦郁,上应镇星。(《素问·气交变大论篇》)

太阴之复,湿变乃举,体重中满,食饮不化,阴气上厥,胸中不便,饮发于中,咳喘有声。

诸气膹郁,皆属于肺。

诸痿喘呕,皆属于上。(《素问·至真要大论篇》)

喘咳者,是水气并阳明也。(《素问·示从容论篇》)

肺藏气,气舍魄,肺气虚则鼻塞不利少气;实则喘喝,胸盈仰息。(《灵枢·本神》)

肺手太阴也,是动则病肺胀满,膨膨而喘咳。肾足少阴也,是动则病饥不欲食,咳唾则有血,喝喝而喘。(《灵枢·经脉》)

邪在肺,则病皮肤痛,寒热,上气喘,咳动肩背。(《灵枢·五邪》)

故气乱于心……乱于肺,则俯仰喘喝,接手以呼。(《灵枢·五乱》)

膈上病痰,满喘咳吐,发则寒热,背痛腰疼,目泣自出,其人振振身瞤剧,必有伏饮。

夫病人饮水多,必暴喘满。凡食少饮多,水停心下,甚者则悸,微者短气。(《金匮要略·痰饮咳嗽病脉证并治》)

(二)晋代

肺中风者,口燥而喘,身运而重,冒而肿胀。(《脉经·肺手太阴经病证》)

肺病者,喘咳逆气,肩背痛,汗出,尻阴股膝挛,髀腨胻足皆痛。

肾病者,腹大胫肿痛,咳喘身重,寝汗出憎风。(《针灸甲乙经·五味所宜五脏生病大论篇》)

阳胜则外热,阴虚则内热,内外皆热,则喘渴。(《针灸甲乙经·阴阳相移发三疟》)

(三)隋唐时期

肺主于气,气为阳,气有余则喘满逆上。虚劳之病,或阴阳俱伤,或血气偏损,今是阴不足,阳有余,故上气也。(《诸病源候论·虚劳病诸候上》)

三曰皮蒸,其根在肺,必大喘鼻干,口中无水,舌上白,小便赤如血。蒸盛

之时,胸满,或自称得注热,两胁下胀,大嗽,口内唾血。(《诸病源候论·虚劳病诸候下》)

肺主于气,邪乘于肺则肺胀,胀则肺管不利,不利则气道涩,故气上喘逆,鸣息不通。诊其肺脉滑甚,为息奔上气。脉出鱼际者,主喘息。其脉滑者生,快者死也。

夫气血循行经络,周而复始,皆有常度。肺为五脏上盖,主通行于腑脏之气。若肺受邪,则气道不利;气道不利,则诸脏气壅;则失度,故气奔急也。

八曰劳则气耗,气耗则喘且汗,外内皆越,故气耗也。(《诸病源候论·气病诸候》)

夫水之病,皆生于腑脏……寻其病根,皆由荣卫不调,经脉痞涩,脾胃虚弱,使水气流溢,盈散皮肤,故令遍体肿满,喘息上气,目果浮肿,颈脉急动,不得眠卧,股间冷,小便不通,是其候也。(《诸病源候论·水肿病诸候》)

水气不调,身体浮肿,气满喘粗。(《备急千金要方·诸论》)

巨肩反膺陷喉者则肺高,高则实,实则热,上气肩急咳逆。

肩背薄者则肺脆,脆则易伤于热,喘息鼻衄。(《备急千金要方·肺脏方》)

怒气为病,则上气不可当,热痛上冲心,短气欲死,不能喘息。(《千金翼方·补益》)

肺主气,气有余则喘咳上气,此为邪搏于气,气壅滞不得宣发,是为有余,故咳嗽而上气也,其状喘咳上气,多涕唾,面目浮肿,则气逆也。(《外台秘要·咳嗽上气方七首》)

（四）宋金元时期

夫热病,毒气攻于心肺,烦热壅于胸膈,而渴引饮,必致喘粗。汗下之后,胃气尚虚,热毒不退,渴饮水过多,水停心下,故令喘急也。(《太平圣惠方·治热病喘急诸方》)

夫肺者,通行脏腑之气,以荣华于经络也。若肺虚不足,为邪所乘,则气道不利。诸脏之气,上冲胸中,壅滞不通,故令上气喘急也。(《太平圣惠方·治上气喘急诸方》)

论曰伤寒上气者,肺主气,手太阴是其经也,病患肺气夙有不调,又遇寒热邪气。伤于其经,则胀而气逆不下,故令上气。(《圣济总录·伤寒上气》)

论曰肺气喘急者,肺肾气虚,因中寒湿至阴之气所为也。肺为五脏之华盖,肾之脉入肺中,故下虚上实,则气道奔迫,肺叶高举,上焦不通,喘急不得安卧,又《内经》谓水病下为肿大腹,上为喘呼不得卧者,标本俱病也。(《圣济总录·肺脏门》)

凡人一呼一吸谓之息,呼出心肺,吸入肾肝,呼吸之间,脾受其气,则营卫行阳二十五度,行阴亦二十五度,而周身之气,无过不及。若藏气乘并,则荣卫不能循常,气过周身失度,不能随阴阳出入以成息,故促迫而喘,诸气并上于肺,肺管隘,则气争而喘也。其始或因坠堕恐惧,恐则精却,精却则上焦闭而气不行,气不行则留于肝,肝乘于肺,此喘出于肝也。或因惊恐,惊则心无所倚,神无所归,气乱而气乘于肺,此喘出于心也。或因渡水跌仆,肾气暴伤,肾气乘肺,此喘出于肾也。或因饱食过伤,动作用力,谷气不流行,脾气逆而乘肺,此喘出于脾也,团参散主之。若喘而发热,颈脉皆动,日渐瘦削,由客热乘肺,或因饮食失宜,气不转而气急,误服热药,火气熏肺而遂喘,颊赤咽燥,其脉细数,治属骨蒸,小建中汤、天门冬汤主之。(《全生指迷方·喘证》)

又昔贤云:肾家生阳,不能上交于肺则喘。又云:脾虚而肺失生化之源则喘。(《扁鹊心书·虚劳》)

夫肾主元气,天一之水生焉;肺主冲化,地四之金属焉。元气乃水中之火,所以太阳合少阴,主精髓以滋血;冲化乃土中之金,所以太阴合阳明,主肌肉以养气。今肾虚则火亏,致阳水凝滞;肺满则土溢,使阳金沉潜,沉潜则气闭,凝滞则血淖,经络不通,上为喘急,下为肿满。(《三因极一病证方论·水肿叙论》)

华佗云:盛则为喘,减则为枯。活人书云:发喘者气有余也。凡看文本,须要晓会得本意。且盛而为喘者,非肺气盛也。喘为气有余者,亦非肺气有余也。气盛当认作气衰,有余当认作不足。肺气果盛又为有余,当清肃下行而不喘,以火入于肺。衰与不足而为喘焉,故言盛者非言肺气盛也,言肺中之火盛。言有余者,非言肺气有余也,言肺中之火有余也。故泻肺用苦寒之剂者,非泻肺也,泻肺中之火,实补肺气也。用者不可不知。(《卫生宝鉴·咳嗽门》)

(五)明清时期

夫肺气喘急者,肺肾气虚,寒湿至阴气所为也。肺为五脏之盖,肾之脉入

肺,故下虚上实,则气道奔迫,肺气高举,上焦不通,喘急不得安卧。(《普济方·肺脏门》)

喘证虽有寒热之不同,要皆其本在肾,其标在肺。所以上逆,其原在胃,宜降气开郁。(《周慎斋遗书·喘》)

今之喘逆,由火热而息急也,或六淫所伤,七情所感,或脾肾俱虚,或脾湿肿满,或本脏气虚,或瘀血伤滞,皆所以致之,要当合脉认病,合病制方,庶无差失之患矣。又曰:方书有云治喘嗽者,有云治痰喘者,有云治喘逆气急者,有云气喘者,不可不分别明白,究治此病,虚实攸系匪轻。验今之喘嗽者,既嗽而兼有喘声也。痰喘者,喉中有痰,或出或不能出,抬肩撷项者是也。喘逆气急者,无痰嗽而独气急作喘声也。气喘者,较逆急势则稍缓耳。前二者,兼痰兼嗽,盖有杂症以干之,故治有汗吐下之不同也;后二者,乃本脏气虚,或阴虚火动,及产后喘急者,为孤阳几于飞越,治惟补之、敛之。攻补之不同,由虚实之异路也;少有差忒,则轻者重,重者死矣。(《医旨绪余·喘》)

夫喘者,上气急促,不能以息之谓也。有肺虚夹寒而喘者,有肺实夹热而喘者,有水气乘肺而喘者。有惊忧气郁肺胀而喘者,有阴虚者,有气虚者,有痰者,有气急者,有胃虚者,有火炎上者,原其受病之不同,是以治疗而有异。(《古今医鉴·喘急》)

盖肺为气之主,肾为气之根。肺主皮毛而居上焦,故邪气犯之,则上焦气壅而为喘,气之壅滞者,宜清宜破也。肾主精髓而在下焦,若真阴亏损,精不化气,则下不上交而为促,促者断之基也,气既短促,而再加消散,如压卵矣。(《景岳全书·杂证谟》)

外冒风寒,皮毛受邪,郁于肌表,则身热而喘;逆于阳明,则呕吐而喘;壅于肺家,则咳嗽而喘;肺风痰喘之症也。

《内经》云:因于暑,汗,烦则喘喝,此暑气也。因于湿,首如裹,面肿,呼吸气喘,此湿气也。暑湿袭于皮毛,干于肺胃,则喘喝多言也。

燥万物者,莫燥乎火,故喘症燥火居多。《原病式》叙喘逆热淫条下,盖燥火烁人,则诸逆冲上,诸痿喘呕,诸气膹郁,肺家不宁,喘症作矣。

内而欲心妄动,外而起居如惊,五志厥阳之火,时动于中,煎熬真阴,精竭血燥,内火刑金,肺气焦满,而喘逆作矣。

饮水过多,脾弱不能四布,水积肠间,成痰成饮,上干肺家,则喘息。

饮食自倍,肠胃乃伤,膏粱厚味,日积于中,太阴填塞,不能运化,下降浊恶之气,反上干清道,则喘呕不免矣。

或本元素虚,或大病后,大劳后,失于调养,或过服克削,元气大伤,则气虚喘逆之症作矣。

阴血不足,五志厥阳之火,触动冲任之火,自下冲上;阴精不足、龙雷之火,直冲上焦,二火上冲,皆名阴虚喘逆之症。

或饱后举重,或饥时用力,或号呼叫喊,伤损肺气而喘作矣。

产前、临产、产后,不慎起居,偶犯外邪,内气先亏,外邪难散,壅而发热,则成喘逆之症矣。

临产去血过多,荣血暴竭,卫气无主,此名孤阳无阴,若恶露不行,上冲肺胃,又名恶血攻心,二者皆令人喘也。(《症因脉治·喘症论》)

脾之湿热,胃之壮火,交煽而互蒸,结为浊痰,溢入上窍,久久不散,透开肺膜,结为窠囊。清气入之,浑然不觉,浊气入之,顷刻与浊痰狼狈相依,合为党援,窒塞关隘,不容呼吸出入。而呼吸正气,转触其痰,鼾齁有声。(《寓意草·论浦君艺喘病证治之法》)

若夫阴剧阳亢,木火乘时,心火肆炎上之令,相火举燎原之焰,肺失降下之权,肾鲜长流之用,以致肺有伏逆之火,膈有胶固之痰,皆畏非时之感,胸多壅塞之邪,气高而喘,咳嗽频仍,天突火燃,喉中作痒,咯咽不能,嗽久失气,气不纳于丹田,真水无以制火,于是湿夹热而痰滞中焦,火载血而厥逆清,伏火射其肺系,则能坐而不能卧,膈痰滞乎胃络,则能左而不能右。(《理虚元鉴·心肾不交与劳嗽总论》)

且是症也,又当防其瘀血渗入肺系,郁而不散,以至积阳为热,积阴为痤,喘嗽交加,病日以深而成劳嗽也。(《理虚元鉴·吐血论》)

总之,肺气一伤,百病蜂起,风则喘,痰则嗽,火则咳,血则咯,以清虚之脏,纤芥不容,难护易伤故也。(《理虚元鉴·劳嗽症论》)

肺居膈上,其气清,其位高,火若上冲则治节失令,而痰滞气塞,喘嗽交加,故至高之部极畏火。(《理虚元鉴·虚火伏火论》)

肺为主气之标,肾为主气之本。肾虚气不归元,冲脉之火,主冲清道,为喘呼,为呃忒,为呕哕,为不得卧下。皆当从下焦补敛之法,不知者泛用调气破气,而终不下降者,气之所藏,无以收敛也,必佐以补肾,而气始归元。(《证

治汇补·内因门》）

《经》曰：诸病喘满，皆属于热。又曰：淫气喘息，痹聚在肺。夫喘急之候，发则张口抬肩，摇身撷肚，而作哮吼之声。痰壅喉中，声如拽锯，或如水鸡之响，此内外邪干而气实也。有气为火郁，而痰在肺胃之间；有水气乘肺，而肺虚夹寒作喘；有肺虚夹热，火炎而喘；有惊忧气遏，肺胀而喘；有胃络不和而喘；有肾虚不能摄气而喘。然未有不由痰火内郁，风寒外束。《经》曰：热为寒包，则喘者明矣。又喘则必胀，胀则必喘何也？盖肺朝百脉，通调水道，下输膀胱，小便出焉。如肺受邪而失降下之令，则小便渐短而发肿，此必先喘后胀属肺病。当清肺降气，分利水道。夫脾主肌肉，脾土受邪，不能制水，妄渍肌肉而为肿。肺无母气之养，反得泛溢之侵，气不下行而为喘。此必先胀后喘属脾病，当理脾渗湿，顺气定喘，宜分标本先后治之。（《简明医彀·喘证》）

喘者，气短而促，吸不归根，呼吸之气不应皮毛之开合也。有实喘，有虚喘，有半虚半实喘。实者，风寒之邪，伤其毛腠，致肌表不和。毛，皮毛也，主表；腠，腠理也，主肌。《经》云：三焦、膀胱者，腠理毫毛其应。是三焦应肝血之腠理以主肌，膀胱应肺气之皮毛以主表。若寒邪凝敛于皮毛，皮毛之气不通于腠理则喘；风邪中伤于腠理，腠理之气不通于皮毛亦喘。然此喘也，必病之初起，微微气急，或无汗恶寒，或有汗恶风，斯时和其肌表，散其风寒，喘自平矣。半虚半实者，手足太阴之气，不相交合也。手太阴肺金，天也；足太阴脾土，地也。地气上升，则天气下降，或寒逆于肺而肺金寒，或湿滞于脾而脾土湿，则脾气不升，肺气不降，痰涎在中，上下不交而为喘。然此喘也，必兼咳也。夫脾肺不交，则为虚；寒湿内凝，则为实。虚实相半，则补泻并施；虚多实少，则补多泻少；实多虚少，则泻多补少。寒凉之药，在所禁也。《伤寒论》中，有麻黄杏子石膏汤、葛根黄连黄芩汤以治喘，乃病太阳之标阳，而毛腠不通，阳热过盛，病在气化，不在经脉也。又有冷风哮喘，乃胃积寒痰，三焦火热之气燃之不力，火虚土弱，土弱金虚，致中有痰而上咳喘。此缓病也，亦痼疾也，久久不愈，致脾肾并伤，胃无谷神，则死矣。至虚喘者，水天之气不相交接也。肺，天也；肾，水也。天体不连地而连水。《经》云其本在肾，其末在肺，以明水天一气。若天水违行，则肺肾不交而喘，治不得宜，将离脱矣。当用参、苓、芪、术以补肺，辛、味、桂、附以补肾，肺肾相交，则喘平而能卧；若上下不交，昼夜不卧，喘无宁刻，则太阳标本之气，亦几乎息矣。盖太阳以寒为本，以热为标。寒木，膀胱之水也，气根于肾，热标，皮毛之阳也，气合于肺。此肺肾不交，而太阳标本之气，将以孤危，前药所以必需也。若外道之药，消削于前，其后亦无济矣。（《医学真传·喘》）

喘病无不本于肺。故《经》曰：诸痿喘呕，皆属于上。盖肺主气，气逆则喘。肺位最高，故曰属上也。巢氏、严氏本《内经》诸逆冲上，皆属于火之说，止言实热。独王海藏辨华佗肺气盛为喘，《活人书》气有余则喘，二语云：气盛则当气衰，有余当作不足。若肺气果盛，果有余，则清肃之令下行，岂复为喘？皆以火入于肺，炎灼真气，真气衰与不足而喘。所谓盛与有余者，乃肺中之火，而非肺之真气也。斯言诚超出前人。然余观昔贤之论，悉有所本，不可偏废。（《顾松园医镜·书集》）

喘谓呼吸迫促，劳动之人多有之（如奔走则气喘是也）。其在病机，则气之上奔也。古人又以短气名之，谓呼吸之气短促也。然有实喘、虚喘之分，所当详辨。实者有邪，邪气实也；虚者无邪，正气虚也。实喘之状，张口抬肩，摇身撷肚，胸胀气粗，声高息涌，惟呼出之为快也。虚喘之状，气少而不续，慌张短怯，声低息微，惶惶然若气之欲断（似喘不抬肩，似呻吟而无痛，呼吸虽急而无痰声是也）。实喘有由于外感者，六淫外邪壅闭肺气，以致胸满上喘也。有由于内伤者，七情五志之动火，酒食痰湿之郁热，上壅于肺而喘也。又有一等火郁甚者，其上冲作喘，与诸实喘无异。而阳气内郁之极，不能畅达，以致四肢厥逆，六脉伏涩（按之鼓指），此不可以热药投，亦不可以寒药下（用寒则火愈郁），惟逍遥散（见郁）加茱、连，宣散蓄热，得汗即愈，愈后六味（见虚损）调之。虚喘有由于阳虚者，肺气实则能清肃下行，脾气实则能健运四布，虚则不能运行下降，而但浮越于上也。有由于阴虚者，肝肾阴虚（兼水火言）则火上炎，乃真元耗损，命门之火自下上冲也。其人平居若无病，但觉喘乏，察其脉，数大而虚，或微而无力者是也。（《医碥·杂症》）

喘症之因，在肺为实，在肾为虚，先生揭此二语为提纲。（《临证指南医案·喘》）

热病已得汗，脉尚躁而喘，故知其复热也；热不为汗衰，火热克金故喘，金受火克，肺之化源欲绝，故死。（《温病条辨·原病篇》）

若有所劳倦，则气耗而喘出于肺；有所忧虑，则气结而喘出于心；有所饥饱，则气馁而喘出于脾；有所暴怒，则气逆而喘出于肝；有所纵欲，则气竭而喘

出于肾。(《古今医彻·杂症》)

肺主气也,一呼一吸,上升下降,荣卫息数,往来流通,安有所谓喘。惟夫邪气伏藏,痰涎浮涌,呼不得呼,吸不得吸,于是上气促急,填塞肺脘,激动争鸣,如鼎之沸,而喘之形状具矣。有肺虚夹寒而喘者,有肺实夹热而喘者,有水气乘肺而喘者,有惊忧气郁肺胀而喘者。又有胃络不和,喘出于阳明之气逆;真元耗损,喘生于肾气之上奔。如是等类,皆当审证而主治之(引自《直指》)。(《杂病广要·脏腑类》)

肺为气之统,肾为气之根,肺主出气,肾主纳气,阴阳相交,呼吸乃和,若出纳升降失常,斯喘作焉。实喘责在肺,虚喘责在肾。实喘者,胸满声粗,气长而有余;虚喘者,呼长吸短,息促而不足。实喘者,出气不爽;虚喘者,入气有音。实喘,有水邪射肺,有痰饮遏肺,有客邪(六气之邪,皆能致喘)干肺,上焦壅,治宜疏利;虚喘为肾不纳气,孤阳无根,治宜固摄。虚实分途,阴阳异治,然则闻声之道,顾不重哉。(《医原·闻声须察阴阳论》)

肺之令主行制节,以其居高,清肃下行,天道下际而光明。故五脏六腑,皆润利而气不亢,莫不受其制节也。肺中常有津液,润养其金,故金清火伏。若津液伤,则口渴气喘,痿瘦咳嗽。(《血证论·脏腑病机论》)

二、近代文献研究

痰郁肺窍则作喘,肾虚不纳气亦作喘。是以论喘者恒责之肺、肾二脏,未有责之于脾、胃者。不知胃气宜息息下行,有时不下行而转上逆,并迫肺气亦上逆即可作喘。脾体中空,能容纳诸回血管之血,运化中焦之气,以为气血宽闲之地,有时失其中空之体,或变为紧缩,或变为胀大,以致壅激气血上逆迫肺,亦可作喘。(《医学衷中参西录·治喘息方》)

三、现代文献研究

1. **裘沛然** 外邪引动伏饮:《金匮要略·痰饮咳嗽病脉证并治》谓:"膈上病痰,满喘咳吐……必有伏饮。"裘沛然认为,外感风寒之喘咳,经治而乏效者,其病机多为外邪引动伏饮。饮为阴邪,性多属寒。若外感风寒之邪,多易引动阴寒之伏饮,导致痰饮壅盛,郁阻气道,肺气上逆则喘咳不已;而外邪入里又易化热,外邪引动伏饮,导致寒邪与痰热胶结,壅阻于肺,则喘咳日久缠绵难愈。凡素有伏饮宿痰者，又复中风寒之邪，此乃里外相合为病而喘咳作矣。其病机关键是"痰"与"气"，痰滞气道则为咳为喘，肺气塞满亦致咳致喘。

阴虚湿痰内盛：喘咳之病，其内伤之因多与饮食不节有关，或过食生冷，或恣嗜醇甘肥腻，导致脾虚失运，不能运化水谷精微而酿湿生痰，痰湿内蕴，郁滞于肺，壅塞肺气，影响气机出入，遂为喘咳而作。在老年人群中，喘咳长期发作者为数不少，其因多为肺虚气逆而咳，肾虚纳气无权而喘。裘沛然认为，肺阴与肾阴为相互滋生、相互依存的关系。肺主吸气，肾主纳气，肺阴充足，金能生水，则肾阴亦充；肾阴亏虚则不能上滋肺金。肺肾阴虚，则吸清吐浊不利，纳气归肾无权，则气机逆乱，气之上逆则咳喘不止。

阳虚水泛凌肺：凡六淫所伤，外邪久恋，喘咳之病变多由实转虚，使肺脾肾三脏受损而亏虚。脾主运化，脾失健运则水谷精微转化为痰湿；肺主通调水道，水液不得传输而化为痰浊；肾主水，水失其制则上泛为痰饮。痰湿、痰浊、痰饮蕴蓄于肺均可致喘咳不已。〔王庆其，李孝刚，邹纯朴，等. 国医大师裘沛然咳喘病诊疗方案及学术经验探析[J]. 江苏中医药,2017,49(4)：4.〕

2. 邓铁涛　邓铁涛认为，五脏紧密相连，不仅停留在生理方面，在病理上某一脏腑损害的长期发展，必然会引起其他脏腑的受损，出现其他脏腑虚损的症状，即现代医学所谓的以肺功能不全为主的人体多脏器功能不全，强调"以脾胃为中心，从肺论治，五脏相关"。慢性阻塞性肺疾病（COPD）患者常常在天气转变、受凉或感染后诱发急性加重，急性发作期辨证以标实为主，外邪侵袭，肺卫不固，病机多为痰饮阻肺（痰浊、痰热），以风寒袭肺、外寒内饮、痰热壅肺、痰湿阻肺证型为主，合并有二氧化碳潴留或者重症感染，出现意识障碍时则兼夹痰蒙神窍，因肺栓塞形成肺动脉高压，出现急性心力衰竭则兼夹气滞血瘀。而肺脏受邪迁延反复失治，损伤正气，痰瘀稽留，正虚显露而多表现为肺阴阳两虚，故稳定期以肺脏虚损为主，累及脾、肾、心、肝。痰浊日久损伤气阴，气虚则气化津液无力，津液不得正化，反酿成痰浊阻滞中焦脾胃运化，故临床上病程较长的 COPD 患者多见营养状态低下、疲劳、咯痰无力，更易反复感染。肾为气之根，久病咳喘肾不纳气，呈现肾气虚阳虚形寒肢冷，临床上多见 COPD 患者因缺氧、肺动脉高压以及慢性二氧化碳潴留呼吸性酸中毒导致心输出量减少，外周血管扩张导致低血压、肢体末梢冰冷等循环灌注不足体征。"肺朝百脉"，而心主血脉及神明，肺脏亏虚，百脉气机不宣、痰浊不化可致心血瘀阻出现胸膺胀闷、咳喘气促,COPD患者在慢性缺氧、二氧化碳潴留、代偿性红细胞增生、血液黏稠度增高等病理因素作用下易继发肺动脉高压,可进展为右心功能衰竭,出现口唇紫绀、胸闷、活动耐量下降等心肺功能不全症状。肺肝两脏调控气机宣降,肺气不宣,肝气难降,气机不畅,痰饮不化,久滞肝郁而见巅顶疼痛,默默不欲言,昼夜颠倒,COPD患者长期二氧化碳潴留形成慢性呼吸性酸中毒还可导致神志改变、情绪抑郁、扑翼样震颤等肺性脑病症状。〔魏伟超,吴伟,王创畅.邓铁涛五脏相关理论在慢性阻塞性肺疾病治疗中的应用[J].中医杂志,2017,58(23):3.〕

3. 颜德馨 颜德馨认为喘为痰饮内伏之体受非时之邪而作。外邪与痰饮相搏结为喘之标,邪有风热、风寒之异,痰有热化、寒化之变,故标有寒、热之分。痰、舌、苔、脉等均为辨证之依据,如舌质稍红,津液不足,亦可有本属寒凝,因阳气虚弱、津不上承所致,未必尽属热证,经用温阳法治疗,阳气来复,津液上承,可见舌红渐退,舌面转润泽。然从本而论,本证终属阳虚。责之于脏,乃肺脾肾三脏之阳皆虚。〔张家铭.颜德馨教授治喘经验介绍[J].新中医,1994(S1):2.〕

4. 洪广祥 洪广祥认为本虚标实、虚实夹杂是COPD证候的基本特征,气阳虚是其本虚,也是COPD稳定期的主要矛盾。气阳虚涵盖了脏腑、卫气、宗气和元气之虚。如前所述,从宗气与元气、宗气与卫气、宗气与脏腑的关系可以看出宗气虚是COPD发病的关键因素。痰瘀是标,宗气虚是导致痰瘀的主要原因。反复感邪导致COPD反复发作,是COPD发生、发展、同益加重的主要因素,宗气虚易导致反复感邪。宗气虚,痰瘀阻塞气道是导致COPD肺功能下降的常见原因。病情继续加重,由肺及心,出现呼吸衰竭、心力衰竭及呼吸肌疲劳、营养障碍等并发症,既是宗气虚衰的结果,又是进一步加重宗气虚衰的原因。由上可知宗气直接参与了COPD发病全部过程,是COPD发病的中心环节。〔王丽华.洪广祥运用宗气理论治疗慢性阻塞性肺疾病稳定期的经验继承与临床研究[D].南京中医药大学,2012.〕

5. 曹世宏 气郁邪恋:内伤咳嗽日久,支饮、喘证、哮证等病证。历久不愈,痰浊潴留,肺气壅阻,气道不利,发为本病。肺脾肾虚:喘咳日久,肺病及脾及肾,导致肺脾肾虚,脏腑功能失调,气血津液生化受阻,水液代谢紊乱,形成本病。气滞血瘀:痰浊壅阻,肺气失宣,经久不愈而发展到肺脉闭阻,气滞血瘀,或气虚血瘀。或痰瘀互结,病深至痼。若在上述基础上,外感风热或痰郁化热,则成痰热蕴肺证;若外感风寒或痰从寒化,则形成痰饮伏肺证;若迁延不愈由肺涉脾及肾。由实转虚,则成虚实夹杂之证。此为COPD发作期的常见证型;若病情迁延,余邪恋肺,则为正虚邪恋、气阴不足证,是COPD迁延期的常见证型;若痰邪久羁,肺气郁滞进一步加剧。由气及血,气滞血瘀,痰瘀互结,则为COPD后期常见的病理转归;若由气及阳,则可成脾肾阳虚之证;若痰热壅盛夹瘀上蒙清窍,则为肺热痰瘀并痰蒙心窍之证;若喘促发作伴冷汗、面色苍白、肢厥则为"喘脱",为肺热痰瘀并心阳欲脱之证。〔李素云,吴其标.曹世宏教授论治慢性阻塞性肺疾病经验选粹[J].中医药学刊,2002,20(1):2.〕

6. **吴银根** 中医论喘以虚实分证。虚喘如COPD中、重度之缓解期,而实喘如COPD中、重度之发作期。实喘以风寒袭肺、痰湿壅肺为常见。痰湿壅肺常以脾虚不运为内因,处于虚实之间。而虚喘以肺虚、肾虚为主。肺为呼气,肾为纳气。肺虚喘而气弱,肾虚喘而气短,属肾不纳气之象。久病属肾,久病入络,肺络痰瘀相夹,是本病后期之病机。瘀血常与阳虚、寒邪为伍,致心悸、胸痹。心、肾阳虚而心悸、水肿。本病的演变从病证可归纳为咳、喘、胀、饮、悸、肿,而本病始终与水液代谢紊乱攸关。肺主气,上焦开发,宣五谷味,熏肤,充身,泽毛,若雾露之溉,是谓气。肺主一身之表,肺虚而受邪。肺主肃降,通调水道。脾主运化,脾虚水湿泛为痰,溢为肿。肾主水,主纳气,肾气不足,肾阳虚衰则肾不纳气,肾不制水,为短气,为水肿。〔吴银根.慢性阻塞性肺疾病(COPD)中医辨证治疗要点[C].全国中西医结合防治呼吸系统疾病学术研讨会,2010.〕

7. **王鹏** 该病患者素体肺气亏虚,肺之宣肃功能失常,肺病及脾,致运化功能失常,津液内聚成痰,出现咳嗽、咳痰,痰阻气道出现气喘、气促。肺朝百脉,助心推动血液的运行,肺气亏虚不能治理调节心血的运行,气虚成瘀,瘀血积于经络脏腑之中,痰瘀互结于经络脏腑之中,两者共同成为发病的病理因素。〔薛晓明,蔡宏瑜.王鹏辨治慢性阻塞性肺病经验举隅[J].山西中医,2012,28(7):2.〕

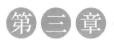

辨 证 论 治

一、古代文献研究

（一）汉及以前

肺欲收，急食酸以收之，用酸补之，辛泻之。（《素问·藏气法时论篇》）

喘家作，桂枝汤加厚朴、杏子佳。（《伤寒论·辨太阳病脉证并治上》）

太阳病，桂枝证，医反下之，利遂不止。脉促者，表未解也，喘而汗出者，葛根黄芩黄连汤主之。

太阳病，头痛发热，身疼腰痛，骨节疼痛，恶风无汗而喘者，麻黄汤主之。

太阳与阳明合病，喘而胸满者，不可下，宜麻黄汤。

伤寒表不解，心下有水气，干呕，发热而咳，或渴，或利，或噎，或小便不利、少腹满，或喘者，小青龙汤主之。

伤寒，心下有水气，咳而微喘，发热不渴，服汤已，渴者，此寒去欲解也，小青龙汤主之。

发汗后，不可更行桂枝汤，汗出而喘，无大热者，可与麻黄杏仁甘草石膏汤。（《伤寒论·辨太阳病脉证并治中》）

阳明病，脉迟虽汗出，不恶寒者，其身必重，短气，腹满而喘；有潮热者，此外欲解，可攻里也；手足濈然汗出者，此大便已硬也，大承气汤主之。

伤寒，若吐若下后，不解，不大便五六日，上至十余日，日晡所发潮热，不恶寒，独语如见鬼状。若剧者，发则不识人，循衣摸床，惕而不安，微喘直视，脉弦者生，涩者死；微者，但发热谵语者，大承气汤主之。

病人小便不利，大便乍难乍易，时有微热，喘冒一作息、不能卧者，有燥屎也，宜大承气汤。（《伤寒论·辨阳明病脉证并治》）

上气，喘而躁者，属肺胀，欲作风水，发汗则愈。

咳逆上气，时时吐浊，但坐不得眠，皂荚丸主之。

火逆上气，咽喉不利，止逆下气者，麦门冬汤主之。

肺痈,喘不得卧,葶苈大枣泻肺汤主之。

咳而上气,此为肺胀,其人喘,目如脱状,脉浮大者,越婢加半夏汤主之。

肺胀,咳而上气,烦躁而喘,脉浮者,心下有水,小青龙加石膏汤主之。

肺痈胸满胀,一身面目浮肿,鼻塞清涕出,不闻香臭酸辛,咳逆上气,喘鸣迫塞,葶苈大枣泻肺汤主之。(《金匮要略·肺痿肺痈咳嗽上气病脉证治》)

膈间支饮,其人喘满,心下痞坚,面色黧黑,其脉沉紧,得之数十日,医吐下之不愈,木防己汤主之。虚者即愈,实者三日复发,复与不愈者,宜木防己汤去石膏加茯苓芒硝汤主之。

支饮不得息,葶苈大枣泻肺汤主之。

夫短气有微饮,当从小便去之。苓桂术甘汤主之,肾气丸亦主之。

咳逆倚息不得卧,小青龙汤主之。(《金匮要略·痰饮咳嗽病脉证并治》)

(二) 宋代

老人脾虚则气逆冲上逼肺,令人动作便喘,切不可用削气苦寒之药,重伤其脾,致成单腹胀之证。可服草神丹、金液丹、姜附汤而愈,甚者灸关元穴。肾脉贯肺系舌本,主营运津液,上输于肺,若肾气一虚,则不上荣,故口常干燥,若不早治,死无日矣。当灸关元五百壮,服延寿丹半斤而愈。(《扁鹊心书·老人口干气喘》)

凡人患喘其证有三:一曰寒,二曰热,三曰水病。热者发于夏而不发于冬,冷病者遇寒则发也,水病者胸膈满闷,脚先肿也。热病者宜蛤蚧丸。冷病宜煮肺散。水病审其冷热虚实。虚而冷者紫金丹,热而实者防己丸。此出养生必用方,不合防己丸,但言腹有湿热,欲验喘疾是水不是水者,小便涩,脚微肿而喘者水证也,当作水治之。小便不涩,脚不肿,只作喘治之。沈存中《良方》蒲颓叶,孙大资麻黄梓朴汤,不拘冷热皆可服也。

人有喘疾不可一概治之,须分阴阳。病发于冬,寒冷病也。病发于暑月,热病也。冷病服豉霜丸、清中汤、煮肺散。热病服青杏蛤蚧丸之类。又有一方,孙大资梓朴散不拘冷热皆可服。

有人先因咳嗽发喘,胸膈痊闷,难于倒头,气上凑者,宜早利水道,化痰下气。若不早治,必成水,宜服紫金丹。病水人水在膜外,切不可针。针透膜,初时稍愈,再来即不可治。(《医说》卷四《喘嗽》)

凡酸味亦同乎涩者,收敛之意也。喘嗽上奔,以齑汁、乌梅煎宁肺者,皆酸涩剂也。然此数种,当先论其本,以攻去其邪,不可执一以涩,便为万全也。(《儒门事亲·七方十剂绳墨订一》)

夫上喘中满,醋心腹胀,时时作声,痞气上下,不能宣畅。叔和云:气壅三焦不得昌是也。可用独圣散吐之,吐讫,次用导水禹功,轻泻药三五行;不愈,更以利膈丸泻之,使上下宣通,不能壅滞;后服平胃散、五苓散、益元散、桂苓甘露散、三和散,分阴阳、利水道之药则愈。(《儒门事亲·上喘中满》)

喘病,气虚、阴虚、有痰。凡久喘之症,未发宜扶正气为主,已发用攻邪为主。气虚短气而喘甚,不可用苦寒之药,火气盛故也,宜导痰汤加千缗汤。有痰亦短气而喘。阴虚自小腹下火起冲于上喘者,宜降心火,补阴。有火炎者,宜降心火,清肺金;有痰者,用降痰下气为主。上气喘而躁者为肺胀,欲作风水证,宜发汗则愈。有喘急风痰上逆者,大全方千缗者,用劫药一二服则止之。劫之后,因痰治痰,因火治火。劫药以椒目研极细末一二钱,生姜汤调下止之,气虚不用。又法,萝卜子蒸熟为君,皂角烧灰等分为末,生姜汁,炼蜜丸,如实人因服黄芪过多而喘者,用三拗汤以泻气。若喘者,须用阿胶。若久病气虚而发喘,宜阿胶、人参、五味子补之。若新病气实而发喘者,宜桑白皮、苦葶苈泻之。

肺以清阳上升之气,居五脏之上,通荣卫,合阴阳,升降往来,无过不及。六淫七情之所感伤,饱食动作,脏气不和,呼吸之息,不得宣畅而为喘急。亦有脾肾俱虚,体弱之人,皆能发喘。又或调摄失宜,为风寒暑湿邪气相干,则肺气胀满,发而为喘。又因痰气皆能令人发喘,治疗之法当究其源。如感邪气,则驱散之;气郁,即调顺之;脾肾虚者,温理之。又当于各类而求。凡此证,脉滑而手足温者生,脉涩而四肢寒者死。风伤寒者,必上气急,不得卧,喉中有声,或声不出,以三拗汤、华盖散、九宝汤、神秘汤皆可选用;若痰喘,以四磨汤或苏子降气汤;若虚喘,脉微,色青黑,四肢厥,小便多,以《活人书》五味子汤或四磨汤。治嗽与喘,用五味子为多,但五味有南北。若生津止渴,润肺益肾,治劳嗽,宜用北五味;若风邪在肺,宜用南五味。(《丹溪心法·喘十五》)

(三)明代

外感者以祛散之;气之内郁者,以调顺为先;肾虚者宜以温补;痰盛者当以疏导；有阴血虚少而上喘者，宜以滋阴养荣之剂。所论前证，临期用药，在乎消息，治之无不愈矣。（《奇效良方·喘门（附论）》）

《经》曰：肺朝百脉，通调水道，下输膀胱。又曰：膀胱者，州都之官，津液藏焉，气化则能出矣。是小便之行，由于肺气之降下而输化也。若肺受邪而上喘，则失降下之令，故小便渐短，以致水溢皮肤，而生胀满焉。此则喘为本，而胀为标，治当清金降火为主，而行水次之。脾土恶湿，外主肌肉，土能克水。若脾土受伤，不能制水，则水湿妄行，浸渍肌肉，水既上溢，则邪反侵肺，气不得降而生喘矣。此则胀为本，而喘为标，治当实脾行水为主，而清金次之。苟肺症而用燥脾之药，则金得燥而喘愈加；脾病而用清金之药，则脾得寒而胀愈甚矣。近世治二症，但知实脾行水，而不知分别脾肺二症，予故为发明之。愚按前症若肺中伏热不能生水，而喘且渴者，用黄芩清肺饮以治肺，用五淋散以清小便；若脾肺虚弱，不能通调水道者，宜用补中益气汤以培元气，用六味地黄丸以补肾水；若膏粱厚味，脾肺积热而喘者，宜清胃散以治胃，用滋肾丸以利小便；若心火克肺金而不能生肾水者，用人参平肺散以治肺，用滋阴丸以滋小便；若肾经阴亏，虚火烁肺金而小便不生者，用六味地黄丸以补肾水，用补中益气汤以培脾土；若脾气虚弱不能相制而喘者，用补中益气汤以培元气，用六味地黄丸以生肾水；若肝木克脾土不能相制而喘者，用六君、柴胡、升麻以培元气，六味地黄丸以补肾水。（《明医杂著·续医论》）

凡喘暴作，必须发散攻邪为先，喘定之后，方可补养。久病喘咳，未发之前，当扶正气为主；已发之时，当以攻邪为先。若补其既发则喘愈甚，此治喘攻补先后之叙，不可差也。

喘证作时无痰，喘愈后却吐痰者，乃痰于已发之时，闭塞不出而为喘。治者于发时，开其痰路则易安也，宜用《简要》桔梗汤及枳壳、前胡、杏仁、紫苏、瓜蒌实等药引出其痰，俟痰出喘退，却调其虚实。虚者补以参、芪、归、术，实者泻以沉香、滚痰丸之类是也。

凡喘嗽遇天寒则发，内外皆寒，脉沉而迟者，治法以东垣参苏温肺汤，调中补气加茱萸汤及丹溪紫金丹，以劫去其寒痰者是也。有内热而外逢寒则发，脉沉数者，谓之寒包热治法，以仲景越婢加半夏汤发表诸方之类。及预于八九月间未寒之时，用大承气汤先下其热，至冬寒时无热可作，喘自不发者是也。

大概气喘急甚者，不可骤用苦寒药，火气盛故也。诸喘曾用正治攻补之法不止者，却用劫药一二服则止。如椒目沉水者，研极细末，用一二钱，生姜汤调下止之，或青金丹用萝卜子、皂角尖等分，姜蜜为丸，每服七八十丸，噙下止之，亦效。劫止之后，因痰治痰，因火治火。治哮喘专主于痰，宜先用吐法，不可骤用凉药，必兼发散。凡哮喘者必须薄滋味，未发以扶正气为要，已发以攻邪气为主。老弱人久病气虚而发喘者，宜阿胶、人参、五味子补之。少壮新病气实而喘者，宜桑白皮、苦葶苈泻之。实人用黄芪过多而喘者，三拗汤以泻之。有喘急而痰色清冷者，属风痰，用千缗汤之类。有阴虚自小腹下火起炎上而喘者，当补阴降火。凡喘，气虚短气而促，不能相续者，宜参、芪补之。气虚喘呕未可服补中者，只用调中益气汤，绝妙。喘嗽伤肺者须用阿胶。元气虚，喘而气短者，宜生脉散。喘而不得卧，卧则喘，心下有水气，上乘于肺，肺得水而浮，使气不得通流，宜神秘汤。食积壅滞气喘，用半夏、瓜蒌、山楂、神曲、瓜蒌穰为丸，竹沥、姜汤下。（《古今医统大全·喘证门》）

气虚短气而喘，有痰亦短气而喘，不可用苦寒之药，火气盛故也。宜导痰汤加千缗汤。阴虚，自少腹下火起冲于上而喘者，宜降心火补阴。有火炎上者，宜降心火，清肺金。有痰者，宜降痰下气为主。上气喘而躁者，为肺胀，欲作风水症，宜发汗则愈。有阴虚夹痰喘者，四物汤加枳壳、半夏，补阴降火。诸喘不止者，用椒目研极细一二钱，生姜汤调下劫之，气虚不用。又法，用萝卜子蒸熟为君，皂角烧灰等分为末，姜汁加炼蜜丸，如小豆大，每噙化五七十丸。劫止之后，因痰治痰，因火治火。气虚者，用人参、蜜炙黄柏、麦冬、地骨皮之类。气实人，因服黄芪过多而喘者，用三拗汤以泻气。若喘甚者，须用阿胶。若久病气虚而发喘者，宜阿胶、人参、五味补之。新病气实而喘者，宜桑白皮、苦葶苈泻之。

凡喘而卧不得，其脉浮，按之虚而涩者，为阴虚，去死不远，慎勿下之，下之必死，宜四物加童便、竹沥、青黛、门冬、五味、枳壳、苏叶服之。（《医学纲目·肺大肠部》）

予于喘嗽二病，寻究端倪，会类治法，逐证填方，不以重复自嫌，其间搜集不尽者，将俟后之明敏，藉此为左券云尔。喘而无汗者，宜解表。喘而有汗者，宜和营卫，固腠理。腹满，脉沉实者，为内实，当下之。发时有痰吐出者，宜化痰。发时有痰不能出者，宜开提之。食积痰逆者，宜导痰运脾。饮水多者,宜渗利之。久嗽不已,痰壅胸膈气实者,宜吐之。心火形肺者,宜清心热。气从小腹上冲,乃冲脉之火,宜调中益气汤加黄柏、知母以降之。脉数无力者,宜滋阴降火。产后喘急者,郭氏谓孤阳绝,阴极,为难治。本脏气虚及久喘,攻击太过者,宜人参、五味、阿胶之类补之。新喘气实者,宜葶苈、枳壳、桑皮之类泻之。肿满脾虚,不能摄水,上迫于肺,喉中作水鸡声者,或小青龙汤,或导水丸,桑皮、赤小豆、瞿麦之类决之。瘀血凝滞胸膈者,或韭汁之类以活之。(《医旨绪余·喘》)

治喘之法,当究其原。肺虚肺寒,必有气乏表怯,冷痰如冰之症者。法当温补,如官桂、阿胶之类是也。肺实肺热,必有壅盛,胸满,外哄上炎之状。法当清利,如桑白皮、葶苈之类是也。水气者,漉漉有声,怔忡浮肿,与之逐水利小便,如半夏、茯苓、五苓散辈。惊忧者,惕惕闷闷,引息鼻胀,与之宽中下气,如四七汤、枳壳汤辈。阴虚者,气从脐下起,直冲清道而上,以降气滋阴。气虚者,气息不能接续,以参、芪补之。有痰者,喘动便有痰声,降痰为主。有气急者,呼吸急促,而无痰声。降气为主。有胃虚者,抬肩撷肚,喘而不休,以温胃消痰。有火炎者,乍进乍退,得食则减,食已则喘,以降火清金。至若伤寒发喘,表汗里下,脚气充满,疏导取效。此皆但疗本病,其喘自安。虽然,喘有利下而愈者,亦有因泻而殂者,喘有数年沉痼而复瘳者,亦有忽因他疾大喘而不救者。汗而发润为肺绝;身汗如油,喘者为命绝;直视谵语喘满者,皆不治。然则喘之危恶,又安可以寻常目之。喘有三:热喘发于夏,不发于冬;冷喘则遇寒而发;水喘停饮,胸膈满闷,脚先肿也。(《古今医鉴·喘急》)

愚按喘与短气分,则短气是虚,喘是实。然而喘多有不足者,短气间亦有有余者,新病亦有本虚者,不可执论也。《金匮》云:实喘者,气实肺盛,呼吸不利,肺窍壅塞,若寸沉实,宜泻肺。虚喘者肾虚,先觉呼吸短气,两胁胀满,左尺大而虚,宜补肾,此肾虚证非新病虚者乎。邪喘者,由肺受邪,伏于肺中,关窍不通,呼吸不利,若寸沉而紧,此外感也。亦有六部俱伏者,宜发散,则身热退而喘定,此郁证,人所难知,非短气中之有余乎。论人之五脏,皆有上气,而肺为之主,居于上而为五脏之华盖,通荣卫,合阴阳,升降往来,无过不及,何病之有。若为风寒暑湿所侵,则肺气胀满而为喘,呼吸迫促,坐卧不安。或七情内伤,郁而生痰,或脾胃俱虚,不能摄养,一身之痰,皆能令人喘。真知其风寒也,则用仲景青龙汤。真知其暑也,则用白虎汤。真知其湿也,则用胜湿汤。真知其七情郁结也,则用四磨四七汤。又有木郁、火郁、土郁、金郁、水郁,皆能致喘,治者察之。

愚谓火之有余,水之不足也。阳之有余,阴之不足也。凡诸逆冲上之火,皆下焦冲任相火,出于肝肾者也,故曰冲逆。肾水虚衰,相火偏胜,壮火食气,销铄肺金,乌得而不喘焉。丹溪云:喘有阴虚,自小腹下火起而上,宜四物汤加青黛、竹沥、陈皮,入童便煎服。如夹痰喘者,四物加枳壳、半夏,补阴以化痰。夫谓阴虚发喘,丹溪实发前人之所未发。但如此治法,实流弊于后人。盖阴虚者,肾中之真阴虚也,岂四物汤阴血之谓乎?其火起者,下焦龙雷之火也,岂寒凉所能降乎?其间有痰者,有无痰者。有痰者,水夹木火而上也,岂竹沥、枳、半之能化乎?须用六味地黄加门冬、五味大剂煎饮,以壮水之主,则水升火降,而喘自定矣。

又有一等,似火而非火,似喘而非喘者。《经》曰:少阴所谓呕咳上气喘者,阴气在下,阳气在上,诸阳气浮,无所依归,故上气喘也。《黄帝针经》云:胃络不和,喘出于阳明之气逆,阳明之气下行,今逆而上行故喘。真元耗损,喘出于肾气之上奔,其人平日若无病,但觉气喘,非气喘也,乃气不归元也。视其外证,四肢厥逆,面赤而烦躁恶热,似火非火也。乃命门真元之火,离其宫而不归也。察其脉两寸虽浮大而数,两尺微而无力,或似有而无为辨耳。不知者以其有火也,少用凉药以清之,以其喘急难禁也,佐以四磨之类以宽之。下咽之后,似觉稍快,少顷依然。岂知宽一分,更耗一分,甚有见其稍快,误认药力欠到,倍进寒凉快气之剂,立见其毙矣。何也?盖阴虚至喘,去死不远矣,幸几希一线牵带在命门之根,尚尔留连。善治者,能求其绪,而以助元接真镇坠之药,俾其返本归原,或可回生。然亦不可峻骤也,且先以八味丸、安肾丸、养正丹之类,煎人参生脉散送下。觉气若稍定,然后以大剂参芪补剂,加破故纸、阿胶、牛膝等,以镇于下。又以八味丸加河车为丸,日夜遇饥则吞服方可。

又有一等火郁之证,六脉微涩,甚至沉伏,四肢悉寒,甚至厥逆,拂拂气促而喘,却似有余,而脉不紧数,欲作阴虚,而按尺鼓指。此为蓄郁已久,阳气拂遏,不能营运于表,以致身冷脉微而闷乱喘急。当此之时,不可以寒药下之,又不可以热药投之,惟逍遥散加茱连之类,宣散蓄热,得汗而愈。愈后仍以六味地黄养阴和阳方佳。此谓火郁则发之,木郁则达之。即《金匮》所云六脉沉

伏,宜发散,则热退而喘定是也。(《医贯·先天要论(上)》)

风痰上逆而喘者,千缗汤或导痰汤。痰喘者,先降气,气降则痰自清,四磨汤、定肺汤。

气上逆而喘,苏子降气汤。气实,因服补药而喘者,三拗汤。上气而喘者,神秘汤。

火炎上喘者,枳桔二陈汤加芩、连、山栀。阴虚火盛,自脐下上冲而喘,四物汤加知母、黄柏、麦门冬、五味子,或六味丸料服之。

胃虚而喘,五味子汤加白术。久病喘者,气虚也,气不接续,生脉散加阿胶、白术、陈皮。(《明医指掌·喘证九》)

虚喘证治(共七条)

虚喘证,其人别无风寒咳嗽等疾,而忽见气短似喘,或但经微劳,或饥时即见喘促,或于精泄之后,或于大汗之后,或于大小便之后,或大病之后,或妇人月期之后而喘促愈甚,或气道噎塞,上下若不相续,势剧垂危者,但察其表里无邪,脉息微弱无力,而诸病若此,悉宜以贞元饮主之,加减如本方,其效如神。此外如小营煎、大营煎、大补元煎之类,俱可择用。《经》曰:肝苦急,急食甘以缓之,即此之类。若大便溏泄兼下寒者,宜右归饮、右归丸、圣术煎之类主之。

脾肺气虚,上焦微热微渴而作喘者,宜生脉散主之。或但以气虚而无热者,惟独参汤为宜。若火烁肺金,上焦热甚,烦渴多汗,气虚作喘者,宜人参白虎汤主之。若火在阴分,宜玉女煎主之,然惟夏月或有此证。若阴虚,自小腹火气上冲而喘者,宜补阴降火,以六味地黄汤加黄柏、知母之类主之。

水病为喘者,以肾邪干肺也。然水不能化而子病及母,使非精气之败,何以至此,此其虚者十九,而间乎虚中夹实,则或有之耳。故凡治水喘者,不宜妄用攻击之药,当求肿胀门诸法治之,肿退而喘自定矣。古法治心下有水气上乘于肺,喘而不得卧者,以《直指》神秘汤主之。但此汤性用多主气分,若水因气滞者用之则可,若水因气虚者,必当以加减金匮肾气汤之类主之。

老弱人久病气虚发喘者,但当以养肺为主。凡阴胜者宜温养之,如人参、当归、姜、桂、甘草,或加以芪、术之属。阳胜者宜滋养之,如人参、熟地、麦冬、阿胶、五味子、梨浆、牛乳之属。

凡病喘促,但察其脉息微弱细涩者,必阴中之阳虚也;或浮大弦芤按之空虚者,必阳中之阴虚也。大凡喘急不得卧而脉见如此者,皆元气大虚,去死不远之候,若妄加消伐,必增剧而危,若用苦寒或攻下之,无不即死。

实喘证治(共七条)

实喘之证,以邪实在肺也,肺之实邪,非风寒则火邪耳。盖风寒之邪,必受自皮毛,所以入肺而为喘,火之炽盛,金必受伤,故亦以病肺而为喘。治风寒之实喘,宜以温散;治火热之实喘,治以寒凉。又有痰喘之说,前人皆曰治痰,不知痰岂能喘,而必有所以生痰者,此当求其本而治之。

凡风寒外感,邪实于肺而咳喘并行者,宜六安煎加细辛或苏叶主之。若冬月风寒感甚者,于本方加麻黄亦可,或用小青龙汤、华盖散、三拗汤之类主之。

外有风寒,内兼微火而喘者,宜黄芩半夏汤主之。若兼阳明火盛而以寒包热者,宜凉而兼散,以大青龙汤,或五虎汤、越婢加半夏汤之类主之。

外无风寒而惟火盛作喘,或虽有微寒而所重在火者,宜桑白皮汤,或抽薪饮之类主之。

痰盛作喘者,虽宜治痰,如二陈汤、六安煎、导痰汤、千缗汤、滚痰丸、抱龙丸之类,皆可治实痰之喘也;六君子汤、金水六君煎之类,皆可治虚痰之喘也。然痰之为病,亦惟为病之标耳,犹必有生痰之本,故凡痰因火动者,必须先治其火;痰因寒生者,必须先治其寒。至于或因气逆,或因风邪,或因湿滞,或因脾肾虚弱,有一于此,皆能生痰,使欲治痰而不治其所以痰,则痰终不能治,而喘何以愈哉。

气分受邪,上焦气实作喘,或怒气郁结伤肝,而人壮力强,胀满脉实者,但破其气而喘自愈,宜廓清饮、四磨饮、四七汤、萝卜子汤、苏子降气汤之类主之;或阳明气秘不通而胀满者,可微利之。(《景岳全书·杂证谟》)

火炎得食喘暂止:火炎肺胃喘者,乍进乍退,得食则坠下稠痰则止;食已入胃,反助火痰,上喘反大作,宜降火清金,导痰汤加芩、连、山栀、杏仁、瓜蒌。如胃有实火,膈上稠痰者,导水丸。

痰喘喉似水鸡吹:痰喘必有痰声。风痰,千缗汤,或合导痰汤;痰气,苏子降气汤、四磨汤;食积湿痰,古二母散、神保丸、大萝皂丸。

七情气急无声响:惊忧气郁,惕惕闷闷,引息鼻张气喘,呼吸急促而无痰声者,四七汤、枳梗汤、分气紫苏饮、四磨汤。因补药喘者,三拗汤。

外感里逆只气粗：外感表邪传里，里实不受则气逆上，详见伤寒。寻常感冒，风寒相干，肺胀逆而喘者，随时令祛散。风喘，金沸草散、麻黄杏仁饮；寒喘，加减三拗汤、藿香正气散加五味子、杏仁，或苏沉九宝饮；暑月，香葛汤；热证，小柴胡汤、凉膈散。

水喘怔忡或肿胀：水喘，水气辘辘有声，怔忡者，小青龙汤、古葶枣散、白前汤。水肿、水气胀肺而喘，然喘必生胀，胀必生喘，二证相因，皆小便不利。肺主气，先喘而后胀者，宜清金降火，而行水次之；脾主湿，先胀而后喘者，宜燥脾行水，而清金次之。

以上诸喘皆有余。

阴虚火从脐下起：阴虚喘者，血虚则阳无所依附而上奔，宜四物汤倍芍药，加人参、五味子以收之；有小腹下火起冲上而喘者，宜降心火，补真阴，四物二陈汤加知、柏、枳壳、黄芩。

气短不能续吸呼：久病气短不能接续，似喘非喘者，单人参汤、扶脾生脉散、调中益气汤。劳涉过者，杏参散；饮食热者，葶苈散；痰阻短气者，导痰汤；浊阴在上，清阳陷下，咳喘呕吐者，加味泻白散。

肾冷元气不能纳：下元虚冷，肾气不得归元者，九味安肾丸、八味丸；甚者，黑锡丹以镇坠之。烦躁无脉，身冷神昏者，死。

抬肩撷肚胃衰乎：胃虚极则气上逆，抬肩撷肚，生脉散加杏仁、陈皮、白术，或理中丸加胡椒救之。仲景云：发汗如油，汗出如珠不流，抬肩撷肚，喘而不休及胸前高起，脉络散张，手足厥冷，脉散及数者，皆死。但妇人喘病尤亟，产后荣竭，卫气无依，独聚于肺发喘者，死速。（《医学入门·外集》）

风寒喘逆之治：风气胜者，宜散风解表，防风泻白散、防风桔梗汤。寒气胜者，小青龙汤、三拗汤、麻黄定喘汤。寒郁成热，逆于阳明，呕吐者，干葛竹茹汤、平胃散。

暑湿喘逆之治：汗多口渴，清暑益元散；脉大多言，即中热症也，黄连解毒汤，或竹叶石膏汤；暑湿身痛，无汗喘逆，应汗者，羌活胜湿汤。

燥火喘逆之治：瓜蒌根汤、知母甘桔汤。脉大口渴，人参白虎汤，调益元散，大便结凉膈散。

肾虚火旺，宜养阴制火，壮水之主，以镇阳光，门冬饮子、家秘肝肾丸。肝火上冲，宜柴胡清肝散。心火上炎，导赤各半汤。脾胃之火上冲，宜清胃汤。

肺火煎熬,石膏泻白散。

痰饮喘逆之治:苓桂术甘汤、小半夏汤、甘遂半夏汤、二陈汤。带表症者,小青龙汤;大便闭者,导痰汤加大黄,甚者滚痰丸、十枣汤。

宜消化者,保和丸、枳术丸。大便结者,用下法。寒积,煮黄丸;热积,承气汤。

气虚喘逆之治:人参平肺散、参橘煎、四君子汤。虚热,参冬饮;虚寒,理中汤;虚甚,独参汤。

阴虚喘逆之治:阴血不足者,四物汤加竹沥、陈皮、童便。阴精不足者,家秘天地煎、家秘肝肾丸。

伤损喘逆之治:理气调逆,和血去瘀,四磨汤,合四物汤。伤损肺窍,久不愈,白及散。

产后喘逆之治:太阳冒风,芎归汤,加羌活、防风。太阳冒寒,芎归汤,量加麻黄、杏仁。肺冒风热,泻白散,加防风、干葛。肺冒寒邪,芎归汤,加苏子、杏仁。

产后内伤喘之治:脉见浮散细微,芎归汤,兼用独参汤。若恶露不行,又宜行恶露为急,桃仁红花汤、夺命散。热壅不行,牡丹皮散;寒凝不行,四神散;身热昏沉,苏醒汤。(《症因脉治·喘症论》)

(四)清代

外邪则散之,气郁则开之,痰则豁之,火则清之,停饮者吐之,脾虚者温之。气虚而火入于肺者,补气为先;阴虚而火来乘金者,壮水为亟。水寒火不归经者,导龙入海;肾虚水邪泛溢者,逐水下流。

用药,主以二陈汤,加桔梗、枳壳、苏子等。寒郁,加麻黄、杏仁。风痰,加南星。火痰,加黄连、山栀。水气,加猪苓、泽泻。胃虚,四君子汤。肾经阴虚,六味地黄汤。阳虚,安肾丸。妇人产后及跌扑损伤,瘀血入肺喘者,二味参苏饮。脾肾两虚,观音应梦散,或参胡汤、八味丸。凡喘盛,不可用苦寒,以火盛故也。(《证治汇补·胸膈门》)

天师曰:凡逆症甚多,不止厥症一门也。如气喘而上者,逆也,人以为气之有余也,殊不知气盛当作气虚,有余认作不足。若错认作肺气之盛,而错用苏叶、桔梗、百部、山豆根之类,去生便远。方用人参一两、牛膝三钱、熟地五钱、山茱萸四钱、枸杞子一钱、麦冬五钱、北五味一钱、胡桃三个、生姜五片，水煎服。

雷公曰：妙极。然天师止言肺经之虚、肾水大耗之气喘也，而未尝论其肾火之逆，夹肝气而上冲之气喘也。虽其症轻于肾水大耗之病，而气逆作喘则一也。病甚则有吐粉红之痰者。此肾火炎烧，肺经内热，不能克肝，则木寡于畏，龙雷之火愈为升腾，法当清其内热。方用地骨皮一两、沙参一两、麦冬五钱、白芥子二钱、白芍五钱、甘草三分、桔梗五分、丹皮二钱，水煎服，方名清热止喘丹。此方之妙，妙在地骨以清骨髓中之内热，沙参、丹皮以养阴，白芍以平肝木中之火，麦冬以清肺中之火，加甘草、桔梗引入肺经，则痰嗽自除，而气喘亦定。

孙真人曰：何论之奇辟乃尔，我有一奇方以附后。此方绝不去治肺经，而正所以治肺也。盖人生肺气，夜卧必归气于肾中，此母居子舍之义也，今因色欲过度，肾水大耗，肺金日去生之。久之，则不特肾水虚，而肺金亦虚。譬如家有浪子，日费千金，母有积蓄，日日与之，倾囊倒箧，尽数交付其子，后将安继？是子贫而母亦贫矣。一遇外侮之侵，将何物解纷？而外侮又复恐吓之，逃之子舍，以避其锋；而子家贫乏，无以奉母，又必仍复还家，以受外侮之凌逼，势不至不死不已。今肾水既亏，而肺金又耗，外受心火之伤，中受肝木之横，脾土又下，不来生水，则转辗难藏，于是仍返而上喘。幸有一线元阳未绝，所以不死。苟不大剂急救其肾，使贫子来偷窃，又何以肺金有养哉。况贫子暴富，不特母家亦富，而外侮亦不敢欺凌矣。此不治肺而正所以治肺也。或疑人参乃补脾之药，既宜补肾，不宜多用人参。不知肾水大虚，一时不能骤生，非急补其气，则元阳一线必且断绝。况人参少用则泛上，多用则下行，妙在用人参至两许，使能下达病源，补气以生肾水。药中熟地、山茱萸之类，同气相求，直入命门，又何患太多之病哉。若病重之人，尤宜多加，一两尚欠也。但喘有不同，有虚有实。初起之喘多邪实，久病之喘多气虚，邪实者，喘必抬肩；气虚而喘者，微微气急耳。余所论乃久病之喘。若初起之喘，若四磨、四七汤。得一剂即止。此病逆而药亦逆之也。

张公曰：肺金补子之义，已讲透彻无遗，余再出一论以广之。肺气既弱，自然不能克木，肝木无制，必然气旺，气旺必来凌脾胃之土。脾胃即受制于肝木，则何能来生肺金耶。方中十剂之中，或间加柴胡五分、白芍五钱、熟地倍加一两，同前方煎饮，未必无小补也。盖欲平肝，自必旺其土，土旺则金有不

生者乎。此亦反治之义耳。(《石室秘录·礼集》)

夫太阳之作喘，与少阴之息高，状似相同而实殊。太阳之喘，气息粗盛，乃邪盛也；少阴之息高，气息缓慢而细小，乃真气虚而不足以息，息若高而非高也。故太阳之喘宜散邪；而少阴之息高宜补正。因少阴肾宫大虚，肾气不能下藏于气海之中，乃上奔而欲散，实至危之病也。宜用朝宗汤救之。人参三两、麦冬三两、熟地三两、山茱萸一两、山药一两、破故纸一钱、胡桃一枚，水煎服。一剂而息平，再剂而息定。此方纯用补气填精之药，不去治息，而气自归源者，气得补而有所归也。(《辨证录·伤寒门》)

人有偶感风寒，一时动喘，气急抬肩，吐痰如涌，喉中作水鸡声，此外感非内伤也。倘误认内伤，少用补气之味，则气塞而不能言，痰结而不可息矣。治法宜用解表之味。然而，纯补之药不可用，而清补之药未尝不可施也。方用平喘仙丹：麦冬五钱、桔梗三钱、甘草二钱、半夏二钱、黄芩一钱、山豆根一钱、射干一钱、白薇一钱、乌药一钱、苏叶八分、茯苓三钱，水煎服。一剂喘平，再剂全愈，不必三剂也。

盖外感之喘，乃风寒之邪，从风府而直入于肺，尽祛其痰而涌塞咽喉之间，看其病势似重，然较内伤之喘大轻也。平喘仙丹专消肺邪而不耗肺之正，顺肺气而不助肺之火，故下喉即庆安全也。此症用止声汤甚神。麻黄一钱、天门冬三钱、桔梗三钱、甘草、茯苓各二钱，山豆根八分，射干、陈皮、半夏、青黛各一钱，水煎服。一剂愈。

人有痰气上冲于咽喉，气塞肺管作喘，而不能取息，其息不粗，而无抬肩之状者，此气虚而非气盛也，乃不足之症。不可作有余之火治之。人身之阴阳，原自相根，而阴阳中之水火，不可须臾离也。惟肾水太虚，而后肾火无制，始越出于肾宫，而关元之气不能挽回，直奔于肺而作喘矣。然而关元之气微，虽力不胜任，以挽回其将绝之元阳，而犹幸其一线之牵连也，则犹可救援于万一耳。方用定喘神奇丹：人参二两、牛膝五钱、麦冬二两、北五味二钱、熟地二两、山茱萸四钱，作汤煎服。一剂而喘少止，二剂而喘更轻，四剂而喘大定。此方人参宜多用，不用至二两则不能下达于气海、关元，以生气于无何有之乡。非用牛膝不能下行，且牛膝能平胃肾之虚火，又能直补其下元之气也。麦冬益肺金，非多用则自顾不暇，何能生汪洋之水，以救燎原之炎耶！人喘则气散，非五味子何以能收敛乎。用熟地以益肾中之水也，肾水大足，自不去泄肺金之气,然非多加则阴不能骤生,而火不可以遽制。又益之以山茱萸,以赞襄熟地之不逮,自能水火既济,而气易还元也。此症亦可用参熟桃苏汤:人参、熟地各一两,破故纸五分,茯神、麦冬各五钱,胡桃一个,生姜、苏子各一钱,山萸、巴戟天各二钱,水煎服。

人有七情气郁,结滞痰涎,或如破絮,或如梅核,咯之不出,咽之不下,痞满壅盛,上气喘急,此内伤外感兼而成之者也。此等之症最难治。欲治内伤而外邪不能出,欲治外感而内伤不能愈。然则终何以治之乎?吾治其肝胆,而内伤、外感俱皆愈也。盖肝胆乃阴阳之会,表里之间也,解其郁气而喘息可平矣。方用加味逍遥散治之:白芍五钱、白术三钱、当归三钱、柴胡一钱、陈皮五分、甘草一钱、茯苓三钱、苏叶一钱、半夏一钱、厚朴一钱,水煎服。一剂而痰气清,再剂而痰气更清,四剂而喘急自愈。病成于郁,治郁而诸症安得不速愈哉!此症用苏叶破结汤亦神。白芍、茯苓各五钱,半夏二钱,苏叶三钱,甘草一钱,枳壳五分,水煎服。一剂气通痰清矣,二剂全愈。

人有久嗽之后,忽然大喘不止,痰出如泉,身汗如油。此汗出亡阳,本是不救之病,而吾以为可救者,以久嗽伤肺而不伤肾也。夫喘症多是伤肾,久嗽之人未有不伤肾者,以肺金不能生肾水,而肾气自伤也。然而伤肺以致伤肾,与竟自伤肾者不同。盖伤肺者伤气也,伤肾者伤精也,故伤肺以致伤肾者,终伤气而非伤精。精有形而气无形,无形者补气可以生精,即补气可以定喘;有形者必补精以生气,又必补精以回喘也。所以伤肺者易为功,不比伤肾者难为力。方用生脉散:麦冬一两、人参五钱、北五味子二钱,水煎服。一剂而喘定,再剂而汗止,三剂而痰少,更加天花粉二钱、白术五钱、当归三钱、白芍五钱,再服十剂全愈。生脉散补气之圣药也。补其肺气,自生肾水矣。肾得水而火不上沸,则龙雷自安于肾脏,不必又去补肾也。以视伤肾动喘者,轻重不大相悬殊哉!此症用归气汤亦妙。麦冬三两、北五味三钱、熟地三两、白术二两,水煎服。一剂而汗止,十剂全愈。(《辨证录·喘门》)

喘症之宜分别也,喘症一时而来者,感外来之风邪也,必气急不能喘息,声如酣声,肩必抬上,背心寒冷,熨之火而不见其热,吐痰如涌泉,人不得卧,此乃阳症之喘也。用参苏饮一剂而轻,再剂而愈,或用小柴胡汤加减用之,亦无不奏功如响。故不必更立方法也。惟阴喘之症最为可畏,而又最难治疗也。其症亦作喘状,人亦不能卧,得食则少,减太多则胀,咳嗽不已,夜必更甚。此等之喘乃似喘而非真喘,气之有余实气之不足也。盖肾气大虚,欲离其根,惟此一线元阳挽回于脐之上下,欲绝而不遂绝之时也。法当大补其气而峻补肾中之阴,使木火既济,始可成功。否则气断而速毙矣,方用回绝神奇汤一剂而喘轻,再剂而喘定,一连四剂自有起色,而后始可加入桂附之品,少少用之不可多用以劫夺之也。盖气绝非参不能。

回于无何有之乡,肾虚非熟地、山药不能济其匮乏。然肾虚之故终由于肺气之虚,肺气既虚,肾水不能速生,故又助肺气之旺而后金能生水,子母有相得之宜,自然肺气下行而肾气上接,何至有喘病之犯哉?(《辨症玉函·阴症阳症辨》)

喘嗽气从脐下冲上,而尺脉洪盛或数,兼见盗汗潮热,属阴虚。六味丸作汤,加补骨脂、五味子,送下灵砂丹,误用四磨必死,若作痰治亦危。有因气而喘者,遇恼便发,脉必沉弦,此气滞其痰也,苏子降气汤。若但喘不嗽,不分远近,前汤吞灵砂丹。秋冬感寒,每夜连嗽不绝,大喘至天明方缓,胁动痞闷者,麻黄苍术汤。肺虚受寒而喘,参苏温肺汤。寒郁热邪,而喘中有积痰,遇冷即发,麻黄定喘汤。远年咳逆上气,胸满痞塞,声不出者,人参定喘汤。虚冷上气,劳嗽喘乏,《千金》用半夏一升,人参、生姜、桂心、甘草各一两,水煎,分三次服。喘咳上气不得卧,生姜、橘红、人参、紫苏各一钱,五味数粒,煎服。肾与肺胃俱虚,喘嗽乏力,人参一钱、核桃肉三枚连皮蜜炙,煎服神验。肾气上逆而喘,用连皮核桃肉三枚、生姜三片,临卧细嚼即安。七情郁结,上气喘急,四磨汤、四七汤选用。肥盛多痰,喘不得休,不能卧,人扶而坐数日者。千缗汤一服即安,或千缗汤合导痰汤尤妙。然惟元气未衰者宜之,虚人未可轻试也。喘而诸药不效,腹坚脉实者,神保丸,大便溏者勿用。气实人误服参而喘者,三拗汤泻之。但伏不得卧,咳逆上气,面目浮肿者,《古今录验》续命汤。气盛有余,脉来滑实者勿用。经年喘嗽,遇寒更甚者,九宝汤、宁嗽化痰汤选用。(《张氏医通·诸气门下》)

故因风寒者解其邪;因暑湿者涤其烦;火实者,清之;气郁者,疏之;痰壅者,开之,食滞者,消之。气虚而火入于肺者,补气为主;阴虚而火乘金者,壮水为急;肾虚气不归原,纳气归根;肾虚水邪泛滥,逐水下流。如上诸款,皆其大纲。然致喘之因甚多,须一隅三反,方不愧为明通之医矣。(《顾松园医镜·书集》)

又问曰：阴证喘促者，何以治之？答曰：阴证喘者，乃少阴中寒，真阳衰微，肾不纳气，以致四肢厥冷，脉沉细，气促而喘急，宜理中、四逆以温之，八味以佐之。若汗出发润，喘不休者，为难治也。（《医学心悟·太阳经证》）

《经》云：诸病喘满，皆属于热。盖寒则息微而气缓，热则息粗而气急也。由是观之，喘之属火无疑矣。然而外感寒邪，以及脾肾虚寒，皆能令喘，未便概以火断也。假如风寒外客而喘者，散之；直中于寒而喘者，温之；热邪传里，便闭而喘者，攻之；暑热伤气而喘者，清而补之；湿痰壅遏而喘者，消之；燥火入肺而喘者，润之。此外感之治法也。各详本门。若夫七情气结，郁火上冲者，疏而达之，加味逍遥散。肾水虚而火上炎者，壮水制之，知柏八味丸。肾经真阳不足而火上泛者，引火归根，桂附八味丸。若因脾虚不能生肺而喘者，五味异功散加桔梗，补土生金。此内伤之治法也。夫外感之喘，多出于肺，内伤之喘，未有不由于肾者。（《医学心悟·喘》）

外寒喘吼华盖汤，麻杏苏草橘苓桑，减苓加芩款半果，饮喘难卧枣葶方。

火郁喘急泻白散，痰盛作喘萝皂丸，蒌仁海石星萝皂，气喘苏子降气痊。

气虚味麦参陈杏，虚寒黑锡肾气汤，日久敛喘参桔味，麻杏罂粟归木香。

（《医宗金鉴·喘急死证》）

实喘治法：伤风寒者，五虎汤、三拗汤、定喘汤、华盖散。寒束热成痰者，陈皮汤，天寒加桂枝。乍进乍退，得食则减（痰为食所坠下也），食已即喘，是痰火，桔梗二陈汤。动作便有痰声，是痰，定喘汤加瓜蒌，三服后照痰证治之，甚者神仙住喘汤。止喘而无痰者，为气实喘，苏子降气汤（见气），甚者加葶苈、前胡。七情郁结，上气喘急，实者四磨饮、四七汤（并见气）。诸实喘并忌敛、涩、升、补、燥、热、酸、咸之剂，宜降气清火，润肺辛散，如苏子、桑皮、枇杷叶、前胡、乌药、枳壳、半夏、山栀、元参、知母、青黛、黄芩、贝母、二冬、花粉、杏仁、海石、橘红皆可用。若脉洪实，遍身痰气火气，坐卧不得，宜黄连膏。水气喘者，水气逆行，肺气得水而浮（观浴河者水浸至胸则喘可见），喘不能卧，葶苈大枣汤、桂苓术甘汤（见痰饮）等，或汗之。是湿者，渗湿汤（见伤湿）。暑热喘者，白虎汤（见发热），瓜蒌、枳壳、黄芩。食喘者，凡病初起即喘急，多是停食也。或放屁，甚者或咬人，消食自愈。小儿行走气急作喘，多是食。食喘兼外感，散邪消食。《经》有胃喘一证，谓胃络不和，气逆作喘（胃气本下行，二阳脉亦从头走足，若不下行而反干乎上，则气喘逆）。然所以致逆者，非火则食与痰耳,审治之。又有肺积,名息贲(贲,奔同。肺气结滞成积,则呼吸之息上奔)。在右胁下如覆杯,令人喘咳,发肺痈,详积聚门。虚喘治法:肺气虚者,人参、五味、阿胶之属。人参为末,鸡子清投新水,调下一钱。劳即喘者,胡桃不去衣九钱,人参一钱,杏仁(去皮尖)二钱,姜、枣煎,带渣服,去大便一次即愈。昔有二人同行,一含人参则不喘,不含者喘,可见虚宜补。肾水虚者,相火由冲任直冲而上,非四物所能治、寒凉所能制。其痰为肾水所泛溢,亦非竹沥、枳、半所能化,必用六味(见虚损)加门冬、五味,大剂煎服,水升火降,喘自定。若肾火虚者,下焦阴寒之气,逼其浮阳上越作喘,外证面赤(戴阳)烦躁,脉浮大而数,去死不远,用助元接真镇坠之药,尚可回生。然不可峻骤,且先以八味丸(见虚损)、黑锡丹(见呃逆)、养正丹(见气)之类,煎生脉散(见中暑)送下。觉气稍定,然后以大剂参、芪、破故纸、阿胶、牛膝等以镇于下,又以八味加河车为丸,遇饥则服,方可保全。火从冲任逆上,则胃气之下行者亦从之逆上矣,东垣用调中益气汤加吴茱萸(汤洗去苦味用),然须治肾为是。(《医碥·杂症》)

其分别有四。大凡实而寒者,必夹凝痰宿饮,上干阻气,如小青龙、桂枝加朴杏之属也。实而热者,不外乎蕴伏之邪,蒸痰化火,有麻杏甘膏、千金苇茎之治也。虚者,有精伤气脱之分,填精以浓浓之剂,必兼镇摄,肾气加沉香,都气入青铅,从阴从阳之异也。气脱则根浮,吸伤元海,危亡可立而待。思草木之无情,刚柔所难济,则又有人参、河车、五味、石英之属,急续元真,挽回顷刻,补天之治,古所未及。更有中气虚馁,土不生金,则用人参建中。(《临证指南医案·喘》)

喘者,气上冲而不得倚息也,有内外实虚四症,宜与痰饮咳嗽参看。外则不离乎风寒,内则不离乎水饮,实则为肺胀,虚则为肾虚,宜分别治之。脉宜浮滑,忌短涩。

外感风寒,及伤暑伤燥,方治详于咳嗽门,不赘。

水饮之病,小青龙汤为第一方。若支饮内痛,亦可暂用十枣汤。如因支饮满而气闭,气闭则呼吸不能自如,宜用葶苈大枣泻肺汤,今人畏不敢用多,致因循误事。

咳而上气为肺胀,其人喘,目如脱,脉浮大者。用麻黄三钱、生石膏四钱、半夏二钱、甘草一钱、生姜一钱五分、大枣二枚。水二杯半,先煮麻黄去沫,入诸药,煮八分服,日二服即愈,名越婢加半夏汤。咳嗽甚而烦躁者,小青龙加生石膏四钱。

肾虚气喘,方治详于咳嗽门,不赘。

黑锡丹,为气喘必用之药,宜预制之以备急。

喘症,起于七情气逆者,宜四磨饮。起于痰喘胀满者,宜苏子降气汤。二方为喘症之良方。

《圣济总录》云枸杞汤治气短。方用枸杞四钱,姜枣水煎服。又云紫苏汤治卒气短。方用紫苏四钱、陈皮一钱、枣二枚。水酒各半煎服。按二方同治气短。何以彼此悬殊。而不知一治肺,一治肾也。肺主出气,皮毛为肺之合,风寒客于皮毛,则肺之窍道闭。窍道闭则出气不利而短,故用紫苏、陈皮之辛以开之。书中卒字一字大有意义。肾主纳气,肾虚则吸气不能归根而短。故用枸杞之补肾精以填之,与八味地黄丸同意,但任专则效速,所以舍彼而用此也。过服辛燥等药,喘促愈盛者,可用贞元饮。然为缓剂,若痰多喘甚者,大忌之。(《时方妙用·喘促》)

喘分内外实虚医,内(饮小半)夏(汤)外(感小青)龙两路驰,气阻实痰葶苈下(大枣泻肺汤)。肺为实胀越婢(汤)施,虚而不运(脾虚不运)六君(子汤)助,虚若离根(肾气上奔)真武(汤)追,导引利便(小便)呼吸辨(呼气短,宜从太阳以化气;吸气短,宜从少阴以纳气),桂甘(苓桂甘术汤)肾气丸古遗规。(《医学实在易·伤寒条》)

肺为气之主,肾为气之根,肺主出气,肾主纳气,阴阳相交,呼吸乃和。若出纳升降失常,斯喘作焉。张口抬肩,气道奔迫,病机谓诸病喘满,皆属于热。海藏以为火铄真气,气衰而喘,有由然矣。夫喘分虚实,《经》云:邪入六腑则身热,不时卧,上为喘呼。又云:不得卧,卧则喘者,水气客之,此举之实也。《经》曰:秋脉不及,谓肺金虚也。则令人喘,呼吸少气。又曰:劳则喘息汗出,此明喘之虚也。实喘者,气长而有余;虚喘者,息促而不足。实喘者,胸满声粗,客邪干肺,上焦气壅,治在疏利,通用定喘汤。虚喘者,呼长吸短,肾不纳气,孤阳无根,治宜摄固。六味丸去丹、泻,加牛膝、五味子、补骨脂、胡桃肉。故实喘责在肺,虚喘责在肾。叶氏亦云:喘症之因,在肺为实,在肾为虚也。徐灵胎《指南批本》云:喘在肺为实,在肾为虚。若虚实混治,鲜不残生,但疑似间极难辨认。香岩先生又以出气不爽为肺病,入气有音为肾病,更为难确矣。治喘者，凡肺窍壅塞，呼吸不利，气盛脉实，滑数有力，皆实候也。如肺感风寒致喘，三拗汤、华盖汤。肺热痰火作喘，麻杏石甘汤。肺寒饮邪喘逆，桂枝加朴杏汤。感暑火盛而喘，香薷饮、白虎汤。因湿邪浊逆而喘，四苓散加杏、朴、桑皮、通草、葶苈。肺气不降，浮肿发喘，麻黄汤去桂枝，加桑皮、薏仁、茯苓。肺胀水停，上气喘咳，脉浮，小青龙加石膏汤。脉沉，大越婢加半夏汤。水病喘满，肾邪犯肺，宜通阳泄浊，真武汤合四郁散去白术。痰喘必涤其源，气郁生涎，温胆汤。火动生痰，清膈煎。怒喘兼平其气，四七汤。如吸音颇促，劳动则剧，气弱脉微，或浮大而弦，按仍如无，察其外无客邪，内无实热，皆虚候也。如肺虚金燥，生脉散。胃虚阳升。人参五味汤加茯苓、炙草。肾阴亏而精伤，冲任经虚，丹田火炽，肺金受烁，大剂六味汤加麦冬、五味。肾阳虚而气脱，孤阳浮越，面赤烦躁，火不归元，七味地黄丸加人参、麦冬。肾不纳气，身动即喘，阴阳枢纽失交，急需镇摄，肾气汤加沉香。从阴引阳，都气丸入青铅。从阳引阴，肾与肺胃俱虚，喘嗽乏力，人参一钱、胡桃三枚（连皮蜜炙）。煎服效。病后气喘为肺虚，生脉散加阿胶、白术、陈皮。病后气喘嗽痰，面浮足冷，为阳虚，八味丸。产后喘，为孤阳绝阴，最危。因营气暴竭，卫气独根据，独居肺中，故喘急。独参汤灌之。若血入肺，面赤，喘欲死，参苏饮。如败血冲心，胸满上气，逐其败血，喘自定，血竭散。老人久病，喘嗽不得卧，杏仁丸。动即作喘，多由虚衰，宜嵩崖脾肾丸。阴虚宜滋养，熟地、萸肉、五味、阿胶、杞子、胡桃肉、蛤蚧尾。阳虚宜温养，参、芪、归、术、茯神、莲子、山药、炙草。阴阳不交，摄纳下元，海参胶、淡菜胶、熟地、茯苓、牛膝、远志、骨脂、青盐、紫石英。以此分症施治，朗若列眉已。（《类证治裁·喘症论治》）

喘病甚多，而皆非善症。治喘之法，不过一降一纳尽之。上焦之有余者降之，使不得反逆，而清肃之令行矣。下焦之不足者纳之，使归其窟宅，而根本之园地固矣。（《校注医醇賸义·咳嗽》）

寒入肺经为寒喘，紫苏饮：紫苏、杏仁、桑皮、陈皮、青皮、半夏、人参、五味、麻黄、甘草、生姜，或小青龙汤。

火郁肺金为火喘，抑火汤：石膏、黄芩、桑皮、骨皮、二冬、二母、花粉、桔梗、甘草。或白虎汤加黄芩、桑皮、葶苈。

痰盛声急为痰喘，苏葶滚痰丸：苏子、葶苈各五钱，大黄、黄芩各二两，沉香、礞石各二钱半，水丸，姜汤下。或六安煎，加胆星、牙皂。

无痰声急为气喘,嵩厓方:沉香、橘红、乌药、前胡、花粉、天冬、杏仁、桑皮、苏子、枇杷叶。或苏子降气汤。

脾虚作喘,六君子汤加牛膝、五味,或补中汤加麦冬、五味。

肺虚作喘,孙氏方:人参、麦冬、牛膝、五味、胡桃、姜汁,或人参、麦冬、玉竹、百合、冬花、五味。

肾虚作喘,水虚,长寿丸加牛膝;火虚,肾气丸加鹿胶、故纸。

气虚作喘,加味保元汤:人参、黄芪、肉桂、杏仁、五味、炙草,或大补元煎。(《医学集成·喘胀》)

按喘促一证,有外感风寒而致者,有太阳证误下而致者,有胃火上攻而致者,有湿痰水饮闭塞而致者,有元气欲脱而致者。

因风寒而致者,由风寒之邪,闭塞肺气,肺气发泄不畅,上壅而喘,必发热、头痛、身疼一段为据。如发热而无头疼、身疼,或见口唇青,脉劲之喘,必是元气外越,不得即以外感风寒闭塞目之,辨认留意切不可少。法宜宣散,如麻黄汤、定喘汤、小青龙汤之类。

因太阳误下而致,由太阳之邪未解,既已壅塞发泄不畅,仍宜大启其腠理,俾邪早出。医者不明其理,见其大烧,以为火旺,妄行攻下,客邪下陷,愈不得出,壅于胸膈,呼吸错乱,而喘证立生。法宜仍举其所陷之邪,如桂枝汤去芍药倍桂,或重加甘葛以举之类。俾欲出者,仍从外出,以解透为妙也。

因胃火上攻而致者,由胃中素有伏热,或与外来之热邪相协,或胃中有停滞生热,热甚则邪火上攻,热逼于肺,气无所主,呼吸错乱,而喘证立生,必有大渴饮冷,口臭气粗,二便不利等情。法宜攻下,如大小承气汤、白虎汤之类。

因痰湿水饮而致者,由太阳之气化偶乖,中宫之转输失职,水湿停滞不行,久久中气日衰,痰水日盛,渐渐上干清道,壅塞太甚,呼吸错乱,而喘证立生。其人定见食少痰多,清水上涌,喉中不利。法宜温中除湿,如桂苓术甘汤,理中加砂、半、茯苓之类。(《医法圆通·各症辨认阴阳用药法眼》)

肺为华盖,外主皮毛,内主制节。肺虚则津液枯竭,喘嗽痿燥诸证作焉。因其制节不得下行,故气上而血亦上。未有吐血,而不伤肺气者也。故初吐必治肺,已止,尤先要补肺。用辛字润肺膏,滋补肺中阴液。肺既津润,则其叶下垂,气泽因之得以下降。(《血证论·吐血》)

败血干肺,口鼻黑色,面如茄色,或发鼻衄。乃气逆血升之危候,或则喘

急,或咳逆欲死。总缘肺虚,不能制节其下。是以下行之血,得以上干,宜参苏饮主之。(《血证论·产血》)

有实喘,有虚喘。实喘之证有二,一是郁闭,一是奔迫。郁闭者,气不达于外,而壅郁于内也。失血家阳来乘阴,此证为多。伤寒喘息者,用麻桂发之。血家忌汗,又忌升发以动其血。与伤寒开郁闭之法不同,宜小柴胡汤加杏仁,以转枢外达。使腠理通,荣卫和,斯达气于外,不壅于内而为喘矣。如果有外感闭束,不得不疏解者,宜香苏饮,加杏仁、枯芩、甘草。或《千金》麦门冬汤。借麻黄以解外,而兼用清里之药,不致过汗亡阴,乃为调剂得宜。奔迫者,上气喘息,由于气盛于下,而逆于上。失血家火盛逼血,往往其气粗贲,宜大泻其火。火平则气平,用厚朴、枳壳、大黄,使地道通,气下泻,则不上逆矣。若内有瘀血,气道阻塞,不得升降而喘者,亦宜上三味,加当归、白芍、桃仁、丹皮治之。若是痰气阻塞者,清化丸主之。若小便闭者,下窍塞,故上窍壅也,宜五淋散。加防己、杏仁、桑白皮、葶苈子。虚喘亦有二证,一是肺虚,一是肾虚。肺虚作喘者,以肺居上焦,制节五脏,开窍于鼻,以通外气,以敛内气。血虚则火盛津伤,肺叶痿而不下垂,故气不得降,喘息鼻张,甚则鼻敞,若无关阑,乃肺痿之重证也。生津补肺,宜清燥救肺汤。兼治郁火痰滞者,宜保和汤,或太平丸。吾谓肺叶下坠,宜兼用镇敛之法,三才汤合生脉散,再加百合、五倍子、白及、花粉、杏仁、川贝母、钟乳石治之。又有喘息由于鼻塞不通者,以肺中之火郁闭鼻管,故气并于口而为喘也。太平丸加麝香,即是上通鼻窍之妙药,与伤寒鼻塞有异,毋误治也。肾虚喘息者,以气之根原于肾,失血家,火甚水枯,不能化气,是以气短而喘,咳逆喘息,颊赤咽干,宜大补阴丸加牛膝、五味以潜降之。若是阴虚,阳无所附,气不归根者,地黄汤合生脉散加磁石、牛膝、沉香,以滋纳之。若小水不化,兼腰痛者,乃是肾中之阳,不能化气,宜肾气丸治之。参附汤加五味、茯苓亦可。上系肺肾分治之法,如欲兼而治之,即从诸方化裁可也,此外如苏子降气汤、四磨汤皆肺肾兼治。但未能照顾血证,用者须知加减。又曰:中宫虚则气少,人参主之。中宫实则气粗,大黄主之。(《血证论·喘息》)

二、近代文献研究

肾虚之喘逆,其脉必虚大,尺脉反浮,可按验也。水泛为痰,宜治温补,轻

则建中汤,重则二加龙牡汤,或八味肾气丸作煎剂。使肾中温暖,水不上泛,而痰喘自除矣。(《一得集·诸论》)

方书所谓肾虚不纳气也。当治以滋阴补肾之品,而佐以生肝血、镇肝气及镇冲、降逆之药。方用大怀熟地、生怀山药各一两,生杭芍、柏子仁、甘枸杞、净萸肉、生赭石细末各五钱,苏子、甘草各二钱。

此肺痨之证,多发于寒凉之时也。宜用生怀山药轧细,每用两许煮作粥,调以蔗白糖,送服西药百布圣七八分。

有痰积胃中,更溢于膈上,浸入肺中,而作喘者。古人恒用葶苈大枣泻肺汤或十枣汤下之,此乃治标之方,究非探本穷源之治也。拙拟有理痰汤,连服十余剂,则此证之标本皆清矣。

至外感之喘证,大抵皆由于肺……《伤寒论》麻黄汤所主之证,多有兼喘者也。然用麻黄汤时,宜加知母数钱,汗后方无不解之虞。至温病亦有初得作喘者,宜治以薄荷叶、牛蒡子各三钱,生石膏细末六钱,甘草二钱,或用麻杏甘石汤方亦可,然石膏万勿煅用。

有外感之风寒内侵,与胸间之水气凝滞,上迫肺气作喘者,此《伤寒论》小青龙汤证也。当必效《金匮》之小青龙加石膏法,且必加生石膏至两许,用之方效。又此方加减定例,喘者去麻黄,加杏仁。而愚用此方治喘时,恒加杏仁,而仍用麻黄一钱。其脉甚虚者,又宜加野台参数钱。更定后世所用小青龙汤分量,可参观也。

又拙拟从龙汤方,治服小青龙汤后喘愈而仍反复者。用之曾屡次奏效。上所论两则治外感作喘之大略也。

有大气下陷作喘,又兼阴虚不纳气作喘者,其呼吸皆觉困难,益自强为呼吸而呈喘状,其脉象微弱无力,或脉搏略数,或背发紧而身心微有灼热。宜治以生怀山药一两,玄参、甘枸杞各六钱,生箭芪四钱,知母、桂枝尖各二钱,煎汤服。

有肝气胆火夹冲胃之气上冲作喘……用桂枝尖四钱,恐其性热,佐以带心寸冬三钱,煎汤服下,即愈。(《医学衷中参西录·医论》)

三、现代文献研究

1. 裘沛然

(1)外感引动伏饮:散邪、化饮、调肺气,用小青龙汤变法。方药组成:

麻黄 12 g,桂枝 12 g,细辛 6 g,干姜 9 g,龙胆草 9 g,黄芩 15 g,甘草 6 g,五味子 6 g(或诃子 12 g),桃仁 12 g,杏仁 12 g,制半夏 15 g,紫菀 12 g,前胡 12 g,枳壳 12 g(或枳实 12 g)等。

(2)阴虚湿痰内盛:滋肺肾之阴、化痰湿,用金水六君煎化裁。方药组成:制半夏 15 g,陈皮 9 g,云茯苓 12 g,当归 15 g,生地、熟地各 15 g,前胡 12 g,百部 12 g,甘草 6 g等。

(3)阳虚水泛凌肺:温阳、化气、利水,用真武汤加减。方药组成:熟附子 6 g,干姜 6 g,猪苓 12 g,茯苓 12 g,白术 15 g,白芍 12 g,葶苈子 9 g,细辛 6 g,麻黄 6 g,五味子 6 g,黄芪 15 g,桃仁 12 g,杏仁 12 g,大枣 9 g等。

(4)肺肾气阴亏虚:补肺气、滋肾阴,用参蛤散合六味地黄汤加减。方药组成:党参 18 g,蛤蚧粉 3 g,熟地 15 g,山药 15 g,山茱萸 12 g,茯苓 12 g,五味子 6 g,黄芪 15 g,北沙参 12 g,甘草 6 g等。〔王庆其,李孝刚,邹纯朴,等.国医大师裘沛然咳喘病诊疗方案及学术经验探析[J].江苏中医药,2017,49(4):4.〕

2. 颜德馨 急则治标,重在温化。邪实闭阻,肺气壅塞,呼吸不利,急需治标。临证病情虚实夹杂,实又有寒热之异,症状错综,但喘以阳虚为本,毕竟寒痰阴凝于内者居多,标实也以寒为主。颜德馨推崇《金匮要略》:"病痰饮者,当以温药和之。"以温化为治喘的第一要法,善用附子、麻黄、细辛等温阳之品,常根据病情的深浅、轻重,分别选用小青龙汤、小青龙加附子汤、麻黄附子细辛汤等温阳化饮方。并认为细辛通阳平喘,喘息甚时,非此不克,量必重用,一般用 4.5 g,喘剧者亦用至 9 g以上,此药温肺化饮,辛散开肺,为小青龙汤之枢纽,合五味子酸敛肺气,一开一合,止咳平喘。

阳虚寒甚而阴凝者,血行瘀阻,唇舌紫绀,面色黧黑,则用小青龙加附子汤。附子大辛大温,为温阳之要药,用附子助麻、桂、辛、姜温阳化饮之力,"益火之源,以消阴翳"。阳气振奋,痰饮得化,阴凝自散,血行畅通。

病深重笃,寒甚而阳虚气弱者,气不宜耗散过度,阳当需大温大振,则用麻黄附子细辛汤加味。附子既助麻黄之温性,又制约麻黄之辛散,使麻黄的温肺作用更为持久,细辛温通阳气。一般三味皆用 9 g,据证用药,细辛、附子的用量酌情增加,但麻黄用量却不宜再大,必要时尚须蜜炙减其发散之性。颜德馨常谓与其用大量麻黄,不如附子合小量麻黄相须为伍。标热之喘,颜德馨先察阳虚与否。风燥痰热所致的初病新喘,病未及本,里虚未成,标热甚急,常以麻杏石甘葶苈大剂疏风肃肺,直泻肺金之热,使痰热得清,肺气复平。阳气已虚,寒痰内伏之体感受暴决之风热燥邪,邪痰相搏,寒痰热化而成标热之势,颜德馨不再用大温之品,以免热盛迫血,滋生血热妄行之变证,但也力主不可一味清热,以免病情反复,痰沫又见盈碗盈盆,多习用小青龙汤加石膏、黄连等,随症调整药味剂量,温中兼清,寒热并调,标本兼顾。

缓则治本,温补脾肾,注重培补治本是颜德馨治喘的又一特点,所以他除了扶正达邪、攻补兼施以治其标外,还善于在疾病的缓解期,即使是在秋冬喘症好发季节,也抓住发作间隙短暂之时日以培补固本,抵御邪袭以减少、减轻喘症的发作。常用人参、玉屏风散、桂枝加黄芪汤益气补肺以固卫阳,减少发作的诱因,亦用沙参、麦冬、五味子、冬虫夏草等滋阴润肺,收敛肺气。脾虚则为痰源,脾健可为肺母。脾胃健运,不仅痰湿得化,而且气血有源,补益肺金。因此温补脾土是补虚治喘的一个重要方面。常用白术、怀山药、扁豆、苓桂术甘汤等温补脾土,以清痰源。且每以此等药物制丸长服。补肾用巴戟、补骨脂、核桃仁、《金匮》肾气丸、《局方》黑锡丹等温振肾阳;用熟地、山茱萸、枸杞子、冬虫夏草、七味都气丸滋阴补肾纳气,以固气根。督脉不充,阳虚背寒,用鹿角霜、熟附子温阳益气散寒,用血肉有情之品,坎炁、紫河车、牛骨髓补奇经八脉,大补元气。颜德馨补肾喜重用熟地,一般 12～15 g,甚则 24～30 g。此药滋阴补血,前人或谓:"痰饮多者,服之恐泥膈。"甚言:"凡胸膈多痰,气道不利,升降窒塞,药宜通而不宜滞,汤丸中禁入地黄。"但也有人指出"痰证当用而不可少者,则以姜汁拌炒可也。"颜德馨变前人之法,以砂仁拌用,防熟地滋腻碍胃,又以沉香煎汁拌炒熟地,"盖沉香得熟地能增纳气归肾之力,熟地得沉香则滋肾而不碍脾胃"。此外,他用苓桂术甘加附子汤,或附桂八味丸在三伏天治疗虚寒久喘患者,日服 1 剂,连续 1 个月,以温补脾肾,借天之阳气以助药力,铲除深伏于患者体内的寒痰宿根。冬季患者果然少发、轻发或不发。

〔张家铭. 颜德馨教授治喘经验介绍[J]. 新中医,1994(S1):2.〕

3. 晁恩祥 宣肺止咳,降气化痰平喘法:用于痰浊阻肺、肺气失宣证,主症为咳嗽、咳痰、气喘者。晁恩祥重视"宣肺降气,调畅气机"。因肺主气,有调节全身气机的功能,肺气亏虚,肃降无权;或外邪干肺,肺气失宣,均导致气机失常,无论外感或内伤,新病或痼疾均可表现肺失宣降致咳嗽、气喘、咳痰等症状。治疗需调畅气机为先,以改善症状,恢复肺脏功能,同时利于邪气的祛除,可谓"正气存内,邪不可干"。临床常用方药:炙麻黄、杏仁、紫苏子、紫菀、枇杷叶、前胡、莱菔子、橘红、白果、地龙、五味子、生甘草。炙麻黄味辛,开散,是宣肺的首选药物,若患者血压高、心率快则不用。其中炙麻黄、紫菀、杏仁宣肺止咳;紫苏子、地龙、五味子降气平喘;橘红、莱菔子、前胡、枇杷叶降气化痰。晁恩祥还根据现代药理研究选择可以解痉平喘、舒缓气道痉挛的药物,如五味子、地龙、蝉蜕、白果等以提高疗效。痰白稀量多加白芥子、干姜;热重咳痰不利加浙贝母、瓜蒌等;伴气短加太子参、山茱萸等。通过治疗,肺气调畅,痰祛咳止喘平,病情缓解。

疏风宣肺,止咳利咽法:用于COPD外感风邪犯肺者,主症见咽痒、咳嗽阵作、痰少。药用苏黄止咳方加减:炙麻黄、紫苏子、紫苏叶、杏仁、牛蒡子、前胡、枇杷叶、五味子、地龙、蝉蜕、紫菀。其中麻黄、紫苏叶主散,五味子主收;紫菀、紫苏子、杏仁主降,麻黄、前胡、枇杷叶主宣。方中宣降、收散同用,共同起到调畅气机的作用,使肺脏恢复正常功能。痰多加橘红、桔梗、莱菔子;咽痛加金银花、连翘等;恶寒加荆芥、防风等;鼻塞、流涕加白芷、辛夷、薄荷等。

益气养阴,降气化痰平喘法:用于气阴两虚、痰浊阻肺证。肺为娇脏,久病多耗气伤阴,少有阳虚和血虚。COPD发展由肺到脾,久病及肾,日久肺肾气阴两虚常见,喘息、气短,动则加重,乏力、自汗、盗汗、腰膝酸软、易感冒,舌质红,脉沉或细数。晁恩祥在治疗时处处顾护正气,保护肺肾气阴,肺肾同治,金水相生,尤其对于COPD稳定期患者以扶正为主旨,兼以祛邪,调畅气机。常用药物有:太子参、麦冬、五味子、黄精、山茱萸、炙枇杷叶、地龙、白果、紫苏子、瓜蒌、杏仁、紫菀、甘草。其中太子参甘、平,益气健脾,生津润肺,治疗气阴不足、肺虚咳嗽。山茱萸酸、微温,补益肝肾,涩精固脱,《医学衷中参西录》曰:"势危欲脱,或喘逆,或怔忡,气虚不足以息。诸证若见一端,即宜急服。"黄精甘、平,补中益气,润心肺,治肺虚咳嗽。五味子、白果补肺纳气,平喘止咳。痰多加莱菔子、浙贝母、橘红。晁恩祥将该法随寒热虚实多少加减变化,广泛用于COPD稳定期虚证为主患者,方小力宏,效果显著,不仅增强体质,同时改善症状,减少急性加重的次数。

清肺化痰,止咳平喘法:用于痰热壅肺、肺失宣降证。肺病易寒易热,久病感受风寒化热,或痰湿郁久化热,邪热壅肺,炼液成痰,痰滞热壅,肺气不利,上逆咳喘,症状表现为咳嗽、气喘加重、痰黄、口干口苦、大便干,舌红,苔黄腻,脉弦滑数等。常用药物有:黄芩、鱼腥草、金荞麦、栀子、桑白皮、五味子、山茱萸、炙枇杷叶、浙贝母、地龙、黄精、紫苏子、橘红、麦冬。晁恩祥认为清热宜适可而止,不宜太过,以辛甘寒为主,尽量少用苦寒之品,免伤脾肺之气,影响水湿运化,使痰浊停滞,加重病情。

调理肺肾,纳气平喘法:用于肺肾两虚证,肺不主气,肾不纳气。症见稍动即喘、呼吸短促、呼多吸少、腰酸耳鸣、气短乏力、咳嗽不多、少痰等,常用于病程较长、年龄较大的患者。"肺为气之主,肾为气之根,肺主出气,肾主纳气,阴阳相交,呼吸乃和。"呼吸由肺所主,但依赖肾的纳气、固摄。临床常用调理肺肾方:太子参、麦冬、五味子、山茱萸、白果、地龙、肉苁蓉、枸杞子、丹参、茯苓、淫羊藿。其中丹参、茯苓活血,健脾化痰,使补而不滞,补中有调。加炙麻黄、杏仁、紫菀、紫苏子、百部等宣肺降气、止咳平喘,共同起到缓则治标,兼以祛邪调理的目的。

健脾化痰,降气平喘,理气和胃法:用于脾虚痰盛上壅于肺胃证。"脾为生痰之源,肺为贮痰之器",素体脾虚,或肺病日久,子盗母气,脾虚不运,加之饮食不节,痰食阻滞。

聚而生痰,上逆于肺胃,肺胃气机不畅。症见咳嗽、痰多、气喘、脘腹胀满、纳呆、便溏,舌胖,苔腻,脉沉滑等,常用药物太子参、党参、茯苓、紫苏子、姜半夏、砂仁、厚朴、苍术、干姜、黄精、地龙、橘红、焦三仙、生甘草等。晁恩祥健脾化痰多配平胃散加减,有热加黄连、黄芩;湿浊重加藿香、佩兰等。

降气化痰利水法:用于痰饮内盛、肺气上逆证。肺脾肾亏虚,津液不行,凝聚而成痰饮,浊者为痰,清者为饮,见咳嗽、胸闷、动喘、腹胀、尿少、水肿,舌淡胖,苔腻,脉沉等。治疗宜调气降气为先,气顺则津液行而不滞,则不治痰而痰自除。用药:太子参、五味子、黄精、地龙、蝉蜕、山茱萸、紫苏子、莱菔子、金荞麦、白果、车前子、葶苈子、冬瓜皮、泽泻、大腹皮、生甘草。晁恩祥临证时,常不用利水之品,仅通过宣肺止咳平喘之法,就可达到利尿消肿的目的,充分体现了肺主通调水道、宣发布散水液的功能。

温阳散寒,止咳化痰平喘法:用于脾肾阳虚、痰浊阻肺证。COPD病久,或素体阳气亏虚,由肺及脾,由脾及肾,由气及阳。症见咳嗽、动喘、痰稀白、

第三章 —— 辨证论治

畏寒怕冷、手脚凉、脘痞、腹痛、腹胀、便溏，舌淡，苔白腻，脉沉等。常用药物：桂枝、党参、炙麻黄、杏仁、细辛、干姜、鸡血藤、紫苏子、五味子、莱菔子、炙枇杷叶、地龙、山茱萸、橘红。如寒盛，加制附子、肉桂等；阳不敛阴，动则汗多加浮小麦；胃痛加砂仁、木香、延胡索等，大便稀加补骨脂、炒山药、扁豆等。〔郭永红，王辛秋，杨少琴，等.晁恩祥慢性阻塞性肺疾病辨治特色［J］.北京中医药，2018，37（1）：3.〕

4. **洪广祥**　从发病角度来看补益宗气是 COPD 的重要治法，从治疗角度来看，补益宗气的药物最终还需落实到脏腑。因为中药药性理论是以阴阳、脏腑、经络学说为依据，根据药物的各种性质及所表现出来的治疗作用总结出来的用药规律，没有涉及补元气、宗气、卫气的内容。如张登本所说："在中医理论体系中从概念、生成、功能、运动等尤其是气的分类可谓详尽备至。但在中药学、方剂学中只言益气药、补气剂，临证各科中的气虚诸证中，似乎仅用'气虚证'即可概之，再深入一步也只能确定为何脏何腑之气虚，而理论所详论的元气、宗气、营气、卫气就难以落到实处。"补益宗气的涵义广泛，蕴含了升举、补气、温阳之法。从宗气与脏腑的关系来看，补益肺脾可以达到直接补益宗气的目的，其中补益脾气是补益宗气的关键环节，补益肾气可以增加补益宗气的效果。COPD 的病理基础是阳虚，因此益气温阳法是补益宗气的一个重要内容。益气温阳法包括益气护卫和益气培元两种。临床经验证明"温阳益气"的正确运用，对 COPD 预期治疗目标的实现有着举足轻重的影响。补益肺脾、益气护卫和益气培元这三种治法在临床上根据病情既可单独使用，还可联合运用加强补益宗气的效果。如气阳虚得到明显改善，则坚持以补益肺脾作为补益宗气的治法。实践证明通过补益宗气可以提高患者抗邪能力，增强免疫力，减少急性发作，提高生活质量，改善活动能力，降低病死率，缓解或阻止肺功能下降，可以有效地发挥中医药治疗 COPD 的优势。〔王丽华.洪广祥运用宗气理论治疗慢性阻塞性肺疾病稳定期的经验继承与临床研究［D］.南京中医药大学，2012.〕

5. **曹世宏**　COPD 临床分为急性加重期和稳定期。曹世宏治疗本病以辨病与辨证相结合，分期分型论治。对于 COPD 急性发作期曹世宏注重治肺，辨分寒热，治分六证，提出"宣、化、清、活"四法，宣肺清热，喘咳得平，化痰活血，气道畅通。① 痰热蕴肺者，临床上以咳嗽、痰多质黏、色白或黄、胸闷胀满、气喘、动则喘甚,或有痰鸣、口干或苦、口渴喜饮、便干、溲黄、发热或不发热、舌红或偏红,苔黄或黄腻、脉弦滑数为主症。治疗以清肺化痰、平喘止咳为法;以麻杏石甘汤合千金苇茎汤加减。药用桑白皮、黄芩、炙麻黄、生石膏、杏仁、全栝蒌、葶苈子、射干、冬瓜仁、薏苡仁、芦根等。② 痰饮伏肺兼肺肾气虚者,表现为咳嗽、咳痰色白清稀量多,气喘胸闷,动则喘甚,喉中痰鸣,畏寒,怕冷,口不渴,腰酸腿软,尿频或不禁,舌质胖嫩,苔白滑,脉细滑等。治疗以温肺化饮、平喘止咳为法;以小青龙汤加减。药用炙麻黄、杏仁、桂枝、细辛、五味子、紫菀、款冬花、干姜、法半夏、紫苏子、甘草等。③ 肺热痰瘀兼痹者,表现为咳喘痰壅,胸闷胀满或痛,心慌,唇甲紫绀,苔腻,舌质暗红等。治疗以泻肺豁痰化瘀、宣痹宽胸为法。以瓜蒌薤白半夏汤加味。药用瓜蒌、薤白、法半夏、桑白皮、葶苈子、赤芍、桃仁、郁金、枳壳、陈皮等。④ 肺热痰瘀兼脾肾阳虚者,表现为面色灰暗,胸闷气促,咳喘不能平卧,动则喘甚,或心慌,形寒肢冷,下肢水肿,小便短少或清长,苔腻,舌紫暗。脉沉滑或结代等。治疗以温补脾肾、祛痰化瘀为法。药用制附片、黄芪、党参、白术、巴戟天、瓜蒌皮、桑白皮、葶苈子、桃仁、丹参、茯苓等。⑤ 肺热痰瘀并痰蒙心窍者,表现为烦躁不安或意识蒙眬,神昏谵语,甚则昏迷,抽搐,咳逆喘促或伴痰鸣,舌质干绛,脉细滑数。治疗以化痰开窍、平肝息风为法。药用羚羊角粉、石菖蒲、郁金、竹沥、远志、川贝母、胆南星等,另服安宫牛黄丸。⑥ 肺热痰瘀并心阳欲脱者,表现为咳喘痰壅,气息微弱,呼吸不规则,面色苍白,冷汗淋漓。四肢厥冷,脉微欲绝,或沉而无力。治疗以回阳救逆为法,以参附龙牡汤加味。药用红参、制附片、龙骨、牡蛎、黄芪等。后二证为 COPD 并发肺源性心脏病加重期危重证候,治疗困难,当中西医结合,全力救治。

COPD 迁延期:① 正虚邪恋、气阴两虚者,表现为时有咳嗽,动则气喘,痰多质黏难咯,口干,纳少,神疲乏力,舌质偏红,苔薄或薄黄,脉细弦或细滑等。治疗以益气养阴、肃肺化瘀为法。药用太子参、麦冬、南沙参、桑白皮、海蛤壳、贝母、杏仁、紫菀、炙麻黄、花粉、当归、芦根等。② 肺脾两虚,痰湿内蕴者,症见气短喘促,动则喘甚,神疲乏力,食少便溏,脉细弱等。治疗以益气健脾化痰,药用党参、黄芪、茯苓、白术、苍术、陈皮、半夏、薏苡仁、杏仁、紫苏子、甘草等。总之,迁延期的治疗以标本兼顾为法,扶正祛邪并用。

临床稳定期:① 肺脾肾气虚者,曹世宏常以补肺汤合二陈汤以及肾气丸化裁成汤剂连服数月。②肺肾阴虚者,常以百合固金汤合六味地黄丸化裁治疗。稳定期的治疗,尤重脾肾二脏。根据患者情况或以补肺为主,兼顾脾肾,或以补脾为主,兼顾肺肾;或以补肾为主,并补肺脾。认为补肾为治本之举,肺为气之主,脾为痰之源,补肾之时,必须补脾益肺。〔李素云,吴其标.曹世宏教授论治慢性阻塞性肺疾病经验选粹[J].中医药学刊,2002,20(1):2.〕

6. 吴银根

(1)急性期:在急性发作期一般气促气短会加重,也可突然呼吸困难明显加重。这是COPD急性发作的重要指征,必须引起高度重视。治疗应以平喘为主。小青龙汤,或笔者常用处方1(麻黄、细辛、附片、桃仁、黄芩、虎耳草),处方2(蒲公英、紫花地丁、胡颓叶、野荞麦根、黄荆子、法半夏、制南星)合方,或加柴胡、川朴,或加泽泻、鬼箭羽,或加蜈蚣、全蝎,或加白芥子、莱菔子、紫苏子,或加桑白皮、白果仁,随证加减。呼吸困难伴痰多,面色紫黯,大便干或正常者可选用凉膈散加益气和营之品攻补兼施以攻为主。

(2)缓解期

1)肺肾阴虚:①肺阴虚证:干咳少痰或夹血丝,口干、咽干、鼻干,咽痒声嘶,午后颧红,盗汗,舌苔少,舌质红或鲜红,脉细弦数。②肾阴虚证:口干咽红,腰酸,膝软,疲乏,气短,动则气促,咳嗽断续,头晕耳鸣,舌苔少甚则光,舌质红或暗红,脉细。若阴虚有热则舌疮、口疮、唇鼻疱疮,面部烘热,易躁而烦,手足心热,夜寐不安。

用药经验:养肺阴常用南沙参、北沙参、天冬、麦冬、玉竹、百合。养肾阴常用生地、女贞子、桑椹、山茱萸。阴虚有热加知母、黄柏、桑白皮。苔白痰多加健脾化湿药如陈皮、半夏、南星、白术、贝母。苔黄为痰热加清化湿热药物如黄连、黄芩、炒栀子。肾阴虚明显以何首乌、黄精、玄参、石斛养阴填精。气短加龙牡、赭石、龟甲、鳖甲咸寒养阴兼重镇摄纳。至于阴虚的常见症状如咽干、盗汗、腰膝酸软则随证加减。近年作营养补品炒作的蛤士膜油、燕窝也是养肺肾阴的佳品。南方有将鱼鳔作补阴养精的补品。

2)肺脾肾气虚:①肺气虚:咳嗽气短,声音低怯,倦怠懒言,易感冒,畏风形寒,自汗,苔薄,脉细。②脾虚证:咳嗽气短,痰多色白或稀泡沫状,胸闷,怠倦少气,食少腹胀,便溏,苔薄白,脉缓。③肾气虚:咳嗽气短,动则气短加剧,吸少呼少,胸闷气不连接,快步、登楼、穿衣、洗浴等均气促,半卧位,甚则不能下床活动,精神疲惫,面色灰暗或无华,健忘,夜尿多,重听,足跟疼痛。

用药经验:补肺脾气最具有代表性的是党参、黄芪、白术。现在西洋参、白参、红参、野山参均已普及。而气阴两虚者或纯阳之体之儿童改用太子参。从药理研究获知,绞股蓝、刺五加、人参叶均有人参皂苷或具有适应原样物质,相似于补气作用。另外,四叶参(山海螺)、扁豆、怀山药、灵芝、大枣、甘草常在补气处方中使用。

补肾气虚最常用的是:淫羊藿、巴戟天、补骨脂、菟丝子、仙茅、苁蓉。补肾纳气常用胎盘粉、蛤蚧、胡桃仁、五味子。近年来炒作得价格昂贵的冬虫夏草作用就是补肺肾阳气。

补肾气的药物必须配以补肾阴或补肾精的药物,务使肾中阴阳平衡。适当选用生地、熟地、枸杞子、当归、何首乌、黄精等。

临床上常见气阴两虚型,即舌红苔少而气短气促、怠倦、痰多同时存在,需补气养阴,健脾化痰,补肾纳气同时使用。最常用的肺脾肾气阴两补的组合:南沙参、北沙参、天冬、麦冬、玉竹、党参、黄芪、淫羊藿、巴戟天、灵芝。

3)脾肾阳虚:① 脾肾阳虚证:在脾肾气虚证的基础上,见到面萎,精神萎靡,恶寒,怕冷,手足冷,背冷,腰膝酸冷,夜尿多,长期便溏泄或五更泻。② 心脾肾阳虚证:心脾肾阳虚证的基础上见水肿较明显(面目水肿,下肢凹陷性水肿),气促加重,气不上接,气下坠感,便意频频,咳唾血丝,心悸、心慌,似有人捕之,目糊,视力下降等。

用药经验:在脾肾气虚用药基础上温心肾之阳。常用桂枝、附子、鹿角片、干姜。泻水逐痰用葶苈子、白芥子、莱菔子、茯苓、白术、粉防己、川木通、泽泻。化瘀以生炒蒲黄。桃仁、川芎、熟大黄、蟅虫、牛膝。〔吴银根.慢性阻塞性肺疾病(COPD)中医辨证治疗要点[C].全国中西医结合防治呼吸系统疾病学术研讨会.2010.〕

7. 武维屏 武维屏在治疗虚喘时重视辨体施治,认为虚喘常见于迟冷体质(素体阳气偏虚)和腻滞体质(素体气虚湿阻),其次见于燥红体质(素体阴虚内热)和晦涩体质(素体血瘀气滞),甚少见于正常体质。迟冷体质者形体白胖,形寒怕冷,肢冷便溏,咳喘遇寒则发,痰白清稀,动则喘甚,面青唇暗,舌质淡嫩,边有齿痕,脉沉无力。感邪易从寒化,治疗当遵张仲景"病痰饮者,当以温药和之"之法,温补阳气,纳肾平喘,以保元饮加减。温补阳气常用人参、黄芪、党参、白术、桂枝、蛤蚧、补骨脂、冬虫夏草等;化痰平喘常用半夏、陈皮、紫苏子、紫菀、款冬花、杏仁等。腻滞体质者体形肥胖,脘痞口黏,大便不爽,痰白质黏量多,胸闷喘憋,动则尤甚,呼多吸少,舌淡苔腻脉濡。治宜补益肺脾肾之虚,并当权衡痰浊之轻重而适当兼顾。方以六君子汤合苏子降气汤加减。痰郁化热者,柴芩温胆汤化裁,痰多者酌加燥湿化痰之品,如厚朴、橘红、旋覆花等。燥红体质者形弱消瘦,咽干喜饮,五心烦热,便秘尿赤,少寐盗汗,气短喘息,夜间喘重,舌红少苔或无苔,脉细数。此类患者感邪后易伤阴化热,治宜滋阴润肺,以使金水相生,方用百合固金汤化裁。虚火甚者加漏芦连翘散,气阴两虚者合用生脉散,喘重加炒白果、少佐炙麻黄。晦涩体质者面唇紫暗,眼眶暗黑,爪甲紫绀,杵状指,胸部膨满,喘憋夜甚,气短息促,稍动则甚,舌质青紫有瘀斑,脉沉涩。此类患者气血易滞,经络易阻,在补气的同时应佐以理气活血通络之品,如丹参、川芎、桃仁、水蛭,或加大黄䗪虫丸。〔赵兰才.武维屏治疗虚喘经验[J].北京中医,2001,20(6):3.〕

8. 王鹏 然本病急性期常表现出咳嗽、咯痰、气喘等以实证为主要表现,王鹏主张急性期以宣肺化痰祛瘀为主要治法,同时兼顾调补各脏腑。肺气亏虚,不得宣通,肃降无权,使得痰液不能正常排泄,肺气宣则病邪外达,肺气畅则肃降正常,在临床上自拟止咳平喘方,药用炙麻黄、杏仁、炙甘草、桔梗、陈皮、茯苓、桑白皮、枳壳、地龙、丹参、冬花。偏寒痰者,加半夏、白芥子;偏热痰者,加金荞麦、川贝母、前胡;本虚以肺气亏虚或气阴两虚者,合生脉散或补中益气汤加减;以肺脾两虚者,合六君子汤加减;肺肾两虚者,加太子参、蛤蚧、山茱萸、补骨脂、沉香等。对于表寒里饮证的方用小青龙汤加减。但在临床中不必拘泥上述方药,关键在辨清寒热虚实,轻重缓急,准确立法用药,随证加减,临床疗效才能显著。〔薛晓明,蔡宏瑜.王鹏辨治慢性阻塞性肺病经验举隅[J].山西中医,2012,28(7):2.〕

9. 狐启贵 益气活血化痰法(主要药物:黄芪、党参、茯苓、白术、陈皮、法半夏、桔梗、桑白皮、杏仁、丹参、川芎、补骨脂、甘草)配合无创机械通气治疗慢性阻塞性肺疾病急性加重期(AECOPD)呼吸衰竭患者,与单纯西医治疗相比,治疗有效率更高,氧分压、二氧化碳分压等血气指标的改善更明显,缩短患者住院天数,减少患者经济负担,中西医结合具有一定优势,说明益气活血化痰法配合无创机械通气治疗 AECOPD 呼吸衰竭的治疗有效、安全，对提高临床疗效、缩短病程、减轻经济负担、改善生活质量具有重要意义。同时，结合临床研究资料，推测益气活血化痰法治疗 COPD、呼吸衰竭的机制可能为：通过整体调节，抑制炎性细胞的释放与聚集，减少气道痰液分泌，降低气道阻力，解除支气管平滑肌痉挛，缓解呼吸肌疲劳，改善心、脑、肺等脏器的血液供应，改善通气血流比例，提高机体对缺血缺氧的耐受性和心肌呼吸肌的作功，提高机体免疫功能。〔狐启贵，刘良丽.益气活血化痰法联合无创辅助通气治疗慢阻肺急性加重期呼吸衰竭[J].中国实验方剂学杂志,2013,19(20)：4.〕

10. **何德平** 上机(呼吸机)初期，辨证以痰、热、瘀为主，治以清热豁痰，活血开窍。口服或鼻饲汤药以涤痰汤合千金苇茎汤加减(苇茎、北杏仁、石菖蒲、胆南星、薏苡仁、桃仁、虎杖、鱼腥草、竹茹等)，水煎服，每日 1 剂。清开灵注射液 40 mL 静滴，每日 1 次。通气支持后期，辨证以气虚或气阴两虚，兼有痰浊、瘀血，治以益气养阴、健脾益肺、活血化瘀。口服或鼻饲汤药以生脉散合六君子汤加减(太子参、五爪龙、黄芪、麦冬、五味子、茯苓、陈皮、川贝母等)，水煎服，每日 1 剂。参麦注射液 30 mL、香丹注射液 30 mL 静脉滴注，每日 1 次。2 组均采用机械通气与常规西药治疗，治疗组加用中医综合治疗。疗程不固定，从患者开始机械通气至脱机或死亡时。

本观察结果显示，分期辨证论治结合西药常规治疗较单纯西医治疗可降低患者 VAP 发生率，使病人 PIC 窗时间提早出现，有效控制肺部感染，改善肺通气，缩短患者机械通气时间与机械通气后的住院时间，从而降低住院费用，且未见明显不良反应。〔何德平，林琳，吴蕾.中医药对慢阻肺呼吸衰竭机械通气患者作用的临床研究[J].新中医,2006,38(11)：42 - 43.〕

第三章

辨证论治

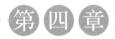

特 色 方 药

一、古代文献研究

(一) 方剂

1. 桂枝加厚朴杏子汤《伤寒论·辨太阳病脉证并治上》

【组成】桂枝汤[桂枝三两,芍药三两,甘草(炙)三两,生姜(切)三两,大枣(擘)十二枚],加厚朴二两,杏仁五十个(去皮尖)。

【主治】喘家作。

【用法】余依前法(按:前法即桂枝汤用法)。

2. 葛根黄芩黄连汤《伤寒论·辨太阳病脉证并治中》

【组成】葛根半斤,甘草二两(炙),黄芩二两,黄连三两。

【主治】太阳病,桂枝证,医反下之,利遂不止,脉促者,表未解也,喘而汗出者。

【用法】上四味,以水八升,先煮葛根,减二升,内诸药,煮取二升,去滓,分温再服。

3. 麻黄汤《伤寒论·辨太阳病脉证并治中》

【组成】麻黄三两(去节),桂枝二两(去皮),甘草一两(炙),杏仁七十个(汤去皮尖)。

【主治】太阳病,头痛发热,身疼腰痛,骨节疼痛,恶风,无汗而喘者;太阳与阳明合病,喘而胸满者;阳明病脉浮,无汗而喘者。

【用法】上四味,以水九升,先煮麻黄,减二升,去上沫,内诸药,煮取二升半,去滓,温服八合,复取微似汗,不须啜粥,余如桂枝法将息。

4. 小青龙汤《伤寒论·辨太阳病脉证并治中》

【组成】麻黄三两(去节),芍药三两,五味子半升,干姜三两,甘草三两(炙),桂枝三两(去皮),半夏半升(汤洗),细辛三两。

【主治】伤寒表不解,心下有水气,干呕发热而咳,或渴,或利,或噎,或小便不利,少腹满,或喘者;伤寒,心下有水气,咳而微喘,发热不渴,服汤已渴者。

【用法】上八味,以水一斗,先煮麻黄,减二升,去上沫,纳诸药,煮取三升,去滓,温服一升。

5. 麻黄杏仁甘草石膏汤《(伤寒论·辨太阳病脉证并治中)》

【组成】麻黄四两(去节),杏仁五十个(去皮尖),甘草二两(炙),石膏半斤(碎,绵裹)。

【主治】发汗后,不可更行桂枝汤,汗出而喘,无大热者。

【用法】上四味,以水七升,先煮麻黄,减二升,去上沫,内诸药,煮取二升,去滓,温服一升。

6. 大承气汤《(伤寒论·辨阳明病脉证并治)》

【组成】大黄四两(酒洗),厚朴半斤(炙,去皮),枳实五枚(炙),芒硝三合。

【主治】小便不利,大便乍难乍易,时有微热,喘冒不能卧者。

【用法】上四味,以水一斗,先煮二物,取五升,去滓,内大黄,煮取二升,去滓,内芒硝,更上微火一两沸,分温再服。得下,余勿服。

7. 皂荚丸《(金匮要略·肺痿肺痈咳嗽上气病脉证治)》

【组成】皂荚八两(刮去皮,用酥炙)。

【主治】咳逆上气,时时吐浊,但坐不得眠。

【用法】上一味,末之,蜜丸梧子大,以枣膏和汤取三丸,日三夜一服。

8. 麦门冬汤《(金匮要略·肺痿肺痈咳嗽上气病脉证治)》

【组成】麦门冬七升,半夏一升,人参三两,甘草二两,粳米三合,大枣十二枚。

【主治】火逆上气,咽喉不利。

【用法】上六味,以水一斗二升,煮取六升,温服一升,日三夜一服。

9. 葶苈大枣泻肺汤《(金匮要略·肺痿肺痈咳嗽上气病脉证治)》

【组成】葶苈(熬令黄色,捣丸如弹子大),大枣十二枚。

【主治】肺痈,喘不得卧。

【用法】上先以水三升,煮枣取二升,去枣,内葶苈,煮取一升,顿服。

10. 越婢加半夏汤(《金匮要略·肺痿肺痈咳嗽上气病脉证治》)

【组成】麻黄六两,石膏半斤,生姜三两,大枣十五枚,甘草二两,半夏半升。

【主治】咳而上气,此为肺胀,其人喘,目如脱状,脉浮大者。

【用法】上六味,以水六升,先煮麻黄,去上沫,内诸药,煮取三升,分温三服。

11. 小青龙加石膏汤(《金匮要略·肺痿肺痈咳嗽上气病脉证治》)

【组成】麻黄、芍药、桂枝、细辛、甘草、干姜各三两,五味子、半夏各半升,石膏二两。

【主治】肺胀,咳而上气,烦躁而喘,脉浮者。

【用法】上九味,以水一斗,先煮麻黄,去上洗,内诸药,煮取三升。强人服一升,羸者减之,日三服,小儿服四合。

12. 木防己汤(《金匮要略·痰饮咳嗽病脉证并治》)

【组成】木防己三两,石膏十二枚(鸡子大),桂枝二两,人参四两。

【主治】膈间支饮,其人喘满,心下痞坚,面色黧黑,其脉沉紧。得之数十日,医吐下之不愈。

【用法】上四味,以水六升,煮取二升,分温再服。

13. 木防己去石膏加茯苓芒硝汤(《金匮要略·痰饮咳嗽病脉证并治》)

【组成】木防己二两,桂枝二两,人参四两,芒硝三合,茯苓四两。

【主治】(支饮喘满,服木防己汤后)虚者即愈,实者三日复发。

【用法】上五味,以水六升,煮取二升,去滓,内芒硝,再微煎,分温再服,微利则愈。

14. 苓桂术甘汤(《金匮要略·痰饮咳嗽病脉证并治》)

【组成】茯苓四两,桂枝三两,白术三两,甘草二两。

【主治】短气有微饮。

【用法】上四味,以水六升,煮取三升,分温三服,小便则利。

15. 肾气丸（《金匮要略·痰饮咳嗽病脉证并治》） ····················

【组成】干地黄八两,薯蓣四两,山茱萸四两,泽泻三两,茯苓三两,牡丹皮三两,桂枝一两,附子(炮)一两。

【主治】短气有微饮。

【用法】上八味末之,炼蜜和丸,梧子大,酒下十五丸,加至二十五丸,日再服。

16. 治胸胁痞满、心塞、气急、喘急方（《肘后备急方·治伤寒时气温病方》） ·········

【组成】人参、术各一两,枳实二两,干姜一两。

【主治】胸胁痞满、心塞、气急、喘急。

【用法】捣蜜和丸,一服一枚。

17. 治卒上气,鸣息便欲绝方 1（《肘后备急方·治卒上气咳嗽方》） ···············

【组成】细切桑根白皮三升,生姜三两,吴茱萸半升。

【主治】卒上气,鸣息便欲绝。

【用法】水七升,酒五升,煮三沸。去滓,尽服之,一升,入口则气下。

18. 治卒上气,鸣息便欲绝方 2（《肘后备急方·治卒上气咳嗽方》） ···············

【组成】茱萸二升,生姜三两。

【用法】以水七升,煮取二升,分为三服。

19. 治卒上气,鸣息便欲绝方 3（《肘后备急方·治卒上气咳嗽方》） ···············

【组成】麻黄四两,桂、甘草各二两,杏仁五十枚(熬之)。

【用法】捣为散。温汤服方寸匕,日三。

20. 卒得寒冷上气方（《肘后备急方·治卒上气咳嗽方》） ····················

【组成】干苏叶三两,陈橘皮四两,酒四升。

【主治】卒得寒冷上气。

【用法】煮取一升半,分为再服。

21. 治大热行极,及食热饼,竟饮冷水过多,冲咽不即消,仍以发气,呼吸喘息方（《肘后备急方·治卒上气咳嗽方》） ···············

【组成】大黄、干姜、巴豆等分,末。

【主治】大热行极,及食热饼,竟饮冷水过多,冲咽不即消,仍以发气,呼吸喘息。

【用法】服半钱匕,若得吐下,即愈。若犹觉停滞在心胸膈中不利者,瓜蒂二分,杜蘅三分,人参一分,捣筛。以汤服一钱匕,日二三服,效。

22. 治肺实热,胸凭仰息,泄气除热方(《备急千金要方·肺脏方》)

【组成】石膏八两,白前、杏仁各三两,白术、橘皮各五两,枸杞根皮(切)二升,赤蜜七合。

【主治】肺实热,胸凭仰息。

【用法】上七味㕮咀,以水七升,煮取二升,去滓下蜜,煮三沸,分三服。

23. 治肺热闷不止,胸中喘急惊悸,客热来去,欲死不堪,服药泄胸中喘气方(《备急千金要方·肺脏方》)

【组成】桃皮、芫花各一升。

【主治】肺热闷不止,胸中喘急惊悸,客热来去,欲死不堪。

【用法】上二味㕮咀,以水四斗,煮取一斗五升,去滓,以故布手巾纳汁中,敷胸温四肢,不盈数日即歇。

24. 橘皮汤(《备急千金要方·肺脏方》)

【组成】橘皮、麻黄、柴胡、干紫苏(《删繁》作干兰)各三两,杏仁、宿姜各四两,石膏八两。

【主治】肺热气上咳息奔喘。

【用法】上七味㕮咀,以水九升煮麻黄两沸,去沫,下药,煮取三升,去滓,分三服。不瘥与两剂。

25. 酥蜜膏酒止气嗽通声方(《备急千金要方·肺脏方》)

【组成】酥、崖蜜、饴糖、生姜汁、生百部汁、枣肉、杏仁各一升(研),甘皮五具(末)。

【主治】肺气虚寒,疠风所伤,语声嘶塞,气息喘惫咳唾。

【用法】上八味合和,微火煎,常搅,三上三下,约一炊久,取姜汁等各减半止,温酒一升,服方寸匕,细细咽之,日二夜一。

26. 补肺汤 1(《备急千金要方·肺脏方》)

【组成】五味子三两,干姜、桂心、款冬花各二两,麦冬一升,桑根白皮一斤,大枣一百枚,粳米一合。

【主治】肺气不足,逆满上气,咽中闷塞短气,寒从背起,口中如含霜雪,言语失声甚者吐血。

【用法】上八味咬咀,以水一斗,先煮桑白皮五沸下药,煮取三升,分三服。

27. **补肺汤 2**《备急千金要方·肺脏方》

【组成】黄芪五两,甘草、钟乳、人参各二两,干地黄、桂心、茯苓、白石英、桑白皮、厚朴、干姜、紫菀、橘皮、当归、五味子、远志、麦冬各三两,大枣二十枚。

【用法】上十八味咬咀,以水一斗四升,煮取四升,分五服,日三夜二。

28. **钟乳散**《备急千金要方·肺脏方》

【组成】钟乳(别研)、干姜、桔梗、茯苓、细辛、桂心、附子、人参各一两六铢,白术一两、防风、瓜蒌根、牡蛎各二两半。

【主治】气极虚寒,阴畏阳气,昼瘥暮甚,气短息寒,亦治百病,令人力强能饮食。

【用法】上十二味治,下筛,酒服方寸匕,日三,渐加至二匕。

29. **大前胡汤**《备急千金要方·肺脏方》

【组成】前胡八两,半夏、麻黄、芍药各四两,生姜五两,黄芩三两,枳实四枚,大枣十二枚。

【主治】气极伤热,喘息冲胸,常欲自恚,心腹满痛,内外有热,烦呕不安。

【用法】上八味咬咀,以水九升,煮取三升,去滓,分三服。

30. **五膈丸**《备急千金要方·肺脏方》

【组成】麦冬、甘草各五两,人参四两,川椒、远志、桂心、细辛各三两,附子一两半,干姜二两。

【主治】忧膈、食膈、饮膈、气膈、劳膈五病,同药服。以忧、恚、思、虑、饮食得之,若冷食及生菜便发。其病苦心满,不得气息,引背痛如刺之状,食则心下坚大如粉絮,大痛欲吐,吐即瘥。饮食不得下,甚者及手足冷,上气咳逆喘息短气方。

【用法】上九味为末蜜丸,微使淖,先食含如弹丸一枚,细细咽之。喉中胸中当热,药力稍尽,复含一丸,日三夜二。服药十日愈。

31. 桔梗破气丸《《备急千金要方·肺脏方》》

【组成】桔梗、橘皮、干姜、厚朴、枳实、细辛、葶苈各三分,吴萸、白术各六分,胡椒、川椒、乌头各二分,荜茇十分,人参、桂心、附子、茯苓、前胡、防葵、川芎各五分,甘草、大黄、槟榔、当归各八分,白术、吴茱萸各六分。

【主治】气上下痞塞不能息。

【用法】上二十四味为末,蜜丸如梧子大,每服酒下十丸,日三。有热者,空腹服之。

32. 槟榔汤《《备急千金要方·肺脏方》》

【组成】槟榔三七枚,附子一枚,半夏一升,细辛一两,生姜八两、大黄、紫菀、柴胡各三两,橘皮、甘草、紫苏(冬用子)、茯苓各一两。

【主治】气实苦积聚不得食息。

【用法】上十二味㕮咀,以水一斗,煮取三升,分三服,相去如人行十里久。若有症结坚实如石,加鳖甲二两、防葵二两,气上加桑皮(切)二升,枳实、厚朴各二两,消息气力强弱,进二剂后,隔十日,更服前桔梗破气丸。

33. 半夏汤《《备急千金要方·肺脏方》》

【组成】半夏一升,生姜、桂心各五两,橘皮四两。

【主治】逆气心腹满,气上冲胸胁痛,寒冷,心腹痛,呕逆及吐不下食,忧气结聚。

【用法】上四味㕮咀,以水七升,煮取三升,分四服,日三夜一。人强者作三服。

34. 贝母汤《《备急千金要方·肺脏方》》

【组成】贝母一两,生姜五两,桂心、麻黄、石膏、甘草各三两,杏仁三十枚,半夏三合。

【主治】上气咽喉窒塞,短气不得卧,腰背痛,胸满不得食,面色萎黄。

【用法】上八味㕮咀,以水一斗,煮取三升,分三服,日三。

35. 麻黄汤《《备急千金要方·肺脏方》》

【组成】麻黄八两,甘草四两,大枣三十枚,射干(如博棋子)二枚。

【主治】上气脉浮，咳逆，喉中水鸡声，喘息不通，呼吸欲死。

【用法】上四味㕮咀，以井华水一斗，煮麻黄三沸，去沫纳药，煮取四升，分四服，日三夜一。

36. 奔气汤《备急千金要方·肺脏方》

【组成】生姜一斤，半夏、吴萸各一升，桂心五两，人参、甘草各二两。

【主治】大气上奔胸膈中，诸病发时，迫满短气不得卧。剧者便欲死，腹中冷湿气，肠鸣相逐成结气。

【用法】上六味㕮咀，以水一斗，煮取三升，分四服。

37. 黎勒丸《备急千金要方·肺脏方》

【组成】诃黎勒十枚。

【主治】气满闭塞，不能食，喘息。

【用法】为末，蜜丸如梧子大，食后服三丸，不忌。得利即止。

38. 治上气咳逆方《备急千金要方·肺脏方》

【组成】苏子一升，五味子五合，麻黄、细辛、紫菀、人参、黄芩、甘草各二两，桂心、当归各一两，生姜五两，姜夏三两。

【主治】上气咳逆。

【用法】上十二味㕮咀，以水一斗，煮取三升，分三服。

39. 神秘方《备急千金要方·肺脏方》

【组成】橘皮、生姜、紫苏、人参、五味子各五两（一方作桔梗）。

【主治】气上不得卧。

【用法】上五味㕮咀，以水七升，煮取三升，分三服。

40. 治热发气上冲不得息，欲死不得卧方《备急千金要方·肺脏方》

【组成】桂心半两，白石英、麦冬、枳实、白鲜皮、贝母、茯神、槟榔仁、天冬各二两半，车前子一两，人参、前胡、橘皮、白薇、杏仁各一两半，郁李仁三两，桃仁五分。

【主治】热发气上冲不得息，欲死不得卧。

【用法】上十七味为末，蜜丸如梧子大，以竹叶饮服十丸，日三，加至三十丸（竹叶饮子：竹叶、苏子各一升，紫菀、白前各二两，百部、甘草、生姜各三两。上七味咬咀,以水八升,煮取三升,温服下前丸,药尽更合)。

41. 海藻橘皮丸《备急千金要方·肺脏方》

【组成】海藻、橘皮、白前各三分,杏仁、茯苓、芍药、桂心各五分,苏子五合,枣肉、桑白皮、昆布各二两,吴萸、人参、白术、葶苈各一两。

【主治】下气治风虚支满,膀胱虚冷,气上冲肺息奔,令咽喉气闷往来。

【用法】上十五味为末,蜜丸如梧子大,饮服十丸,日二,加至十五丸,以小便利为度。

42. 治气上方《备急千金要方·肺脏方》

【组成】硇砂、细辛、牛膝各等分。

【主治】气上。

【用法】上三味为末,气发酒服方寸匕,后三日忌酒,余禁如药法。

43. 治上气三十年不瘥方《备急千金要方·肺脏方》

【组成】大枣、杏仁各百枚,豉一百二十粒,川椒二百粒。

【主治】上气三十年不瘥。

【用法】上四味先捣杏仁,豉令熟,后纳枣、椒更捣,为丸如枣核大,含稍稍咽之,日三夜一。

44. 治积年上气不瘥垂死者方《备急千金要方·肺脏方》

【组成】莨菪子(熬令色变),熟羊肝(薄切曝干)。

【主治】积年上气不瘥垂死者。

【用法】上二味各捣等分,以七月七日神醋拌令相着,夜勿食,空腹服二方寸匕,须拾针,两食间以冷浆白粥二匕止之,隔日一服,永瘥。四十日内,得煮饭汁作芜菁羹食之,以外一切禁断。

45. 下气方 1《备急千金要方·肺脏方》

【组成】生姜五两,小麦一升。

【主治】下气。

【用法】上二味以水三升,煮取一升,顿服。

46. 下气方 2《备急千金要方·肺脏方》

【组成】大枣十四枚,紫苏茎叶(切)一升(一方加橘皮半两)。

【用法】上二味以酒三升，煮取一升半，分再服，水煮亦得。

47. 苏子汤（《千金翼方·杂疗咳嗽方三首》）

【组成】苏子一升，干姜三两，半夏四两（洗），桂心、人参各一两，橘皮、茯苓各三两，甘草一两（炙）。

【主治】气上迫满，或气不通，烦闷喘呕。

【用法】上八味，切，以水八升，煮取二升半，分为三服。

48. 大枣汤（《外台秘要·上焦热及寒吐痢肠鸣短气方九首》）

【组成】大枣三十枚，杏仁三两（去皮尖），人参三两，紫菀二两，葳蕤三两，麦门冬三两（去心），百部三两，通草三两，石膏八两，五味子一两，羊肾三枚（去膏），麻黄三两（去节）。

【主治】上焦热，牵肘挛心痛，喘咳短气，动而好唾，润肺止心痛。

【用法】上十二味切，以水一斗，煮取二升五合，去滓，下蜜三合，生姜汁三合，淡竹沥三合，更上火煎取三升，分三服。

49. 贝母饮（《外台秘要·咳嗽短气方七首》）

【组成】贝母、石膏（绵裹，碎）、桂心、麻黄（去节）、甘草（炙）各二两，杏仁三十枚（去尖、皮、两仁者），生姜五两，半夏五两（洗）。

【主治】上气，咽喉窒塞，短气不得卧，倚壁而息，腰背苦痛，支胁满，不能食，面色萎黄。

【用法】上八味，切，以水一斗，煮取三升，去滓，分三服。忌海藻、菘菜、羊肉、生葱、饧等。

50.《古今录验》五味子汤（《外台秘要·咳嗽短气方七首》）

【组成】五味子一两，前胡三两，紫菀、甘草（炙）、桂心、生姜各二两，枣（三十枚擘），山茱萸三两（《广济方》用橘皮，不用茱萸）。

【主治】逆气咳嗽，胸膈中寒热，短气不足。

【用法】上八味，切，以水一斗，煮取七升，绞去滓，服一升，日三夜三。忌生葱、海藻、菘菜。

51. 胡椒理中丸（《外台秘要·咳嗽短气方七首》）

【组成】胡椒、荜茇、干姜、款冬花、甘草（炙）、橘皮、高良姜、细辛各四两，白术五两。

【主治】咳嗽逆气，不能饮食，短气。

【用法】上九味，捣筛，蜜和丸如梧子。一服五丸，日再。忌桃、李、雀肉、生菜、海藻、菘菜。

52. 泻肺汤《外台秘要·咳嗽短气方七首》

【组成】人参三分，生姜四分，半夏五分（洗），甘草四分（炙），橘皮十二分，竹叶二两。

【主治】咳逆短气。

【用法】上六味，切，以水六升，煮取二升，分三服。此方亦疗霍乱。忌羊肉、饧、海藻、菘菜。

53.《深师》补肺汤《外台秘要·久咳嗽上气唾脓血及浊涎方五首》

【组成】款冬花三两，桂心二两，钟乳二两，干姜二两，白石英二两，麦门冬（去心）四两，五味子三两，粳米五合，桑白皮根一斤，大枣一百枚（擘）。

【主治】肺气不足，咳逆唾脓血，咽喉闷塞，胸满上气，不能饮食，卧则短气。

【用法】上十味，切，以水一斗二升，先煮桑白皮、枣令熟，去滓，纳药煮取二升二合，分三服。忌生葱等。

54.《集验》疗久患气嗽，发时奔喘，坐卧不得，并喉里呀声气欲绝方《外台秘要·久咳坐卧不得方二首》

【组成】麻黄（去节）、杏仁（去尖、皮、两仁者，碎）、紫菀各三两，柴胡、橘皮各四两。

【主治】久患气嗽，发时奔喘，坐卧不得，并喉里呀声气欲绝。

【用法】上五味，切，以水六升，煮取二升半，去滓，分三服，一剂不瘥，频两三剂，从来用甚验。

55.《备急》疗久咳奔喘，坐卧不得，并喉里呀声气绝方《外台秘要·久咳坐卧不得方二首》

【组成】麻黄（去节）、干苏叶、橘皮各三两，柴胡四两，杏仁（去尖、皮、两仁者，碎）四两。

【主治】久咳奔喘，坐卧不得，并喉里呀声气绝。

【用法】上五味,切,以水六升,煮取二升半,分三服,服两剂必瘥,甚效。

56. 疗咳经年不瘥,气喘欲绝,伤肺见血方《外台秘要·久咳嗽脓血方四首》

【组成】桑白皮(切)五合,白羊肺一具(切),芍药十分,款冬花六分,茯苓十一分,贝母十二分,麦门冬六分,杏仁六分(去尖、皮,熬为脂),升麻十二分,生地黄汁一升,黄芩十二分。

【主治】咳经年不瘥,气喘欲绝,伤肺见血。

【用法】上十二味,切,以水一斗,煮取三升,去滓,纳杏仁脂、地黄汁、蜜等,微火上煎如鱼眼沸,搅勿停手,取二升二合煎成,净绵夹布滤。每食后含一合,日夜三四度,老小以意减之,微暖含之佳。忌生冷、油、醋、面、鱼、蒜、芜荑。

57.《深师》款冬花丸《外台秘要·久咳嗽脓血方四首》

【组成】款冬花十八分,紫菀十二分,杏仁八分(去尖、皮,两仁者,熬),香豉十分(熬),桂心、干地黄各三分。

【主治】咳逆,气喘不息,不得眠,唾血呕血,短气连年。

【用法】上十一味,捣筛,蜜和如弹丸。含稍稍咽汁,日四夜再,神良。忌海藻、菘菜、生葱、芜荑、鲤鱼。

58.《延年》紫苏饮《外台秘要·久咳嗽脓血方四首》

【组成】紫苏、贝母各二两,紫菀一两,麦门冬一两(去心),枣五枚(擘),葶苈子一两(熬令黄,别捣),甘草一两(炙)。

【主治】咳嗽短气,唾涕稠,喘乏,风虚损,烦发无时者。

【用法】上七味,切,以水六升,煮取二升,分为四服,每服如人行七里。

59. 细辛等八味汤《外台秘要·许仁则疗咳嗽方一十二首》

【组成】细辛、半夏(洗)、桂心、桑白皮各五两,干姜、当归各四两,芒硝六两、杏仁六合(去尖,两仁者,研)。

【主治】同葶苈子十五味丸。

【用法】上药切,以水九升,煮取三升,去滓,纳芒硝。分温三服,每服如人行十里久,当得快利后,好将息,经三四日,合丸服之。忌生葱、生菜、羊肉、饧。

60. 葶苈子十五味丸（《外台秘要·许仁则疗咳嗽方一十二首》）

【组成】葶苈子六合（熬），细辛、五味子各五两，干姜、当归各四两，桂心、人参、丁香、大黄、商陆根各三两，橘皮四两，桑白皮六两，皂荚肉二两（炙），大腹槟榔二十枚，麻黄二两（去节）。

【主治】饮气嗽，经久不已，渐成水病，其状亦不限四时，昼夜嗽不断，遇诸动嗽物，便致困剧，甚者乃至双眼突出，气即欲断，汗出，大小便不利，吐痰饮涎沫，无复穷限，气上喘急，肩息，每旦眼肿不得平眠。有如此者，宜合细辛等八味汤、葶苈子十五味丸服之方。

【用法】上药捣筛，蜜和丸。煮桑白皮饮下，初服十丸，日再服，稍加至十五丸，如梧子大。

61.《广济》紫菀汤（《外台秘要·肺胀上气方四首（五法）》）

【组成】紫菀六分，甘草八分（炙），槟榔七枚，茯苓八分，葶苈子三合（炒末，汤成下）。

【主治】肺胀气急，咳嗽喘粗，眠卧不得，极重，恐气欲绝。

【用法】上五味，切，以水六升，煮取二升半，绞去滓，分温三服，每服如人行四五里久进之，以快利为度。忌生葱、菜、热面、海藻、菘菜、大醋、蒜、黏食。

62. 崔氏疗肺热而咳，上气喘急，不得坐卧，身面肿，不下食，消肿下气止咳，立验方（《外台秘要·上气咳身面肿满方四首》）

【组成】葶苈子二十分（熬），贝母六分，杏仁十二分（炮），紫菀六分，茯苓、五味子各六分，人参、桑白皮各八两。

【主治】肺热而咳，上气喘急，不得坐卧，身面肿，不下食。

【用法】上八味，捣筛，蜜和丸如梧子。一服十丸，日二服，甚者夜一服，渐渐加至二三十丸，煮枣汁送之。

63.《删繁》橘皮汤（《外台秘要·肺热兼咳方七首》）

【组成】橘皮、杏仁四两（去尖、皮），柴胡、麻黄（去节）各三两，干苏叶二两，母姜四两（去尖），石膏八两。

【主治】肺热，气上咳，息奔喘。

【用法】上七味，切，以水九升，先煮麻黄两沸，除沫，下诸药，煮取三升，去滓,分三服。不瘥,再服。

64.《救急》疗肺气积聚,心肋下满,急发即咳逆上气方1(《外台秘要·肺气积聚方二首》)

【组成】麻黄三两(去节),杏仁(去双仁、尖、皮)、柴胡、生姜、半夏(洗十遍)、葶苈子(熬,研如脂)各四两,干枣十二枚(擘),槟榔十枚。

【主治】肺气积聚,心肋下满,急发即咳逆上气。

【用法】上八味,切,以水一斗,煮取二升八合,去滓,分温三服,每服相去如人行八九里久。七日忌食生冷、猪、鱼、羊肉。此方服一剂讫,将息满七日,则服后方。忌羊肉、饧。

65.《救急》疗肺气积聚,心肋下满,急发即咳逆上气方2(《外台秘要·肺气积聚方二首》)

【组成】茯苓、干苏茎菜、橘皮、麻黄各三两,杏仁(去尖、皮、两仁者)、柴胡、生姜各四两。

【主治】肺气积聚,心肋下满,急发即咳逆上气。

【用法】上七味,切,以水一斗,煮取二升七合,去滓,分温三服,每服如人行八九里久。禁酢物、蒜、热面、猪肉。五日服一剂。

66. 疗上气咳嗽,长引气不得卧,或水肿,或遍体气肿,或单面肿,或足肿,并主之方(《外台秘要·上气咳身面肿满方四首》)

【组成】葶苈子三升(微熬)。

【主治】上气咳嗽,长引气不得卧,或水肿,或遍体气肿,或单面肿,或足肿。

【用法】上一味,捣筛为散,以清酒五升渍之,春夏三日,秋冬七日。初服如胡桃许大,日三夜一,冬日二夜二,量其气力,取微利为度。如患急困者,不得待日满,亦可以绵细绞即服。

67.《必效》疗上气咳嗽,腹满体肿方(《外台秘要·上气咳身面肿满方四首》)

【组成】楸叶三升。

【主治】上气咳嗽,腹满体肿。

【用法】上一味,煮三十沸,去滓,煎堪作丸如小枣子。以竹筒纳下部,立愈。

68.《广济》疗肺气痰,上气急及咳方《《外台秘要·上气及气逆急牵绳不得卧方八首》）

【组成】柴胡五两,五味子、橘皮、紫菀、贝母、杏仁各三两,麻黄四两(去节),甘草(炙)、黄芩各二两。

【主治】肺气痰,上气急及咳。

【用法】上九味,细切,捣令极碎。每服取麦门冬一两(去心)、生姜半两(切)、竹叶一两半,以水二升五合,先煮麦门冬、生姜、竹叶,有一升五合,纳散二两,煎取一升二合,绞去滓,分二服,平旦空肚服之,一服日晚食消后服之,每日作一剂。忌油、面、猪、犬肉、小豆、黏滑、酸、咸、海藻、菘菜。

69. 神验白前汤《《外台秘要·上气及气逆急牵绳不得卧方八首》）

【组成】白前五两,紫菀、杏仁、厚朴(炙)各三两,半夏(洗)、麻黄(去节)各四两生,姜一斤。

【主治】上气及诸逆气。

【用法】上十一味,切,以水八升,煮取二升半,分三服,良。忌海藻、菘菜、羊肉、生葱、饧。

70. 补肺溢汤《《外台秘要·上气及气逆急牵绳不得卧方八首》）

【组成】苏子一升,桑白皮五两,半夏六两(洗)、紫菀、人参、甘草(炙)、麻黄(去节)、五味子、干姜、杏仁(去尖、皮、两仁者)各一两,细辛一两半,桂心三两,款冬花一两,射干一两。

【主治】肺气不足,咳嗽上气,牵绳而坐,吐沫唾血,不能食饮。

【用法】上十四味,切,以水一斗二升,煮取三升,分五服,日三夜再。忌海藻、菘菜、羊肉、饧、生葱、生菜。

71. 钟乳丸《《外台秘要·上气及气逆急牵绳不得卧方八首》）

【组成】钟乳八分,干姜六分,款冬花、细辛、桑白皮、半夏(洗)各四分,贝母、附子(炮)各五分,蜀椒三分(汗),芎䓖四分,紫菀八分,杏仁三分。

【主治】诸咳病,上气胸满,昼夜不得卧,困笃。

【用法】上十二味,捣筛,蜜和。服如大豆二丸,日三。忌冷食、猪、羊肉、饧、生菜。

72. 投杯汤（《外台秘要·上气及气逆急牵绳不得卧方八首》）

【组成】石膏四两（碎），甘草二两（炙），五味子三两，大枣二十枚，人参、桂心、半夏（洗）、杏仁各二两，麻黄三两（去节），生姜四两。

【主治】积病后暴上气困笃。

【用法】上十味，切，以水一斗，煮取三升，一服六合，日三夜一。忌羊肉、饧、海藻、菘菜、生葱等。

73. 覆杯汤（《外台秘要·上气及气逆急牵绳不得卧方八首》）

【组成】麻黄四两（去节）、甘草（炙）、干姜、桂心、贝母各二两。

【主治】上气，呼吸牵绳，肩息欲死。

【用法】上五味，切，以水八升，煮取二升，分再服，则愈。

74. 《深师》苏子煎（《外台秘要·咳嗽上气方七首》）

【组成】苏子二升，生姜汁二升，白蜜二升，生地黄汁二升，杏仁二升。

【主治】上气咳嗽。

【用法】上五味，捣苏子，以地黄、姜汁浇之，绢绞取汁，更捣，以汁浇之，复绞，如此六七过，令味尽，去滓，熬杏人令黄黑，捣令如脂，又以向汁浇之，绢绞取汁，往来六七过，令味尽，去滓，纳蜜，和置铜器中，于重汤中煎之，令如饴，煎成。一服方寸匕，日三夜一。忌芜荑。

75. 射干煎（《外台秘要·咳嗽上气方七首》）

【组成】射干八两，紫菀半两，胶饴五两，细辛半两，干姜五两（末），生竹沥一升，芫花根半两，桑根白皮、款冬花各八两，附子半两（炮），甘草半两（炙），白蜜一升半。

【主治】咳嗽上气。

【用法】上十二味，先切射干，合蜜、竹沥汁煎五六沸，绞去滓，咀诸药，以水一升四合，渍一宿煎之，七上七下，去滓，乃合饴、姜末煎，令如。服酸枣一丸许，日三夜一。不知，稍增之。忌海藻、菘菜、猪肉、冷水、生菜。

76. 杏仁煎（《外台秘要·咳嗽上气方七首》）

【组成】杏仁五两，五味子三合，甘草四两（炙），麻黄一斤（去节），款冬花三合，紫菀、干姜各三两，桂心四两。

【主治】咳上气，中寒冷，鼻中不利，杏仁煎方。

【用法】上八味,切,以水一斗,煮麻黄减二升,掠去沫,乃纳诸药,煮取四升,绞去滓,又纳胶饴半斤,白蜜一斤,合纳汁中,搅令相得,汤中煎如饴成。先食服如半枣,日三。不知,稍加之。忌海藻、菘菜、生葱。

77.《古今录验》苏子汤（《外台秘要·咳嗽上气方七首》）

【组成】苏子一升,五味子五合,麻黄(去节)、细辛、紫菀、黄芩、甘草(炙)各二两,人参。

【主治】上气,兼咳。

【用法】上十二味,切,以水九升,煮取三升,分二服。上气病亦特单煮苏子,及生苏叶,冬天煮干枝茎叶亦佳。忌海藻、菘菜、羊肉、饧、生葱、生菜。

78.《必效》疗上气咳嗽,呕逆不下食,气上方（《外台秘要·咳逆上气呕吐方四首》）

【组成】橘皮、紫菀各三两,人参、茯苓、柴胡、杏仁(去尖、皮、两仁者)各二两。

【主治】上气咳嗽,呕逆不下食。

【用法】上六味,切,以水六升,煮取二升,分为三服。

79.《广济》疗上气,肺热咳嗽,多涕唾方（《外台秘要·上气咳嗽多唾方三首》）

【组成】白前四分,生麦门冬十分(去心),贝母、石膏、甘草(炙)、五味子、生姜各四分,黄芩五分,杏仁四十颗,淡竹叶(切)一升,白蜜一匙。

【主治】上气,肺热咳嗽,多涕唾。

【用法】上十一味,切,以水七升,煮取二升七合,绞去滓,纳白蜜,更上火煎三沸,分温三服。每服如人行五六里,须利三两行。汤成后,宜加芒硝八分。忌热面、炙肉、油腻、醋食海藻、菘菜。

80.《古今录验》小紫菀丸（《外台秘要·上气咳嗽多唾方三首》）

【组成】干姜、甘皮(一作甘草)、细辛、款冬花各三分,紫菀三分、附子二枚(炮)。

【主治】上气,夜咳逆,多唾浊。

【用法】上六味,捣筛,以蜜和为丸如梧子。先食服三丸,日再,以知为度。忌冷水、猪肉、生菜等物。

81. 杏仁煎《外台秘要·上气咳嗽多唾方三首》 ·····

【组成】杏仁一升。

【主治】咳气上，多涕唾。

【用法】上一味捣碎，研取大升三升汁，以水和研之，煎取一大升。酒服一匙，日三。忌猪、鸡、鱼肉、胡荽等物。

82.《古今录验》疗咳逆上气，胸满多唾，太医令王叔和所撰，已更御服甚良效方《外台秘要·上气咳方一首》

【组成】干姜三分，礜石一分（泥裹，烧半日），蜀椒五分（汗），细辛二分，乌头一分（炮，去皮），杏仁一分，吴茱萸四分（洗），菖蒲一分，紫菀二分，皂荚一分（去皮、子，炙），款冬花三分，麻黄四分（去节）。

【主治】咳逆上气，胸满多唾。

【用法】上十二味，捣筛，蜜和丸如梧子。夜卧吞一丸，日二。不知，加之。

83.《深师》一合汤《外台秘要·咳逆上气方五首》 ·····

【组成】芫花二分（熬），桂心、干姜各五分，甘草（炙）、细辛各四分，荛花二分（一方有菖蒲四分，无荛花）。

【主治】咳逆上气，支满息欲绝，气结于胸中，心烦躁不安。

【用法】上六味，切，以水三升，煮取一升。先食服一合，日三夜一。忌海藻、菘菜、生葱、生菜等。

84. 蜀椒散《外台秘要·咳逆上气方五首》 ·····

【组成】蜀椒五合（去目并闭口者，汗）、桂心、甘草各一两（炙），通草、半夏（洗）各三两。

【主治】咳逆上气，腹中有坚痞，往来寒热，令人羸瘦，不能饮食，或时下痢。

【用法】上五味，捣筛。饮服方寸匕，日三夜一。忌海藻、菘菜、羊肉、饧、生葱。

85.《古今录验》麦门冬丸《外台秘要·咳逆上气方五首》

【组成】干姜六分，麦门冬十分（去心），昆布（洗）、海藻（洗）各六分，细辛、海蛤、蜀椒（熬）、桂心各四分。

【主治】气逆上气。

【用法】上八味,捣筛,蜜和丸如梧子。以饮服十丸,渐加至二十丸,日三。

86. 鲤鱼汤《《外台秘要·咳逆上气方五首》》

【组成】生鲤鱼一尾,熟艾二升,白蜜一升,紫菀、牡蛎各四两(熬),款冬花一升,杏仁二十枚,豉半升,射干二两,细辛三两,饴八两,菖蒲二两。

【主治】咳逆上气,喉中不利。

【用法】上十二味,㕮咀,药和,纳鱼腹中,置铜器中,蒸之五斗米饭下,药成。服一升,日三夜一。忌生菜、羊肉、饧等。

87. 杏仁煎《《外台秘要·咳逆上气方五首》》

【组成】杏仁一升,石斛、干姜各四两,桂心、甘草(炙)、麻黄(去节)各五两,五味子、款冬花、紫菀各三两。

【主治】咳逆上气。

【用法】上九味,捣八味下筛,以水一斗,先煮麻黄取八升,去滓,纳药末,胶饴半斤,蜜一升,搅令相得。未食服如枣大一枚,日三。忌生葱、海藻、菘菜等。

88.《广济》疗上气咳嗽,兼水气、癖气方《《外台秘要·杂疗上气咳嗽方四首》》

【组成】葶苈子(熬)、贝母、桔梗、鳖甲(炙)、防葵各六分,白术、茯苓、大戟、枳实(炙)、紫菀、旋覆花、杏仁、橘皮各四分,芫花二分,大黄十分,皂荚一分(炙,去皮、子)。

【主治】上气咳嗽,兼水气、癖气。

【用法】上十六味,捣筛,蜜和为丸。空腹以饮服如梧子五丸,日二服,渐渐加至十丸,以微利为度。忌桃、李、雀肉、苋菜、醋物、猪肉、陈臭等。

89.《古今录验》半夏汤《《外台秘要·杂疗上气咳嗽方四首》》

【组成】当归、防风、黄芪各二两,柴胡半斤,细辛、麻黄(去节)、人参各一两,杏仁五十粒,桂心三两,半夏一升(洗),大枣二十枚,生姜五两,黄芩一两。

【主治】上气,五脏闭塞,不得饮食,胸中胁下支胀,乍去乍来,虚气结于心中,伏气住胃管,唇干口燥,肢体动摇,手足疼冷,梦寐若见人怖惧。

【用法】上十三味,切,以水一斗,先煮麻黄一沸,去上沫,更入水一升及诸药,煮取五升,分为五服,日三夜二。忌羊肉、生葱、生菜、饧等。

90. 麻黄汤《外台秘要·气极热方三首》

【组成】麻黄四两(去节),甘草二两(炙),杏仁四十枚(去皮尖、两仁),桂心二两,生姜二两,半夏五十枚(洗四破),石膏六两(碎),紫菀一两。

【主治】疗气极伤热,肺虚多汗,咳唾上气喘急。

【用法】上八味切,以水九升,煮麻黄两沸,去上沫,下药,煮取三升,去滓,分为三服。忌海藻、生葱、菘菜、羊肉饧。

91. 疗热骨蒸羸瘦,烦闷短气,喘息,两鼻孔张,日西即发方《外台秘要·胸中热》

【组成】龙胆、黄连、瓜蒌各一两,栀子二十枚,青葙子、苦参、大黄、黄芩、芍药、芒硝各半两。

【主治】热骨蒸羸瘦,烦闷短气,喘息,两鼻孔张,日西即发。

【用法】上一十味,捣筛为末,炼蜜和丸,如梧子大。饮服十丸,日二,以知为度。

92. 补肺白石英散《太平圣惠方·治肺虚补肺诸方》

【组成】白石英一两(细研如粉),五味子一两,麦门冬三分(去心),干姜半两(炮裂,锉),白茯苓一两,附子一两(炮裂,去皮、脐),甘草半两(炙微赤,锉),桂心一两,阿胶一两(捣碎,炒令黄燥),人参一两(去芦头),陈橘皮一两(汤浸,去白瓤,焙)。

【主治】肺气虚,恶寒咳嗽,鼻有清涕,喘息气微,四肢少力。

【用法】上件药,捣粗罗为散,每服三钱。以水一中盏,入枣三枚,煎至六分,去滓。不计时候温服。忌生冷油腻等。

93. 钟乳丸《太平圣惠方·治肺虚补肺诸方》

【组成】钟乳粉一两,麦门冬三分(去心,焙),桂心一两,五味子一两,桑根白皮半两(锉),白石英一两(研,水飞过),人参一两(去芦头),干姜半两(炮裂,锉),陈橘皮一两(汤浸,去白瓤,焙),薯蓣三分,白茯苓三分。

【主治】肺脏气虚,失声,胸中痛,喘急鸣。

【用法】上件药,捣罗为末,用枣肉和丸,如梧桐子大,每服不计时候,以粥饮下三十丸。

94. 大麻仁散《太平圣惠方·治肺实泻肺诸方》

【组成】大麻仁二两,桑根白皮三分(锉),槟榔二两(一方一两),天门冬二分(去心),赤茯苓三分,枳壳三分(麸炒微黄,去瓤),汉防己三分,甘草半两(炙微赤,锉)。

【主治】肺实气实,心胸壅闷,咳嗽烦喘,大肠不利。

【用法】上件药,捣粗罗为散,每服三钱,以水一中盏,入生姜半分,煎至六分,去滓,不计时候温服。忌炙爆热面大蒜。

95. 大黄煎《太平圣惠方·治肺实泻肺诸方》

【组成】川大黄二两(锉碎,微炒),生地黄汁三合,杏仁一两(汤浸,去皮、尖、双仁,生研),枳壳一两(麸炒微黄,去瓤),牛蒡根汁二合,郁李仁二两(汤浸,去皮、尖,微炒)。

【主治】肺脏气实,心胸烦壅,咳嗽喘促,大肠气滞。

【用法】上件药,捣细罗为散,用蜜四两,酥二两,入前二味汁,同于银锅子内入诸药末,搅令匀,慢火煎令成膏,收于瓷盒内。每服不计时候,以清粥饮调下一茶匙。

96. 泻肺丸《太平圣惠方·治肺实泻肺诸方》

【组成】马兜铃一两,款冬花半两,甜葶苈三分(隔纸炒令紫色),赤茯苓一两,杏仁一两(汤浸,去白瓤,焙)。

【主治】肺脏气实,心胸壅闷,喘促咳嗽,面目浮肿。

【用法】上件药,捣罗为末,炼蜜和捣三二百杵,丸如梧桐子大。每服不计时候,以温水下三十丸。

97. 葶苈丸 1《太平圣惠方·治肺实泻肺诸方》

【组成】甜葶苈三分(隔纸炒令紫色),杏仁三七枚(汤浸,去皮、尖、双仁,麸炒微黄),牵牛子一两(微炒),汉防己一两,陈橘皮半两(汤浸,去白瓤,焙)。

【主治】肺脏气实,心胸壅闷,咳嗽喘促,大肠气滞。

【用法】上件药,捣罗为末,炼蜜和丸,如梧桐子大。每服不计时候,煎桑根白皮汤下二十丸。

98. 葶苈丸 2《太平圣惠方·治肺实泻肺诸方》 ....

【组成】川大黄一两（锉碎，微炒），五味子一两，车前子一两。

【用法】上件药，捣罗为末，炼蜜和捣三二百杵，丸如梧桐子大。每服不计时候，以温水下三十丸。

99. 白石英散《太平圣惠方·治肺气不足诸方》 ....

【组成】白石英一两（细研如粉），钟乳粉一两，款冬花二两，桂心一两，天门冬一两（去心），桑根白皮一两（锉），紫菀一两（洗去苗土），人参一两半（去芦头），五味子二两，白茯苓一两。

【主治】肺气不足，烦满喘嗽，气逆上冲，唾血；或自惊恐，皮毛自起；或呕逆歌哭，心烦不定，耳中虚鸣；或如风雨，面色常白。

【用法】上件药，捣筛为散，每服三钱，以水一中盏，入生姜半分，枣三枚，糯米五十粒，煎至六分，去滓。不计时候温服。

100. 紫菀散《太平圣惠方·治肺气不足诸方》 ....

【组成】紫菀一两（洗去苗土），五味子一两，款冬花一两，桂心一两，麦门冬二两（去心），桑根白皮二两（锉）。

【主治】肺气不足，逆满上气，咽喉中闭塞，寒从背起，口中如含霜雪，言语失声，甚者吐血。

【用法】上件药，捣筛为散，每服四钱，以水一中盏，入生姜半分，枣三枚，粳米五十粒，煎至六分，去滓。不计时候温服。

101. 五味子散《太平圣惠方·治肺气不足诸方》 ....

【组成】五味子一两，白石英一两（细研如粉），钟乳粉一两，桂心一两，桑根白皮一两（锉），紫菀三分（洗去苗土），紫苏子一两（微炒），麦门冬一两（去心），陈橘皮一两半（汤浸，去白瓤，焙），杏仁三十枚（汤浸，去皮、尖、双仁，麸炒微黄）。

【主治】肺气不足，心胸烦满，喘促咳嗽。

【用法】上件药，捣罗为散，每服四钱。以水一中盏，入生姜半分，枣三枚，糯米五十粒，煎至六分，去滓。不计时候温服。

102. 大腹皮散《太平圣惠方·治肺气头面四肢浮肿诸方》 ....

【组成】大腹皮三分（锉），汉防己半两，桑根白皮三分（锉），木通三分

（锉），赤茯苓一两，郁李仁一两（汤浸，去皮、尖，微炒），甜葶苈一两半（隔纸炒令黄色），泽漆三分，桂心半两，百合二分，陈橘皮一两（汤浸，去白瓤，焙）。

【主治】肺气壅滞，关膈不通，四肢浮肿，喘息促急，坐卧不得。

【用法】上件药，捣罗为散。每服三钱，以水一中盏，入生姜半分，枣三枚，煎至六分，去滓。不计时候温服。

103. 马兜铃散《太平圣惠方·治肺气头面四肢浮肿诸方》

【组成】马兜铃一两，桑根白皮一两（锉），汉防己半两，甘草半两（炙微赤，锉），半夏三分（汤浸七遍，去滑），甜葶苈半两（隔纸炒令紫色），百合三分，天门冬三分（去心），赤茯苓三分。

【主治】肺气咳嗽，喘急妨闷，面目浮肿。

【用法】上件药，捣罗为散，每服三钱，以水一中盏，入生姜半分，煎至六分，去滓。不计时候温服。

104. 葶苈丸《太平圣惠方·治肺气头面四肢浮肿诸方》

【组成】甜葶苈一两（隔纸炒令紫色），杏仁一两（汤浸，去皮、尖、双仁，麸炒微黄），马兜铃一两，汉防己一两，郁李仁一两（汤浸，去皮、尖，微炒），鸡子黄五枚（泻纸上焙干为末），皂荚（无蚵者，小便浸二宿后，去黑皮，涂酥，炙令焦黄，去子，捣末）一两。

【主治】肺气喘促烦热，面目水肿，大肠不利。

【用法】上件药，捣罗为末，煮枣肉和丸，如梧桐子大。每服不计时候，以生姜汤下二十丸。

105. 汉防己丸《太平圣惠方·治肺气头面四肢浮肿诸方》

【组成】汉防己一两，商陆一两，麻黄一两（去根节），赤茯苓一两，桑根白皮一两半（锉），甜葶苈一两（隔纸炒令紫色），蛤蚧一对（头尾全者，涂酥炙微黄），杏仁一两（汤浸，去皮、尖、双仁，麸炒）。

【主治】肺脏气壅，面目四肢水肿，喘促咳嗽，胸膈满闷，烦热。

【用法】上件药，捣罗为末，炼蜜和捣三二百杵，丸如梧桐子大。每服不计时候，以生姜汤下二十丸，粥饮下亦得。

106. 马兜铃散《太平圣惠方·治肺气喘急诸方》

【组成】马兜铃三分，桑根白皮三分（锉），汉防己半两，麻黄三分（去根节），白茯苓，柴胡三分（去苗），白前半两，大腹皮三分（锉），陈橘皮一两（汤浸，去白瓤，焙），桔梗三分（去芦头），五味子半两，甘草一分（炙微赤，锉），紫菀半两（洗去苗土），杏仁五十枚（汤浸，去皮、尖、双仁，麸炒令微黄）。

【主治】肺气喘急，时嗽，坐卧不得，喉中鸣，心胸满闷。

【用法】上件药，捣筛为散，每服三钱，以水一中盏，入生姜半分，煎至六分，去滓。不计时候温服，忌炙爆热面。

107. 大腹皮散（《太平圣惠方·治肺气喘急诸方》）

【组成】大腹皮（锉）、赤茯苓、枳壳（麸炒微黄，去瓤）、桔梗（去芦头）、人参（去芦头）、陈橘皮（汤浸，去白瓤，焙）、半夏（汤浸七遍，去滑）、川大黄（锉碎，微炒）、杏仁（汤浸，去皮、尖、双仁，麸炒令微黄）、诃黎勒皮、桂心以上各半两，甘草半两（炙微赤，锉）。

【主治】肺气喘急，不思饮食。

【用法】上件药，捣筛为散，每服四钱。以水一中盏，煎至六分，去滓。不计时候温服。

108. 紫苏散方（《太平圣惠方·治肺气喘急诸方》）

【组成】紫苏茎叶一两，猪苓一两（去黑皮），陈橘皮一两（汤浸，去白瓤，焙），马兜铃七颗（细锉），桑根白皮一两（锉），麦门冬一两（去心），大腹皮一两（锉），赤茯苓一两，枳壳一两（麸炒微黄去瓤）。

【主治】肺气壅滞，咳嗽，发即气喘，妨闷。

【用法】上件药，捣筛为散。每服四钱，以水一中盏，入生姜半分，煎至六分，去滓。不计时候温服。

109. 麻黄散（《太平圣惠方·治肺气喘急诸方》）

【组成】麻黄二两（去根节），赤茯苓一两，桂心一两，桔梗一两半（去芦头），杏仁四十九枚（汤浸，去皮、尖、双仁，麸炒微黄），甘草半两（炙微赤，锉）。

【主治】肺气喘急，腹胁疼痛。

【用法】上件药，捣筛为散。每服四钱，以水一中盏，煎至六分，去滓。不计时候温服。

110. 阿胶膏（《太平圣惠方·治肺气喘急诸方》）

【组成】阿胶三两（捣碎，炒令黄燥，捣末），白羊肾三对（去筋膜，切细，研），杏仁三两（汤浸，去皮、尖、双仁，麸炒微黄，研如膏），薯蓣二两（捣为末），薤白一握（细切），黄牛酥四两，羊肾脂四两（煮去滓）。

【主治】肺气喘急，下焦虚伤。

【用法】上件药相和，于瓷瓶内贮之，蒸半日，令药成膏。每服不计时候，以暖酒调下一茶匙。

111. 桔梗散（《太平圣惠方·治肺气喘急诸方》）

【组成】桔梗一两（去芦头），桑根白皮三分（锉），甘草半两（炙微赤，锉），诃黎勒皮三分，花桑叶半两，贝母半两（煨令微黄）。

【主治】肺气喘急，咳嗽。

【用法】上件药，捣细罗为散。每服不计时候，以糯米粥饮调下一钱。

112. 朴硝丸方（《太平圣惠方·治肺气喘急诸方》）

【组成】川朴硝二两（炼熟），川芒硝二两（炼熟），硝石一两，以上三味同研令细。犀角屑一两，椒目一两（微炒过），以上二味捣罗为末。莨菪子一两（水淘去浮者，水煮令黄芽出，候干，却炒令黑色），甜葶苈一两（隔纸炒，令紫色），杏仁二两（汤浸，去皮、尖、双仁，麸炒微黄）以上三味同捣如膏。

【主治】肺气喘急，不得眠卧，头不着枕，无间昼夜，长倚物坐，唯食稀粥。

【用法】上件药，都研令匀，以枣肉和捣三五百杵，丸如梧桐子大。每服不计时候，以枣汤。

113. 牛黄丸（《太平圣惠方·治肺气喘急诸方》）

【组成】牛黄半两（细研），人参一两（去芦头），赤茯苓一两，诃黎勒三分（煨用皮），蛤蚧一对（头尾全者涂酥，炙令微黄），杏仁三分（汤浸，去皮、尖、双仁，麸炒微黄），甘草半两（炙微赤，锉）。

【主治】肺气，喘嗽。

【用法】上件药，捣罗为末，入牛黄更研令匀，炼蜜蜡同和丸，如鸡头实大。不计时候，含一丸咽津。

114. 汉防己丸（《太平圣惠方·治肺气喘急诸方》）

【组成】汉防己一两，干姜半两（炮裂，锉），甜葶苈三分（隔纸炒，令紫色），猪牙皂荚一两（去黑皮，涂酥，炙令焦黄，去子）。

【主治】肺气喘急，坐卧不得。

【用法】上件药,捣罗为末,以枣肉和捣一二百杵,丸如梧桐子大。每服不计时候,煎桑根白皮汤下十丸。

115. 葶苈丸《太平圣惠方·治肺气喘急诸方》

【组成】甜葶苈一两(隔纸炒令紫色,别研如膏),贝母一两(煨令微黄,捣末),杏仁一两(汤浸,去皮、尖、双仁,麸炒微黄,研如膏),皂荚二两(捶碎,以酒五合揉取汁,煎成膏)。

【主治】久患肺气喘急,痰壅闷乱。

【用法】上件药,都研令匀,以皂荚膏和丸,如梧桐子大。每服不计时候,以桑根白皮汤下二十丸。

116. 麦门冬散《太平圣惠方·治伤寒上气诸方》

【组成】麦门冬一两(去心),甘草半两(炙微赤,锉),半夏三分(汤洗七遍,去滑),紫菀三分(洗去苗土),桑根白皮一两(锉),木通半两(锉),五味子半两,桔梗三分(去芦头),陈橘皮半两(汤浸,去白瓤)。

【主治】伤寒心肺气壅,涕唾稠黏,胸胁胀满,上气喘促。

【用法】上件药,捣筛为散。每服五钱,用水一大盏,入生姜半分,淡竹茹一分,煎至五分,去滓。不计时候温服。

117. 皂荚丸《太平圣惠方·治伤寒咳嗽诸方》

【组成】百合一两,皂荚五梃(去黑皮,涂酥,炙令黄焦,去子),贝母一两(煨令微黄),甘草一两(炙微赤,锉),杏仁一两(汤浸,去皮、尖、双仁,麸炒微黄),皂荚半斤(不蚛者以童子小便三升浸三日,挼汁去滓,于银器中熬如膏)。

【主治】伤寒,气壅咳嗽,咽喉胸膈不利,喘息急。

【用法】上件药,捣罗为末,用皂荚膏和捣一二百杵,丸如梧桐子大。每服不计时候,以清粥饮下二十丸。

118. 杏仁散《太平圣惠方·治热病喘急诸方》

【组成】杏仁一两(汤浸,去皮、尖、双仁,麸炒微黄),前胡一两(去芦头),甘草一两(炙微赤,锉),木通半两(锉),桑根白皮一两(锉),麦门冬一两(去心)。

【主治】热病,胸膈烦闷,喘息奔急。

【用法】上件药,捣筛为散。每服五钱,以水一大盏,煎至五分,去滓。不计时候温服。

119. 未具名方《太平圣惠方·治热病喘急诸方》

【组成】杏仁一两(汤浸,去皮、尖、双仁,麸炒微黄),马兜铃半两,麻黄一两半(去根节),麦门冬一两(去心),五味子一两半,桑根白皮三分。

【主治】热病,心膈烦热,肺壅喘急。

【用法】上件药,捣筛为散。每服五钱,以水一大盏,煎至五分,去滓。不计时候温服。

120. 柴胡散《太平圣惠方·治热病喘急诸方》

【组成】柴胡一两(去苗),紫苏茎叶一两,陈橘皮一两半(汤浸,去瓤焙),桑根白皮一两(锉),石膏二两,麻黄半两(去根节),杏仁一两(汤浸去皮尖、双仁,麸炒微黄)。

【主治】热病肺热,上气奔喘。

【用法】上件药,捣筛为散。每服五钱,以水一大盏,煎至五分,去滓。不计时候温服。

121. 未具名方《太平圣惠方·治上气喘急诸方》

【组成】杏仁一两(汤浸,去皮、尖、双仁,麸炒微黄),甘草半两(炙微赤,锉),紫苏子一两(微炒),麻黄一两(去根节),天门冬一两(去心),陈橘皮三分(汤浸,去白瓤,焙),五味子三分。

【主治】上气喘急,不得睡卧。

【用法】上件药,捣筛为散。每服三钱,以水一大盏,入生姜半分,枣三枚,煎至五分,去滓。不计时候温服。

122. 未具名方《太平圣惠方·治上气喘急诸方》

【组成】麻黄四两(去根节),甘草二两(炙微赤),射干二两。

【主治】上气,厥逆喘急,呼吸欲绝。

【用法】上件药,都细锉和匀,每服半两。以水一大盏,入生姜半分,枣五枚,煎至五分。去滓。不计时候温服。

123. 马兜铃散《太平圣惠方·治上气喘急诸方》

【组成】马兜铃一两,人参一两(去芦头),贝母一两(煨微黄),甘草一两,杏仁一两(汤浸,去皮、尖、双仁,麸炒微黄),甜葶苈一两(隔纸炒令紫色),麻黄一两(去根节),五味子一两,威灵仙荄一两,桑根白皮一两(锉),

款冬花一两,陈橘皮一两(汤浸,去白瓤,焙),皂荚一两(去黑皮,涂酥炙令焦黄,去子)。

【主治】上气,喘急不止。

【用法】上件药,捣筛为散。每服五钱,用淡浆水一大盏,煎至五分,去滓。不计时候温服。

124. 紫苏散《太平圣惠方·治上气喘急诸方》

【组成】紫苏茎叶一两,人参一两(去芦头),陈橘皮一两(汤浸,去白瓤,焙),甘草半两(炙微赤,锉),桑根白皮一两(锉),五味子一两,赤茯苓一两,大腹子一两。

【主治】上气喘促,润肺通胸膈。

【用法】上件药,捣筛为散。每服五钱,以水一大盏,入枣三枚,生姜半分,煎至五分,去滓。不计时候温服。

125. 治上气,喘急发,即坐卧不安方《太平圣惠方·治上气喘急诸方》

【组成】紫苏子三两(微炒),桔梗二两(去芦头),桂心三两。

【主治】上气,喘急发。

【用法】上件药,捣筛为散。每服三钱,以水一中盏,入生姜半分,煎至六分,去滓。不计时候温服。

126. 杏仁散《太平圣惠方·治上气喘急诸方》

【组成】杏仁三分(汤浸,去皮、尖、双仁,麸炒微黄),桂心三分,厚朴三分(去粗皮,涂生姜汁,炙令香熟),人参半两(去芦头),陈橘皮半两(汤浸,去白瓤,焙),甘草半两(炙微黄,锉),麻黄三分(去根节),赤茯苓半两,胡麻半两,白前三分,半夏半两(汤洗七遍,去滑)。

【主治】上气喘急,胸中满闷,咽喉不利。

【用法】上件药,捣筛为散。每服用鲤鱼肉五两,生姜半两,切碎。先以水二大盏,煮至一盏,去滓。下散五钱,煎至五分,去滓。不计时候温服。

127. 未具名方《太平圣惠方·治上气喘急诸方》

【组成】麻黄二两(去根节),百合一两,杏仁一两(汤浸,去皮、尖、双仁,麸炒微黄)。

【主治】上气喘促,时有咳嗽。

【用法】上件药,捣筛为散。每服三钱,以水一中盏,入生姜半分,煎至六分,去滓。

128. 未具名方《太平圣惠方·治上气喘急诸方》

【组成】甘草一两(炙微赤,锉),桂心一两。

【主治】上气喘促,时有咳嗽。

【用法】上件药,捣筛为散。每服三钱,以水一中盏,入生姜半分,煎至六分,去滓。不计时候温服。

129. 未具名方《太平圣惠方·治上气喘急诸方》

【组成】芥子二两,百合二两。

【用法】上件药,捣罗为末,炼蜜和丸,如梧桐子大。不计时候,以新汲水下七丸。

130. 麻黄散《太平圣惠方·治久上气诸方》

【组成】麻黄一两(去根节),杏仁一两(汤浸,去皮尖、双仁,麸炒微黄),赤茯苓一两,桑根白皮一两,紫苏茎叶一两,陈橘皮一两(汤浸,去白瓤,焙),甜葶苈一两(隔纸烧令紫色)。

【主治】久上气喘急,坐卧不得。

【用法】上件药,捣筛为散。每服五钱,以水一盏,入生姜半分,煎至五分,去滓。不计时候温服。

131. 杏仁散《太平圣惠方·治久上气诸方》

【组成】杏仁一两(汤浸,去皮、尖、双仁,麸炒微黄),麻黄一两(去根节),柴胡一两(去苗),木香半两(分锉),半夏三分(汤浸洗七遍,去滑),人参三分(去芦头),五味子一两,大腹皮三分(锉),枳壳半两(麸炒微黄,去瓤),甜葶苈一两(隔纸炒令紫色),陈橘皮三分(汤浸,去白瓤,焙)。

【主治】久上气,胸中痰滞,妨闷,不能饮食。

【用法】上件药,捣筛为散。每服五钱,以水一大盏,入生姜半分,枣三枚,煎至五分,去滓。不计时候温服。

132. 赤茯苓散《太平圣惠方·治久上气诸方》

【组成】赤茯苓一两,桂心半两,紫苏茎叶三分,陈橘皮三分(汤浸,去白瓤,焙),杏仁三分(汤浸,去皮、尖、双仁,麸炒微黄),诃黎勒皮三分,枳壳半两（麸炒微黄,去瓤),细辛半两,厚朴三分(去粗皮,涂生姜汁炙令香熟),郁李仁三分(汤浸,去皮,微炒),人参三分(去芦头),紫菀三分(洗去苗土),半夏半两(汤洗七遍,去滑),甘草半两(炙微赤,锉)。

【主治】久上气,心膈不利,吃食全微,咳嗽不止。

【用法】上件药,捣筛为散。每服五钱,以水一大盏,入生姜半分,枣三枚,煎至五分,去滓。不计时候温服。

133.胡椒丸（《太平圣惠方·治久上气诸方》）

【组成】胡椒一两,荜茇一两,干姜三分(炮裂,锉),白术一两,桂心三分,诃黎勒皮三分,人参三分(去芦头),款冬花半两,紫菀一两(洗去苗土),甘草一两(炙微赤,锉),赤茯苓一两,陈橘皮一两(汤浸,去白瓤,焙)。

【主治】久上气,心腹虚冷,胸满不食,时复呕沫。

【用法】上件药,捣罗为末,炼蜜和捣三二百杵,丸如梧桐子大。每服,以姜橘汤下三十丸,日三四服。

134.旋覆花丸（《太平圣惠方·治久上气诸方》）

【组成】旋覆花一两,皂荚一两(去黑皮,涂酥,炙微黄,去子),川大黄一两(半锉碎,微炒),杏仁一两半(汤浸,去皮、尖、双仁,麸炒微黄),枳壳一两（麸炒微黄,去瓤)。

【主治】久上气,痰唾,气壅喘闷。

【用法】上件药,捣罗为末,炼蜜和捣三五百杵,丸如梧桐子大。每于食后,以温浆水下二十丸。

135.治久上气,时唾痰涎,不得眠卧方（《太平圣惠方·治久上气诸方》）

【组成】长大皂荚一挺(去黑皮,涂酥,炙微黄焦,去子)。

【主治】久上气,时唾痰涎,不得眠卧。

【用法】上件药,捣罗为末,炼蜜和丸,如梧桐子大。每于食后,煮枣粥饮下五丸。

136.治久上气不瘥方（《太平圣惠方·治久上气诸方》）

【组成】大枣五十枚(煮熟,去皮核),豉一百二十粒,杏仁一百二十枚(汤浸,去皮、尖、双仁),川椒三百粒(去目及闭口者,微炒去汗,捣罗为末)。

【主治】久上气不瘥。

【用法】上件药,都捣熟为丸,如莲子大。不计时候,以绵裹一丸,含咽津。

137. 密陀僧丸《太平圣惠方·咳嗽论》

【组成】密陀僧二两(绵裹,用萝卜煮一炊时),银薄五十片,黄丹一两(炒令紫色),绿豆粉半两。

【主治】积年肺气喘嗽,宜服含化方。

【用法】上件药,都研为末,煮枣肉和丸,如半枣大。每临卧时,绵裹一丸,含咽津。

138. 鸡舌香散《太平圣惠方·治咳嗽面目浮肿诸方》

【组成】鸡舌香半两,汉防己三分,木香三分,泽泻一两,紫苏茎叶一两,桑根白皮二两(锉),附子半两(炮裂,去皮、脐),郁李仁一两(汤浸,去皮,微炒),羌活半两,槟榔一两,甘草半两(炙微赤,锉)。

【主治】肺气咳嗽,面目水肿,喘息促急。

【用法】上件药,捣粗罗为散。每服二钱,以水一中盏,煎至六分,去滓。不计时候温服。

139.《范汪方》阳逆汤《医心方·治客热方》

【组成】半夏半升,人参一两,石膏(如鸡子者)一枚,生姜四两,饴四两。

【主治】胸中有热,喘逆肩息方。

【用法】凡五物,以水一斗五升,煮得七升,服一升,日三夜二。

140. 半夏汤除喘方(通四时用)《医心方·治肉病方》

【组成】半夏八两(洗),宿姜八两,细辛三两,杏仁五两,橘皮四两,麻黄三两,石膏七两(碎),射干二两。

【主治】肉实,坐平席不动,喘气,主脾病热气格。

【用法】凡八物,切,水九升,煮取三升,去滓,分三服。须利下,加芒硝三两。

141.《录验方》小紫菀丸《医心方·治咳嗽方》

【组成】干姜二两,甘皮二两,细辛二两,紫菀三分,款冬花二两,附子二两。

【主治】上气,夜咳逆多浊唾。

【用法】凡六物,下筛,蜜和丸如梧子,先食服五丸,日二。

142. 大紫菀丸《医心方·治咳嗽方》

【组成】紫菀二两,五味子二两,橘皮二两,香豉二两,干姜二两,桂心二两,杏仁二两,细辛二两,甘草二两,款冬花二两,食茱萸二两。

【主治】上气咳逆。

【用法】凡十一物,捣筛,蜜和丸如梧子,一服五丸,日二,夜含一丸如杏核大,咽汁,昼更含。

143.《承祖方》杏仁丸《医心方·治咳嗽方》

【组成】杏仁一升(熬),干姜二两,细辛二两,紫菀二两,桂心二两。

【主治】上气咳嗽。

【用法】捣下筛,杏仁别如脂,合和以蜜丸,服如枣核一枚,日三。

144.《效验方》款冬花分丸《医心方·治咳嗽方》

【组成】杏仁三分(熬),干姜三两,柑皮一两,麻黄三两,甘草二两,款冬花二两。

【主治】三十年咳上气呕逆面肿。

【用法】凡六物,治下筛,以蜜和丸如梧子,先食,服三丸,日三。

145.《拯要方》救命汤《医心方·治喘息方》

【组成】麻黄八两(去节),甘草四两(炙),大枣三十枚,射干(如博子)二枚。

【主治】上气、气逆满,喘息不通,呼吸欲死。

【用法】上以井花水一斗,煮麻黄再沸,纳余药,煮取四升,分四服,入口即愈。

146. 上气,身面浮肿,小便涩,喘息不得卧方《医心方·治喘息方》

【组成】葶苈子十分(熬),杏仁四分(熬),大枣肉五分。

【主治】上气,身面浮肿,小便涩,喘息不得卧。

【用法】三物,合捣三四千杵,可丸饮服如梧子七丸,日二,加至十丸,以小便为度,此方大安稳。

147.《深师》白前汤《《本草图经·草部》》

【组成】白前二两,紫菀、半夏(洗)各三两,大戟七合(切)。

【主治】久咳逆上气,体肿,短气,胀满,昼夜倚壁不得卧,常作水鸡声者。

【用法】四物以水一斗,渍一宿,明旦煮取三升,分三服。禁食羊肉、饧,大佳。

148. 救生丹《《博济方·五脏证治》》

【组成】鸡内金三七枚(鸡肫内黄皮是也,旋取去,却谷食,净洗阴干,每夜露七宿),甜葶苈半两(洗焙),黑牵牛子半两(用瓦上煿,令下焦),信砒一分(别研细,每夜露七宿至晚收于床下),半夏一分(洗净,焙浸一宿,换水七遍,生用),黄丹半两(亦如信砒制)。

【主治】远年日近肺气喘急,坐卧不能。

【用法】上六味为细末,煮青州枣大者,十二枚,去皮核,捣和为丸,如干,即入淡醋少许,丸如绿豆大,以朱砂为衣,食后临卧,温葱茶下七丸,甚者十丸,不过三五服立效,须忌大冷大热、毒食等。

149. 杏仁丸《《博济方·五脏证治》》

【组成】马兜铃、杏仁(去皮、尖)、蝉蜕各半两为末,砒霜一分。

【主治】肺气喘急者,由肺乘于风邪,则肺胀,胀则肺不利,经络涩,气道不宣,则上气逆喘或息鸣。

【用法】上为细末,煮枣二十枚,去皮核,和药末为丸,如梧桐子大。空心薄荷汤下二丸。

150. 华盖散《《博济方·嗽喘》》

【组成】桑白皮、神曲(炒)、桔梗各一两,人参三分,百合三分,甘草(炙)、杏仁(去皮、尖)各半两。

【主治】上喘咳嗽,兼治膈热。

【用法】上七味同为末,每服一钱,水一盏,煎至六分,食后温服。

151. 压气散《《苏沈良方》卷第四》

【组成】木香、人参、白茯苓、藿香、枳壳、陈橘皮、甘草(炙)以上各等分,附子(炮)。

【主治】疏取多后,气乏控上膈者。

【用法】上服一大钱,煎紫苏、木瓜、生姜汤,再入银盏,重汤煎五七沸,通口服。

152. 九宝散《苏沈良方》卷第五

【组成】大腹(并皮)、肉桂、甘草(炙)、干紫苏、杏仁(去皮、尖)、桑根白皮各一两,麻黄(去根),陈橘皮(炒)。

【主治】病喘三十年,服此药半年,乃绝根本,永不复发。凡服此药,须久乃效。

【用法】上捣为粗末,每服十钱匕,用水一大盏,童便半盏。乌梅二个,姜钱五片,同煎至一中盏,滤去滓,食后临卧服。

153. 半夏汤(又名千缗汤)《苏沈良方》卷第五

【组成】半夏七枚(炮裂四破之),皂角(去皮炙)寸半,甘草一寸,生姜两指大。

【主治】急下涎。常病痰喘,不能卧。

【用法】上同以水一碗,煮去半,顿服。

154. 三拗汤《太平惠民和剂局方·续添诸局经验秘方》

【组成】甘草(不炙),麻黄(不去根、节),杏仁(不去皮、尖)。

【主治】感冒风邪,鼻塞声重,语音不出;或伤风伤冷,头痛目眩,四肢拘倦,咳嗽多痰,胸满气短。

【用法】上等分,㕮咀为粗散。每服五钱,水一盏半,姜钱五片,同煎至一盏,去滓,通口服,以衣被盖覆睡,取微汗为度。

155. 苏子降气汤《太平惠民和剂局方·宝庆新增方》

【组成】紫苏子、半夏(汤洗七次)各二两半,川当归(去芦)两半、甘草(爁)二两,前胡一两半。

【主治】男、女虚阳上攻,气不升降,上盛下虚,膈壅痰多,咽喉不利,咳嗽,虚烦引饮,头目昏眩,腰疼脚弱,肢体倦怠,腹肚疠刺,冷热气泻,大便风秘,涩滞不通,肢体浮肿,有妨饮食。

【用法】上为细末。每服二大钱,水一盏半,入生姜二片,枣子一个,紫苏五叶,同煎至八分,去滓热服,不拘时候。

156. 钟乳补肺汤《太平惠民和剂局方·治痰饮》

【组成】钟乳(碎如米粒)、桑白皮、麦门冬(去心)各三两,白石英(碎如米粒)、人参(去芦)、五味子(拣)、款冬花(去梗)、肉桂(去粗皮)、紫菀(洗去土)各二两。

【主治】肺气不足,咳嗽上气,胸满上迫,喉咽闭塞,短气喘乏,连唾不已,寒从背起,口中如含霜雪,语无音声,甚者唾血腥臭,干呕心烦,耳闻风雨声,皮毛瘁,面色白。

【用法】上除白石英、钟乳外,同为粗末,与白石英等同拌令匀。每服四钱,水二盏,入生姜五片,大枣一枚擘破,粳米三十余粒,同煎至一盏,用绵滤去滓,温服,食后。

157. 华盖散《太平惠民和剂局方·治痰饮》

【组成】紫苏子(炒)、赤茯苓(去皮)、桑白皮(炙)、陈皮(去白)、杏仁(去皮、尖,炒)、麻黄(去根、节)各一两,甘草(炙)半两。

【主治】肺感寒邪,咳嗽上气,胸膈烦满,项背拘急,声重鼻塞,头昏目眩,痰气不利,呀呷有声。

【用法】上七味为末。每服二钱,水一盏,煎至七分,去滓,温服,食后。

158. 丁香半夏丸《太平惠民和剂局方·治痰饮》

【组成】肉豆蔻仁、木香、丁香、人参、陈皮(去白)各一分,藿香叶半两,半夏(汤浸七次,姜汁炒)三两。

【主治】脾胃宿冷,胸膈停痰,呕吐恶心,吞酸噫醋,心腹痞满,胁肋刺痛,气短噎闷,不思饮食。

【用法】上为细末,以生姜汁煮面糊为丸,如小豆大。每服二十丸,生姜汤下,不计时候。

159. 温肺汤《太平惠民和剂局方·绍兴续添方》

【组成】白芍药六两,五味子(去梗,炒)、干姜(炮)、肉桂(去粗皮)、半夏(煮熟,焙)、陈皮(去白)、杏仁、甘草(炒)各三两,细辛(去芦,洗)二两。

【主治】肺虚,久咳寒饮,发则喘咳,不能坐卧,呕吐痰沫,不思饮食。

【用法】上件锉粗散。每服三大钱。

160. 麻黄散（《太平惠民和剂局方·宝庆新增方》）

【组成】诃子皮(去核)、款冬花(去芦、枝、梗)、甘草(爁)各五两,麻黄(去根、节)一十两,肉桂(去皮,不见火)六两,杏仁(去皮、尖,麸炒)三两。

【主治】丈夫、妇人久近肺气咳嗽,喘急上冲,坐卧不安,痰涎壅塞,咳唾稠黏,脚手冷痹,心胁疼胀。兼治伤风咳喘,膈上不快。

【用法】上为细末。每服二钱,水一盏,入好茶一钱,同煎八分,食后,夜卧,通口服。如半夜不能煎,但以药末入茶和匀,沸汤点或干咽亦得。忌鱼、酒、炙煿、猪肉、腥臊物。

161. 人参养肺丸（《太平惠民和剂局方·宝庆新增方》）

【组成】黄芪(去芦,蜜涂,炙)、人参各一两八钱,白茯苓(去皮)、瓜蒌根各六两,杏仁(去皮、尖,麸炒)二两四钱,皂角子(炒)三百个,半夏(洗为末,姜汁作曲,炒)四两。

【主治】肺胃俱伤,气奔于上,咳热熏肺,咳嗽气急,胸中烦悸,涕唾稠黏,或有鲜血,上气喘急,不得安卧,肢体倦痛,咽干口燥,饮食减少,渐至瘦弱喘乏,或坠堕恐惧,渡水跌卧;或因叫怒,醉饱房劳,致伤肺胃,吐血呕血,并皆治之。

【用法】上为细末,炼蜜丸如弹子大。每服一丸,食后,细嚼,用紫苏汤送下。如喘急,用桑白皮汤下。

162. 人参润肺丸（《太平惠民和剂局方·续添诸局经验秘方》）

【组成】人参、款冬花(去梗)、细辛(去叶,洗)、杏仁(去皮、尖,麸炒)、甘草(爁)各四两,知母六两,肉桂(去粗皮)、桔梗各五两。

【主治】肺气不足,咳嗽喘急,痰涎不利,胸膈烦闷,涕唾稠黏,唇干口燥。及疗风壅痰实,头目昏眩,精神不爽;或肺胃俱虚,久嗽不已,渐成虚劳,肢体羸瘦,胸满短气,行动喘乏,饮食减少;或远年日近诸般咳嗽,并皆治之。

【用法】上为细末,炼蜜为丸,如鸡头大。每服一丸,食后,细嚼,淡姜汤送下,含化亦得。

163. 定喘瑞应丹（《太平惠民和剂局方·续添诸局经验秘方》）

【组成】蝉蜕(洗,去土、足、翅,炒)、杏仁(去皮、尖,炒)、马兜铃各二两,砒六钱。

【主治】男子、妇人久患咳嗽,肺气喘促,倚息不得睡卧,累年不瘥,渐致面浮肿。

【用法】上为细末,蒸枣肉为丸,如葵子大。每服六七丸,临睡用葱茶清放冷下。服后忌热物半日。

164. 人参清肺汤《太平惠民和剂局方·续添诸局经验秘方》

【组成】地骨皮、人参(去芦)、阿胶(麸炒)、杏仁(去皮、尖,麸炒)、桑白皮(去粗皮)、知母。

【主治】肺胃虚寒,咳嗽喘急,胸膈噎闷,腹肋胀满,迫塞短气,喜欲饮冷,咽嗌隐痛,及肺痿劳嗽,唾血腥臭,干呕烦热,声音不出,肌肉消瘦,倦怠减食。

【用法】上等分,咀为粗散。每服三钱,水一盏半,乌梅、枣子各一枚,同煎至一盏,滤去滓温温食后,临卧服。两滓留并煎,作一服。

165. 人参定喘汤《太平惠民和剂局方·续添诸局经验秘方》

【组成】人参(切片)、麻黄(去节)、甘草(炙)、阿胶(炒)、半夏曲各一两,桑白皮、五味子各一两半,罂粟壳(蜜刷,炙)二两。

【主治】丈夫、妇人远年日近肺气咳嗽,上喘气急,喉中涎声,胸满气逆,坐卧不安,饮食不下,及治肺感寒邪,咳嗽声重,语音不出,鼻塞头昏,并皆治之。

【用法】上为粗末,入人参片拌匀。每服三大钱,水一盏半,入生姜三片,同煎至七分,去滓,食后,温服。

166. 半夏丸《太平惠民和剂局方·续添诸局经验秘方》

【组成】白矾(枯过)十五两,半夏(汤洗去滑,姜汁罨一宿)三斤。

【主治】肺气不调,咳嗽喘满,痰涎壅塞,心下坚满,短气烦闷,及风壅痰实,头目昏眩,咽膈不利,呕吐恶心,神思昏愦,心忪而热,涕唾稠黏,并皆治之。

【用法】上捣为细末,生姜自然汁为丸,如梧桐子大。每服二十丸,加至三十丸,食后,临卧时生姜汤下。

167. 黑锡丹《太平惠民和剂局方·吴直阁增诸家名方》

【组成】沉香(镑)、附子(炮,去皮、脐)、葫芦巴(酒浸,炒)、阳起石(研细水飞)、茴香(舶上香)各一两,肉桂(去皮)只须半两、黑锡(去滓称)、硫黄(透明者结砂子)各二两。

【主治】脾元久冷,上实下虚,胸中痰饮,或上攻头目彻痛,目睛昏眩,及奔豚气上冲,胸腹连两胁,膨胀刺痛不可忍,气欲绝者,及阴阳气不升降,饮食不进,面黄羸瘦,肢体浮肿,五种水气,脚气上攻;及牙龈肿,兼治脾寒心痛,冷汗不止;或卒暴中风,痰潮上膈,言语艰涩,瘫痪。曾用风药吊吐不出者,宜用此药百粒,煎姜、枣汤灌之,自利。或触冒寒邪,霍乱吐泻,手足逆冷,唇口青黑;及男子阳事痿怯,脚膝酸软,行步乏力,脐腹虚鸣,大便久滑;及妇人血海久冷,白带自下,岁久无宜服之。兼疗膈胃烦壅,痰饮虚喘,百药不愈者。

【用法】上用黑盏,或新铁铫内,如常法结黑锡、硫黄砂子,地上出火毒,研令极细,余药并杵罗为细末,都一处和匀入研,自朝至暮,以黑光色为度,酒糊丸如梧桐子大。阴干,入布袋内,擦令光莹。每服三四十粒,空心姜盐汤或枣汤下,妇人艾醋汤下。

168. 返阴丹(《类证活人书》卷第十六)

【组成】硫黄五两,太阴玄精石二两(另研),硝石二两(另研用),附子(炮裂去皮脐)、干姜(炮裂锉)、桂心,以上各半两。

【主治】阴毒伤寒,心神烦躁,头痛四肢逆冷……此方甚验,喘促与吐逆者入口便住。

【用法】上件药用生铁铫,先铺玄精末一半,次铺硝石末一半,中间下硫黄末,又着硝石盖硫黄,都以玄精盖上讫,用小盏合著,以三斤炭火,烧令得所,勿令烟出多,急取瓦盆合着地面,四向着灰,盖勿令烟出。直候冷,取出细研如面。后三味捣罗为末,与前药同研令匀,用软饭和丸,如梧桐子大。每服十五丸至二十丸,煎艾汤下,频服汗出为度,病重则三十丸。

169. 荠苨汤(《圣济总录·诸风门》)

【组成】荠苨二两,防风(去叉)、人参各一两半,独活(去芦头)、细辛(去苗叶)、赤箭、芎䓖、羚羊角各半两,麻黄二两(去根、节),桔梗三分(锉炒)、前胡(去芦头)、甘草(炙锉)、石膏(碎)各一两,蔓荆实、白鲜皮各半两。

【主治】肺中风,项强鼻塞,语声不出,喘鸣肩息,胸满短气。

【用法】上一十五味,粗捣筛,每服三钱匕,水一盏,煎至七分,去滓温服,

第四章 特色方药

食后临卧服。

170. 橘皮丸《圣济总录·诸痹门》

【组成】陈橘皮（汤浸，去白，焙）、桔梗（锉，炒）、干姜（炮裂）、厚朴（去粗皮，生姜汁炙）、枳实（去瓤，麸炒）、细辛（去苗叶）各三分，胡椒、蜀椒（去闭口及目，炒出汗）、乌头（炮裂，去皮尖）各二两，荜茇二两半，人参、桂（去粗皮）、附子（炮裂，去皮、脐）、白茯苓（去黑皮）、前胡（去芦头）、防葵、芎䓖各一两，甘草（炙）、当归（切，焙）各二两，白术、吴茱萸（汤洗，焙干，炒）各一两半，大黄（湿纸裹，煨香熟）半两，槟榔（锉）一两，葶苈（隔纸炒）一分，紫苏子（炒）二两。

【主治】肺痹上下痞塞，不能息。

【用法】上二十五味，捣罗为末，炼蜜丸梧桐子大。每服十丸，温酒下，日三。觉有热者，空腹服之。

171. 石膏芍药汤《圣济总录·中风伤寒》

【组成】石膏（碎）、芍药、前胡（去芦头）、葛根、柴胡（去苗）各一两，升麻半两、桑根白皮（锉）、荆芥穗、黄芩各三分。

【主治】中风伤寒，壮热肢节疼痛，头目昏眩，咳嗽喘粗。

【用法】上九味，粗捣筛，每服三钱匕。水一盏，煎至八分，去滓稍热服。

172. 马兜铃《圣济总录·伤寒喘》

【组成】马兜铃一分，木通（锉）一两，陈橘皮（汤浸，去白焙）半两，紫苏茎叶一分。

【主治】伤寒后肺气喘促。

【用法】上四味，粗捣筛，每服五钱匕，水一盏半，入灯心十五茎，枣三枚劈破，同煎至七分，去滓食后温服，日二。

173. 木香丸《圣济总录·伤寒喘》

【组成】木香一两，昆布（汤洗去咸味，焙令干）、海藻（汤洗去咸味，焙令干）、干姜（炮裂）各三分，细辛（去苗叶）、海蛤（别研如粉）、蜀椒（去目及闭口，微炒，令汗出）各半两。

【主治】伤寒后肺气上喘，咽喉噎塞，头面虚浮。

【用法】上七味，将六味捣罗为末，入海蛤同研令匀，炼蜜和，更捣三五百杵，丸梧桐子大，每服空心米饮下十五丸。

174. 大腹皮汤《圣济总录·伤寒喘》

【组成】大腹皮（锉）、柴胡（去苗）各一两，赤茯苓（去黑皮）三分，桑根白皮（微炙锉）半两。

【主治】伤寒汗后发喘，壮热不除。

【用法】上四味，粗捣筛，每服三钱匕，水一盏，入生姜三片，同煎至六分，去滓不计时温服。

175. 芸薹子丸《圣济总录·伤寒喘》

【组成】芸薹子一两（微炒），葶苈（微炒）、杏仁（汤浸去皮尖，双仁，炒令黄，细研）各一两半，紫菀（去土）、马兜铃、皂荚（酥炙令黄，去皮子）、甘草（炙令微赤）各半两，白前、防己、人参各三分。

【主治】伤寒后喘咳不得卧，卧则气壅心胸满闷。

【用法】上一十味，捣罗九味为末，入杏仁同研令匀，炼蜜和捣三五百杵，丸如梧桐子大。每服食前，童子小便煎乌梅汤下二十丸，日二。

176. 木香丸《圣济总录·伤寒喘》

【组成】木香、肉豆蔻（去壳）各半两，人参、白茯苓（去黑皮）各三分，桂（去粗皮）、槟榔（锉）各一两，阿魏（用酒研如泥，入面少许拌，和作饼子，炙令黄熟）、丁香各一分。

【主治】伤寒后脾胃虚冷，上攻气喘。

【用法】上八味，捣罗为末，炼蜜和，更捣三五百杵，丸如梧桐子大，每服食后米饮下二十丸。

177. 天门冬丸《圣济总录·伤寒上气》

【组成】天门冬（去心，焙）、白茯苓（去黑皮）、杏仁（汤浸，去皮、尖、双仁，炒黄，别研）各一两，贝母（去心）、生干地黄（焙）、甘草（炙，锉）、人参、乌梅肉（炒）各半两。

【主治】伤寒后，心肺热，上气喘逆。

【用法】上八味，捣罗七味为末，入杏仁研令匀，炼蜜和，更杵三五百下，丸如弹子大，食后含化一丸，咽津，日可三五丸。

178. 葶苈汤《圣济总录·伤寒上气》

【组成】葶苈（隔纸微炒）半两，大枣（去核）五枚。

【主治】伤寒后上气喘粗,身面肿,小便涩。

【用法】上二味,用水一大盏,煎至半盏去滓,不计时候温服。

179. 补肺丸（《圣济总录·肺脏门》）

【组成】钟乳粉、人参、白石英各半两,阿胶(炙令燥)、五味子各一两,甘草(炙锉)三钱,细辛(去苗叶)二钱。

【主治】肺虚喘咳少气。

【用法】上七味,捣研为末,面糊丸如梧桐子大,每服十五丸至二十丸,甘草汤下。

180. 葶苈丸（《圣济总录·肺脏门》）

【组成】甜葶苈子(纸上炒)、大黄(蒸熟,锉)各一分,杏仁二十七枚(去皮尖、双仁,灯上燎熟)。

【主治】肺脏热实喘嗽。

【用法】上三味,捣研为末,用枣肉丸如梧桐子大,每服五丸至七丸,食后临卧,生姜乌梅汤下。

181. 地骨皮汤（《圣济总录·肺脏门》）

【组成】地骨皮五两,白前二两,石膏(研)六两,杏仁(去皮、尖、双仁,炒)三两,桑根白皮(锉)四两。

【主治】肺实热,喘逆胸满,仰息气急。

【用法】上五味,锉如麻豆大,每服六钱匕,水二盏,入竹叶十片,煎至一盏,去滓温服。

182. 鸡脏胫丸（《圣济总录·肺脏门》）

【组成】鸡脏胫二七枚(洗焙),半夏一分(汤洗去滑,七遍),牵牛子半两(瓦上焙令焦),甜葶苈半两(炒),砒霜半分(细研,每夜露至七宿,收于床下),铅丹半两(治如砒霜法)。

【主治】肺气喘急,坐卧不得。

【用法】上六味,细捣研为末,用炊枣肉和丸,如绿豆大,丹砂为衣,食后临卧葱与腊茶汤,下七丸,甚者加至十丸。

183. 通膈汤（《圣济总录·肺脏门》）

【组成】射干、桑根白皮(炙锉)一两,麻黄(去根、节,汤煮,掠去沫,焙)、甘草(炙)各一分,槟榔(锉)、草豆蔻各半两,郁李仁(麸炒,去皮)一两。

【主治】肺气喘急烦闷,或时咳嗽。

【用法】上七味,粗捣筛,每服三钱匕,水一盏,入生姜一枣大拍碎,同煎至七分,去滓食后温服。

184. 泽漆汤《圣济总录·肺脏门》

【组成】泽漆一两,桑根白皮(锉)、赤茯苓(去黑皮)各一两半,木通(锉)、陈橘皮(汤浸,去白焙)各三分,紫菀(去土)一两半,紫苏叶一两一分,甘草(炙)半两,大腹(饼子)三颗。

【主治】肺气喘急,坐卧不得。

【用法】上九味,锉如麻豆大,分六帖,每帖水三盏,入生姜一分,煎取二盏,去滓分三服,一日尽。

185. 紫菀汤《圣济总录·肺脏门》

【组成】紫菀(去苗土)、桑根白皮(锉)各一两半,款冬花一两,葳蕤一两一分,柴胡(去苗)一两半,桔梗(炒)一两一分,甘草(炙)半两,升麻一两一分,射干一分。

【主治】肺气喘急、咳嗽,胸中塞满。

【用法】上九味,锉如麻豆大,分六帖,每帖水三盏,入生姜一分,煎取二盏,去滓分三服,一日尽。

186. 蜀椒丸《圣济总录·肺脏门》

【组成】蜀椒(去目并闭口,炒出汗)一两,干姜(炮)半两,猪牙皂荚(去皮涂酥,炙)一两,葶苈子(隔纸炒)三分。

【主治】肺气喘急,坐卧不得

【用法】上四味捣罗为末,以枣肉和丸,如梧桐子大,每服三丸,煎桑根白皮汤下,不拘时候。

187. 润肺汤《圣济总录·肺脏门》

【组成】杏仁(汤浸,去皮、尖、双仁,炒)一两,麻黄(去根节,汤煮,掠去沫,焙干)二两,甘草(炙)一两,紫苏子(炒)一分,贝母(炒,去心)一两。

【主治】肺气喘急,四肢乏力,饮食无味。

【用法】上五味,粗捣筛,每服三钱匕,水一盏,入干柿一枚切,煎至六分,去滓温服,空心日午临卧各一。

188. 如圣饮《圣济总录·肺脏门》

【组成】麻黄(去根不去节,寸截沸汤,掠去沫,曝干)六两,甘草(炙)一两,桂(去粗皮)半两,杏仁(汤浸,去皮尖、双仁)四十九枚。

【主治】肺气上喘,不以久新。

【用法】上四味,锉如麻豆,以水五盏,银石器内,慢火煎取三盏,澄清放温,每服半盏,服罢去枕仰卧,其喘立止,余药以净瓶盛,外以温汤养之,旋旋服。

189. 朴硝丸《圣济总录·肺脏门》

【组成】朴硝、芒硝(炼熟)各二两,硝石一两(与前二味同研细),犀角(镑)、椒目(微炒,同捣为末)各一两,葶苈子(淘去浮者,煮令芽出,候干炒令黑)、甜葶苈(隔纸炒紫色)各半两,杏仁(汤浸,去皮、尖、双仁,麸炒)二两,与前二味同捣如膏。

【主治】肺气喘急,不得卧,并十种水病。

【用法】上八味,各研匀,枣肉和捣三五百杵,丸如梧桐子大,每服枣汤下十五丸,不拘时候。

190. 泻肺汤《圣济总录·肺脏门》

【组成】桑根白皮(锉),甜葶苈(隔纸炒)。

【主治】肺气喘急,坐卧不安。

【用法】上二味,等分,粗捣筛,每服三钱匕,水一盏,煎至六分,去滓食后温服,微利为度。

191. 麻黄生姜汤《圣济总录·肺脏门》

【组成】麻黄(去根节,煎,掠去沫,焙)一两,五味子、甘草(炙)各二两,杏仁(去皮、尖、双仁)八十枚,淡竹叶(切)一升,石膏(研)六两。

【主治】肺气喘急。

【用法】上六味,咬咀如麻豆,每服六钱匕,以水二盏,煎取一盏,去滓温服,日三。

192. 黄芩汤《圣济总录·肺脏门》

【组成】黄芩(去黑心)、杏仁(去皮、尖、双仁,炒)、麻黄(去根、节,汤煮,掠去沫,焙)、羌活(去芦头)、人参、升麻、桔梗(炒)各三分,黄连(去须)一钱半,蛤蚧(酥炙)半两。

【主治】久患肺气喘急,喉中作声,上焦壅热。

【用法】上九味,粗捣筛,每服三钱匕,水一盏,煎三五沸,去滓,食后临卧服。未愈更服后葶苈丸。

193. 防己丸(《圣济总录·肺脏门》)

【组成】防己一两,陈橘皮(汤浸,去白焙)半两,甜葶苈(隔纸微炒)三分,猪牙皂荚(去黑皮,酥炙)一两。

【主治】肺气咳嗽喘促,坐卧不得。

【用法】上四味,捣罗为末,煮枣肉和捣三百杵,丸如梧桐子大,每服十丸至十五丸,煎桑根白皮汤下,食后临卧。

194. 四神汤(《圣济总录·肺脏门》)

【组成】麻黄(去根节,汤浸去沫)一两,杏仁(去皮尖、双仁,麸炒)二十五枚,甘草(炙)半两,五味子一两。

【主治】肺喘。

【用法】上四味,㕮咀如麻豆,每服五钱匕,水二盏,煎至一盏,去滓温服讫,仰卧片时。

195. 水蓼散(《圣济总录·肺脏门》)

【组成】水蓼、覆盆子、五味子、京三棱(炮)、薆香子(炒)、皂荚子(炮)、桑根白皮各一两,甘草(炙)二钱。

【主治】久患肺气,喘急坐卧不得,涎唾稠黏。

【用法】上八味,捣筛为散,每服四钱匕,水一大盏,煎七分,去滓温服。

196. 紫苏散(《圣济总录·肺脏门》)

【组成】紫苏茎叶、猪苓(去黑皮)、陈橘皮各一两(汤浸,去白瓤焙)、马兜铃七颗(细锉和皮子)、桑根白皮(锉碎,拣去粗皮)、麦门冬、大腹皮(锉)、赤茯苓(去皮)、枳壳各一两(麸炒微黄,去瓤)。

【主治】肺气壅滞,咳嗽发即气喘妨闷。

【用法】上九味,捣筛为散,每服四钱匕,水一中盏,入生姜半分,煎至六分,去滓不计时候服。

197. 桂皮散《圣济总录·肺脏门》

【组成】桂(去粗皮)、陈橘皮(汤浸,去白焙)各一两,白槟榔(锉)一两半、牵牛子(半生半熟)二两。

【主治】肺脏喘急,胸膈壅滞,大肠不利。

【用法】上四味,捣罗为散,每服三钱匕,温酒调下,空心食前服,日二。

198. 猪胰散《圣济总录·肺脏门》

【组成】猪胰一具(去脂,细切),腻粉一两。

【主治】肺气远年不瘥。

【用法】上二味,入瓷瓶内固济,上留小窍,烟尽细研,每服二钱匕,空心浆水调下。

199. 黑金散《圣济总录·咳嗽门》

【组成】猪蹄合子(黑者四十九枚,水浸洗净),天南星一枚(大者锉),款冬花(带蕊者末)半两(若年少即用生犀角,中年即用羚羊角末各半两,代猪蹄合子)。

【主治】久咳嗽喘息。

【用法】上三味,用瓶子一枚。铺猪蹄合子在内,上以天南星匀盖之。合了盐泥赤石脂,固济火煅,白烟出为度,候冷取出。入款冬花末,并麝香一分,龙脑少许,同研,每服一钱匕,食后煎桑根白皮汤调下。

200. 人参丸《圣济总录·咳逆短气》

【组成】人参一两,蛤蚧一对(全者净洗,酥炙),百部(切)、紫菀(去苗土)各一两,大黄(锉炒)半两,葶苈(隔纸炒)一分,款冬花、百合、贝母(去心)、知母(焙)、白前各半两,山芋、半夏(汤洗十遍焙)、桑根白皮(炙黄,锉)、五味子(炒)各三分。

【主治】年深喘嗽,春秋发动,痞满短气,痰涕如胶,睡卧不宁。

【用法】上一十五味,捣罗为末,炼蜜和丸,如梧桐子大,每服二十丸,糯米饮下,橘皮汤亦得。

201. 未具名方《本草衍义》卷十八

【组成】杏核仁(去皮,研)一升,生蜜四两,甘草一茎(约一钱)。

【主治】肺燥喘热,大肠秘,润泽五脏。

【用法】又汤去皮,研一升,以水一升半,翻复绞取(杏仁核)稠汁,入生蜜四两、甘草一茎(约一钱),银石器中熳火熬成稀膏,瓷器盛。食后、夜卧,入少酥,沸汤点一匙匕服。

202. 葶苈丸（《普济本事方·肺肾经病》）

【组成】苦葶苈一两一分(隔纸炒香),当归(洗去芦,薄切,焙干)、肉桂(去粗皮,不见火)、白蒺藜(去角炒)、干姜(炮)、川乌头(炮,去皮、尖)、吴茱萸(汤浸,焙,七次)、大杏仁(去皮、尖,微炒)、鳖甲(淡醋煮去裙膜,净洗,酸醋炙黄)、茯苓(去皮)、人参(去芦)各半两,槟榔一两。

【主治】喘急肺积。

【用法】上为细末,煮枣肉和杵,丸如梧子大。每服二三十丸,姜枣汤下,日三四服,不拘时候。

203. 紫金丹（《普济本事方·肺肾经病》）

【组成】信砒一钱半(研,飞如粉),豆豉(好者)一两半(水略润少时,以纸干,研成膏)。

【主治】多年肺气喘急,咳嗽晨夕不得眠。

【用法】上用膏子和砒同杵极匀,丸如麻子大。每服十五丸,小儿量大小与之,并用腊茶清极冷吞下,临卧以知为度。有一亲表妇人,患十年,遍求医者皆不效,忽有一道人货此药,漫赠一服,是夜减半。数服顿愈,遂多金丐得此方。予屡用以救人,恃为神异。

204. 来苏丹（《普济本事方·伤寒时疫下》）

【组成】雄黄、雌黄、砒霜等分。

【主治】定喘治久嗽。

【用法】上为粗末,入瓷罐子内盛,勿令满,上以新瓷盏盖头,赤石脂水调泥合缝,候透干以炭火簇罐子,盏内盛清水半盏,水耗再添水,自早至晚后住火,经宿取出,药在盏底结成。

205. 团参散（《全生指迷方·喘证》）

【组成】人参一两,桑白皮(锉,炒)二两,大腹皮(锉,炒)一两,麦门冬(去心)一两,橘皮(洗)一两,吴茱萸(炒)、槟榔(锉,炒)、芫花(炒)、附子(炮,去皮脐)泽泻各半两,枳实(麸炒,去瓤)半两,白术半两。

【主治】喘证。

【用法】上为细末，姜汁煮糊为丸，如梧桐子大。米饮下二十粒，食前服。

206．天门冬汤《《全生指迷方·喘证》》

【组成】天门冬（去心）一两，马兜铃、百部各半两。

【主治】喘证。

【用法】上为散。每服五钱，水二盏，煎至一盏，去滓温服。

207．清肺汤《《三因极一病证方论·肺大肠经虚实寒热证治》》

【组成】冬瓜子仁三分，薏苡仁、防己、杏仁（去皮、尖）各五钱，鸡子白皮一分。

【主治】肺实热，肺壅，汗出若露，上气喘逆咳嗽，咽中塞，如呕状，短气客热，或吐脓血。

【用法】上为锉散。每服四钱，先以苇叶切半握，水二盏，煎盏半，入药同煎至七分，去滓，食前服。

208．杏参散《《三因极一病证方论·喘脉证治》》

【组成】杏仁、桃仁（并麸炒，去皮、尖）、桑白皮（蜜炙三度，白泔浸一宿，控干）各一两，人参一两。

【主治】上气喘满，倚息不能卧。

【用法】上为细末。每服二钱，水一盏，姜三片，枣一个，煎七分，不以时。

209．神秘散《《三因极一病证方论·喘脉证治》》

【组成】阿胶一两三分（炒），鸡脏胫两半，白仙茅半两（米泔浸三宿，晒干，炒），团参一分。

【主治】定喘，补心肾，下气。

【用法】上为末，每服二钱，糯米饮调，空腹服。

210．真应散《《三因极一病证方论·喘脉证治》》

【组成】白石英四两（通明者，以生绢袋盛，用雄猪肚一个，以药入线缝定，煮熟取药出，再换猪肚一个如前法煮，三煮了，取药出控干，研），款冬花散二钱,桑白皮二寸,生姜三片,枣子一个。

【主治】远年喘急,不能眠卧,百药无效者。

【用法】上为末,以官局款冬花散二钱,入药末二钱,更桑白皮二寸,生姜三片,枣子一个,水一盏半,煎至七分,通口服。猪肚亦可吃,只不得用酱、醋、盐、椒、姜等调和。

211. 清肺汤《三因极一病证方论·喘脉证治》

【组成】紫菀茸、杏仁(去皮、尖)、诃子(煨,去核)各二两,汉防己一两。

【主治】上气,脉浮咳逆,喉中如鸡声,喘息不通,呼吸欲绝。

【用法】上为锉散。每服四钱,水一盏半,鸡子白皮一片,煎七分,去滓,食后服。

212. 神秘汤《三因极一病证方论·喘脉证治》

【组成】橘皮、桔梗、紫苏、人参、五味子各等分。

【主治】上气不得卧。

【用法】上为锉散,每服四钱,水一盏,煎六分,去滓,食后。

213. 皱肺丸《三因极一病证方论·喘脉证治》

【组成】贝母(炒)、知母、秦艽、阿胶(炒)、款冬花、紫菀茸、百部(去心)、糯米(炒)各一两,杏仁(去皮、尖,别研)四两。

【主治】喘证。

【用法】上为末,将羊肺一个,先以水灌洗,看容得水多少,即以许水更添些,煮杏仁令沸,滤过,灌入肺中,系定,以糯米泔煮熟,研细成膏,搜和前药末,杵数千下,丸如梧桐子大。每服五十丸,食前桑白皮汤下。

214. 理气丸《三因极一病证方论·喘脉证治》

【组成】杏仁(去皮、尖,麸炒,别研)、桂枝(去皮)各一两,益智(去皮)、干姜(炮)各二两。

【主治】气不足,动便喘咳,远行久立皆不任,汗出鼻干,心下急,痛苦悲伤,卧不安。

【用法】上为末,蜜丸,如梧桐子大,以钟乳粉为衣。每服三十丸,空腹米汤下。

215. 人参养荣汤《三因极一病证方论·虚损证治》

【组成】黄芪、人参、当归、桂心、甘草、陈皮、白术各一两,白芍、熟地、五味、茯苓各三分,远志五钱。

【主治】积劳虚损,四肢沉滞,骨肉酸疼,吸吸少气,行动喘咳,小便拘急,腰背强痛,心虚惊悸,咽干唇燥,饮食无味,阴阳衰弱,悲忧惨戚,多卧少起,久者积年,急者百日,渐至瘦削,五脏气竭,难可振复。又治肺与大肠俱虚,咳嗽下利,喘乏少气,呕吐痰涎。

【用法】上为锉散。每服四大钱,水一盏半,姜三片,枣二个,煎至七分,去滓,空腹服。

216. 未具名方《杨氏家藏方·痰饮方一十八道》

【组成】紫苏子(微炒)、川芎、细辛(去叶土)、前胡、当归(洗焙)、厚朴(去粗皮,生姜制)、桔梗(去芦头)、白茯苓(去皮)、半夏曲(炙)、陈橘皮(去白)、肉桂(去粗皮)、甘草(炙)。

【主治】上盛下虚,膈壅涎实,咽干不利,咳嗽喘粗,腹肋满闷。

【用法】以上十二味各等分。上件㕮咀。每服二钱,水一大盏,入生姜五片、紫苏五叶,煎至八分,去滓热服,空心、食前。

217. 木香金铃子散《素问病机气宜保命集·热论篇》

【组成】大黄半两,金铃子、木香各三钱,轻粉少许,朴硝二钱。

【主治】暴热,心肺上喘不已。

【用法】上为细末,柳白皮汤调下三钱或四钱,食后服。以利为度,喘止即止。

218. 款气丸《素问病机气宜保命集·咳嗽论篇》

【组成】青皮(去白)、陈皮(去白)、槟榔、木香、杏仁(去皮、尖)、郁李仁(去皮)、茯苓、泽泻、当归、广术(炮)、马兜铃、苦葶苈以上各三两,人参、防己各五钱,牵牛(取头末)一两。

【主治】久嗽痰喘,肺气浮肿。

【用法】上为细末,生姜汁面糊为丸,如桐子大,每服一二十丸,加至五七十丸,生姜汤下,食后服。

219. 玉粉丸《素问病机气宜保命集·咳嗽论篇》

【组成】南星、半夏(俱洗)各一两,官桂(去皮)一两。

【主治】气痰咳嗽,脉涩面白,上喘气促,洒淅恶寒,愁不乐,宜服之。

【用法】上为细末,薄糊为丸,如桐子大,每服五七十丸,生姜汤下食后。

220. 双玉散（《素问病机气宜保命集·咳嗽论篇》）

【组成】寒水石、石膏各等分。

【主治】痰热而喘,痰涌如泉。

【用法】上为细末,煎人参汤调下三钱,食后服。

221. 人参紫菀汤（《是斋百一选方·第六门》）

【组成】人参、五味子、甘草、桂枝各一分,京紫菀、款冬花、杏仁各半两,缩砂仁、罂粟壳(去顶穰,和姜汁制炒)各一两。

【主治】肺气不调,咳嗽喘急,胸膈烦闷,痰涎不利,坐卧不安,昼夜不止,久不愈者,以致形容瘦减,力气羸劣者,并宜服之。

【用法】上并为饮子,每服四钱,水一盏半,姜五片,乌梅二枚,煎至七分,去滓温服。

222. 定喘饮子（《是斋百一选方·第六门》）

【组成】诃子三两,麻黄四两(不去节)。

【主治】喘证。

【用法】上二味为粗末,每服四大钱,用水二盏,煎至一盏二分,去滓,入好腊茶一大钱,再同煎。

223. 治实喘方（《是斋百一选方·第六门》）

【组成】芫花不以多少(米醋浸一宿,去醋,炒令焦黑,为细末),大麦面。

【主治】实喘。

【用法】上二味等分,和令极匀,以浓煎柳枝酒调下立定。气虚而喘者不可服。

224. 宣肺汤（《是斋百一选方·第六门》）

【组成】细辛、甘草各一两,防风二两(去芦),麻黄四两(不去根节)。

【主治】喘证。

【用法】上㕮咀,每服三钱,水一盏半,煎至七分,去滓温服。

225. 白石英汤《严氏济生方·五脏门》

【组成】白石英、细辛(洗去土)、五味子、陈皮(去白)、钟乳粉、阿胶(锉，蛤粉炒)、桂心(不见火)、人参、甘草(炙)各半两，紫菀(洗)一两。

【主治】肺气虚弱，恶寒咳嗽，鼻流清涕，喘息气微。

【用法】上咬咀，每服四钱，水一盏半，姜五片，煎至八分，去滓，温服，不拘时候。

226. 参附汤《严氏济生方·诸虚门》

【组成】人参半两，附子(炮，去脐)一两。

【主治】真阳不足，上气喘急，自汗盗汗，气虚头晕，但是阳虚气弱之证，并宜服之。

【用法】上咬咀，分作三服，水二盏，生姜十片，煎至八分，去滓，食前，温服。

227. 紫菀汤《严氏济生方·诸虚门》

【组成】紫菀茸(洗)、干姜(炮)、黄芪(去芦)、人参、五味子、钟乳粉、杏仁(去皮、尖，麸炒)、甘草(炙)各等分。

【主治】气虚极，皮毛焦，津液不通，四肢无力，或喘急短气。

【用法】上咬咀，每服四钱，水一盏半，生姜五片，枣子一枚，煎至七分，去滓，温服，不拘时候。

228. 二黄丸《严氏济生方·咳喘痰饮门》

【组成】雌黄一钱，雄黄一两。

【主治】停痰在胃，喘息不通，呼吸欲绝。

【用法】上二味，研罗极细，用黄蜡为丸，如弹子大，每服一丸，于半夜时热煮糯米粥，乘热以药投在粥内，搅转和粥吃。

229. 四磨汤《严氏济生方·咳喘痰饮门》

【组成】人参，槟榔，沉香，天台乌药。

【主治】七情伤感，上气喘息，妨闷不食。

【用法】上四味，各浓磨水，和作七分盏，煎三五沸，放温服，或下养正丹尤佳。

230. 定喘丹（《严氏济生方·咳喘痰饮门》）

【组成】杏仁（去皮、尖,炒,别研）、马兜铃、蝉蜕（洗去土并足翅,炒）各一两,砒二钱（别研）。

【主治】男子妇人,久患咳嗽,肺气喘促,倚息不得睡卧,嗽亦宜服之。

【用法】上件为末,蒸枣肉为丸,如葵子大,每服六七丸,临睡用葱茶清放冷送下,忌热物。

231. 人参胡桃汤（《严氏济生方·咳喘痰饮门》）

【组成】新罗人参寸许（切片）,胡桃五个（取肉,切片）。

【主治】胸满喘急,不能睡卧。

【用法】上作一服,用水一小盏,生姜五片,煎至七分,去滓,临卧温服。

232. 杏仁煎（《严氏济生方·咳喘痰饮门》）

【组成】杏仁（去皮、尖）,胡桃肉。

【主治】久患肺喘,咳嗽不已,睡卧不得,服之即定。

【用法】上等分,研为膏,入炼蜜少许,丸如弹丸,每服一丸或二丸,细嚼,用姜汤咽下。

233. 导痰汤（《严氏济生方·咳喘痰饮门》）

【组成】半夏（汤泡七次）四两,天南星（炮,去皮）、橘红、枳实（去瓤,麸炒）、赤茯苓（去皮）各一两,甘草（炙）半两。

【主治】一切痰厥,头目旋运,或痰饮留积不散,胸膈痞塞,胁肋胀满,头痛吐逆,喘急,涕唾稠黏,坐卧不安,饮食可思。

【用法】上㕮咀,每服四钱,水二盏,生姜十片,煎至八分,去滓,温服,食后。

234. 祛痰丸（《瑞竹堂经验方·喘嗽门》）

【组成】人参、木香、天麻、白术（煨）、茯苓、青皮（去穰）、陈皮（去白）,以上各一两,槐角子半两（七钱半）。

【主治】风痰喘嗽。

【用法】上为细末,生姜自然汁打糊为丸,如梧桐子大,每服五七十丸,食后临卧,温酒送下,姜汤亦可。

235. 未具名方《瑞竹堂经验方·喘嗽门》

【组成】好末茶一两,白僵蚕一两。

【主治】喘嗽,喉中如锯,不能睡卧。

【用法】上为细末,放碗内,用盏盖定,倾沸汤一小盏,临卧,再添汤点服。

236. 胡椒理中丸《卫生宝鉴·除寒门》

【组成】胡椒、甘草、款冬花、荜茇、良姜、细辛、陈皮、干姜各四两,白术五两。

【主治】肺胃虚寒,咳嗽喘急,呕吐痰水。

【用法】上九味为末,炼蜜丸如桐子大,每服三十丸至五十丸,温汤或温酒、米饮任下。

237. 人参款花散《卫生宝鉴·咳嗽门》

【组成】人参、款冬花各五钱,知母、贝母、半夏各三钱,御米壳(去顶,炒)二两。

【主治】喘嗽久不已者。予从军过邓州,儒医高仲宽传此,并紫参散甚效。

【用法】上为粗末,每服五六钱,水一盏半,乌梅一个,煎至一盏,去渣。温服,临卧。忌多言语。

238. 紫参散《卫生宝鉴·咳嗽门》

【组成】五味子、紫参、甘草(炙)、麻黄(去节)、桔梗各五钱,御米壳(去顶,蜜炒黄色)二两。

【主治】形寒饮冷,伤肺,喘促,痰涎,胸膈不利,不得安卧。

【用法】上六味为末,每服四钱匕,入白汤点服,嗽住止后服。

239. 人参蛤蚧散《卫生宝鉴·咳嗽门》

【组成】蛤蚧一对(全者,河水浸五宿,逐日换水,洗去腥,酥炙黄色),杏仁(去皮、尖,炒)、甘草(炙)各五两,知母、桑白皮、人参、茯苓(去皮)、贝母各二两。

【主治】三二年间肺气上喘咳嗽,咯唾脓血,满面生疮,遍身黄肿。

【用法】上八味为末,净瓷合子内盛,每日用如茶点服。永除,神效。

240. 人参清肺汤《卫生宝鉴·咳嗽门》

【组成】人参、阿胶、地骨皮、杏仁、知母、桑白皮、乌梅、甘草、罂粟壳。

【主治】肺脏不清，咳嗽喘急，及治肺痿劳嗽。

【用法】上等分，叹咀。每服三钱，水一盏半，乌梅、枣子各一个，同煎至一盏，去渣。食后临卧服。

241. 款花清肺散《卫生宝鉴·咳嗽门》

【组成】人参、甘草（炙）、甜葶苈（生）、白矾（枯）、款冬花各一两，御米壳四两（醋炒）。一方加乌梅一两（去核）。

【主治】咳嗽喘促，胸膈不利，不得安卧。

【用法】上为末，每服二钱，温米饮调下，食后。忌油腻物及多言语损气。

242. 人参理肺散《卫生宝鉴·咳嗽门》

【组成】麻黄（去节，炒黄）、木香、当归各一两，人参（去芦）二两，杏仁二两（麸炒），御米壳（去顶，炒）三两。

【主治】喘嗽不止。

【用法】上六味为末，每服四钱，水一盏半，煎至一盏，去渣。温服，食后。

243. 紫团参丸《卫生宝鉴·咳嗽门》

【组成】蛤蚧一对（酥炙），人参二钱半，白牵牛（炒）、木香、甜葶苈（炒）、苦葶苈各半两，槟榔一钱。

【主治】肺气虚，咳嗽喘急，胸膈痞痛，短气噎闷。下焦不利，脚膝微肿。

【用法】上为末，用枣肉为丸如桐子大。每服四十丸，煎人参汤送下，食后。

244. 团参散《卫生宝鉴·咳嗽门》

【组成】紫团参、款冬花、紫菀茸各等分。

【主治】肺气咳嗽，上喘不利。

【用法】上为末，每服二钱。水一盏，乌梅一个，煎至七分，去渣。温服，食后。

245. 马兜铃丸《卫生宝鉴·咳嗽门》

【组成】半夏（汤泡七次，焙）、马兜铃（去土）、杏仁各一两（去皮尖，麸炒),巴豆二十粒(研,去皮油)。

【主治】多年喘嗽不止,大有神效。

【用法】上除巴豆、杏仁另研外,余为细末,用皂角熬膏子,为丸如梧子大,雄黄为衣。每服七丸,临卧煎乌梅汤送下,以利为度。

246. 人参半夏丸《卫生宝鉴·咳嗽门》

【组成】人参、茯苓(去皮)、南星、薄荷各半两,寒水石、白矾(生)、半夏、姜屑各一两,蛤粉二两、藿香二钱半。

【主治】风痰食痰,一切痰逆呕吐,痰厥头痛,或风气偏正头痛,或风壅头目昏,或耳鸣、鼻塞、咽干、胸膈不利。

【用法】上为末,水面糊为丸,桐子大。每服三十丸,姜汤送下,食后,日三服,温水送亦得。

247. 人参清镇丸《卫生宝鉴·咳嗽门》

【组成】人参、柴胡各一两,黄芩、半夏、甘草(炙)各七钱,麦门冬、青黛各三钱,陈皮二钱,五味子十三个。

【主治】咳嗽喘息。

【用法】上为末,面糊丸,桐子大。每服三十丸,温白汤送下,食后。

248. 大利膈丸《卫生宝鉴·咳嗽门》

【组成】牵牛四两(生用),半夏、皂角(酥炙)、青皮各二两,槐角一两(炒),木香半两。

【主治】风热痰实,咳嗽喘满,风气上攻。

【用法】上六味为末,生姜汁糊,和丸,桐子大,每服五十丸,食后生姜汤送下。

249. 定喘饼子《卫生宝鉴·咳嗽门》

【组成】芫花(醋浸一宿,炒)、桑白皮、吴茱萸(炒)、陈皮(去白)各一两,寒食面三两,马兜铃一两,白牵牛(三两,半生半炒,取净末)二两。

【主治】咳嗽喘息。

【用法】上为末,入牵牛末和匀,滴水和如樱桃大,捏作饼子。取热灰半碗,于铛内同炒饼子热,每服一饼,烂嚼,临卧,马兜铃汤送下。如心头不快,加一饼或二饼。至明,微利下,神效。累经神验,孕妇不可服。

250．平气散《卫生宝鉴·咳嗽门》

【组成】青皮(去白)、鸡心槟榔各三钱,大黄七钱,陈皮(去白)五钱,白牵牛二两(半生半炒,取头末一半)。

【主治】气分湿热,上攻喘满。

【用法】上为末,每服三钱。煎生姜汤一盏调下,无时一服减半,再服喘愈。

251．麻黄散《世医得效方》卷第五

【组成】麻黄(去根节)十两,肉桂(去皮)六两(不见火),款冬花五两(去芦、枝、梗),诃子皮五两。

【主治】伤风喘急,坐卧不安,痰涎壅塞,涕唾稠黏,手足冷痹。

【用法】上锉散。每服三钱,水一盏半,入好茶一钱,煎至八分,食后夜卧通口服。

252．温肺汤《世医得效方》卷第五

【组成】白芍药二两,五味子(去核,炒)、干姜(炮)、肉桂(去粗皮)、半夏(煮熟,焙)、陈皮(去白)、杏仁、甘草(炒)各三两,细辛(去芦叶,洗)二两。

【主治】肺虚久感风邪,喘咳不能坐卧,可思饮食。

【用法】上锉散。每服三大钱,水一盏半,煎至八分。以绢帛捼汁,食后服两服,滓再煎一服。

253．加味三拗汤《世医得效方》卷第五

【组成】杏仁(去皮尖)七钱半,陈皮一两,甘草三钱半,麻黄一两二钱,北五味子七钱半。

【主治】肺感寒邪,发喘。

【用法】上锉散,每服四钱,水一盏半,生姜三片煎。喘甚,加马兜铃、桑白皮。夏月,减麻黄。

254．四七汤《世医得效方》卷第五

【组成】半夏(制)二两半,茯苓二两,厚朴(制)一两半,紫苏叶一两。

【主治】惊忧气遏上喘。

【用法】上锉散。每服三钱半,姜七片,枣二枚煎服。

255. 加味控涎丸 (《世医得效方》卷第五)

【组成】大戟、芫花、甘遂、甜葶苈、巴豆(去壳)各一两,黑牵牛三两(炒取头末)、白芥子(炒)二两。

【主治】风热上壅,或中脘停留水饮,喘急。治四肢浮肿,脚气入腹,平常腹中痰热,诸气结聚,服之得利则效。

【用法】上为末,米糊丸,粟米大。每服三七粒,清茶吞下,或温水亦可。服后未可服甘草药及热水。

256. 钟乳丸 (《世医得效方》卷第五)

【组成】滑石半两,钟乳粉(见成者)一两,南星(炮,切片,生姜炒)。

【主治】喘嗽痰涎稠黏,昼夜不止,不能坐卧,远年日近,并皆治之。

【用法】上为末,煮干柿去蒂核,捣细搜药,为丸如梧子大。每服四十丸,姜、枣煎汤下。

257. 红椒丸 (《世医得效方》卷第五)

【组成】灵砂一两(细研),人参、木香各二钱半,大附香子(杵净)、大红椒(去合口并子,焙出汗)各半两。

【主治】虚劳喘嗽,眩晕。

【用法】上为末,糕糊丸如麻子大。每服二十丸,空心,橘皮汤下。

258. 神应丹 (《世医得效方》卷第五)

【组成】砒石一两,绿豆六两。

【主治】肺气喘急,晨夕不得睡,不问久新,一服见效。

【用法】上二味同煮,以豆烂为度,取出砒石,入黄丹一两(同研烂)。

259. 葶苈丸 (又名防己丸) (《世医得效方》卷第五)

【组成】汉防己、贝母(煨令微黄)、木通各一两,甜葶苈(隔纸炒令紫色)、杏仁(去皮、尖及双仁,面炒微黄,细研)各二两。

【主治】肺气咳嗽,面浮目肿,喘促,睡卧不得,步履艰难,小便赤涩等。

【用法】上为末,枣肉为丸如梧子大。每服三十丸,煎桑白皮汤下,不拘时候。

260. 炙肝散 (《世医得效方》卷第五)

【组成】白矾(飞过研),五倍子(为末)。

【主治】喘并痰嗽，两服病不复作。

【用法】上每服各一钱，以生猪肝火上炙熟蘸药，食后临卧服。

261.痰喘方 1《丹溪心法·喘十五》

【组成】南星，半夏，杏仁，瓜蒌子，香附，陈皮（去白），皂角炭，萝卜子。

【主治】痰喘。

【用法】上为末，神曲糊丸。每服六七十丸，姜汤下。

262.痰喘方 2《丹溪心法·喘十五》

【组成】萝卜子（蒸）半两，皂角半两，海粉一两，南星一两，白矾一钱半（姜汁浸晒干）。

【主治】痰喘。

【用法】上用瓜蒌仁姜蜜丸，嚼化。

263.劫喘药《丹溪心法·喘十五》

【组成】好铜青（研细），虢丹少许（炒转色）。

【主治】喘证。

【用法】上为末，每服半钱，醋调，空心服。

264.分气紫苏饮《丹溪心法·喘十五》

【组成】五味、桑白皮、茯苓、甘草（炙）、草果、腹皮、陈皮、桔梗各等分，紫苏减半。

【主治】脾胃不和，气逆喘促。

【用法】上每服五钱，水二钟，姜三片，入盐少许煎，空心服。

265.九宝汤《丹溪心法·喘十五》

【组成】麻黄、薄荷、陈皮、肉桂、紫苏、杏仁、甘草、桑白皮、腹皮各等分。

【主治】咳而身热发喘，恶寒。

【用法】上㕮咀，姜葱煎服。

266.五味子汤《丹溪心法·喘十五》

【组成】五味半两，人参、麦门冬、杏仁、陈皮、生姜各二钱半，枣三个。

【主治】喘证。

【用法】上㕮咀，水煎。

267. 麻黄引气汤《普济方·肺脏门》

【组成】麻黄、杏仁、生姜、半夏各五分,紫苏四分,白前、细辛、桂心各三两,橘皮二分,石膏八两,竹叶(切)一升。

【主治】肺瘆实,气喘鼻张,面目苦肿。

【用法】上罗匀,以水一斗,煮取三升去滓,分三服。

268. 叶氏清膈丸《普济方·肺脏门》

【组成】人参、赤茯苓、木通、黄芪(蜜炙)、生干地黄、桑白皮(蜜炙)、青皮(去白)、防风(去皮)、甘草(炙)各一两,枳壳(麸炒去瓤)、麦门冬半两。

【主治】肺气上壅,气促迫塞,面赤痰实,咽嗝不利,头昏目眩,胸背拘急,及治面生赤黯瘙痒。

【用法】上为末炼蜜丸弹子大,每一丸,水七分,煎六分,温服,食后,日三服。一方作散,用蜜煎服亦得。

269. 麻黄汤《普济方·肺脏门》

【组成】麻黄(去根节,煮,掠去沫,炒)、半夏(汤洗七遍,焙)、桑根白皮(锉)各二两半,杏仁(去皮尖,双仁,炒)三两,石膏(碎)五两,赤茯苓(去黑皮)二两,紫菀(去土)二两半。

【主治】肺实热,喘逆胸满,仰息急气。

【用法】上锉如麻豆大。每服五钱,水一盏半,入生姜半分(切),竹叶二七片,煎至八分,去滓温服。

270. 泻肺大黄煎《普济方·肺脏门》

【组成】川大黄二两(锉,研,微炒),生地黄汁三合,杏仁一两(汤浸,去皮尖,双仁,生焙),枳壳一两(锉,炒微黄,去瓤),牛蒡根汁二合,郁李仁二两(汤浸,去皮尖,微焙)。

【主治】肺脏气实,心胸烦壅,咳嗽喘促,大肠气滞。

【用法】上件捣罗为末,用蜜四两,酥二两,入前二味汁,同入银锅内,入诸药末搅令匀,慢火煎令成膏,收于磁合内。每服不计时候,以清粥调下。

271. 地骨皮汤《普济方·肺脏门》

【组成】地骨皮二两,桑白皮(锉)一两半,紫苏茎叶一两,甘草(炙,锉)一两。

【主治】肺脏实热，喘促上气，胸膈不利，烦躁鼻干。

【用法】上粗捣筛，每服三钱，水一盏，煎至七分去滓，食后临卧温服。

272. 百部汤（《普济方·肺脏门》）

【组成】百部、款冬花、杏仁（去皮、尖，双仁，炒）、甘草（炙，锉）各一两。

【主治】肺脏实热，喘嗽鼻塞，口干咽痛。

【用法】上捣筛，每服三钱，水一盏，入糯米少许，煎七分，温服，不拘时候。

273. 未具名方（《普济方·肺脏门》）

【组成】紫苏（去苗土）、肉桂（去粗皮）、款冬花各一两，麻黄（去根）、杏仁（去尖）、升麻、羌活各一两。

【主治】远年肺气上攻，喘息急，涕稠黏，胸中痰实，大腑实热，但喘急时，痰结气闷，胸中痞满。

【用法】上细杵罗为末，每服二钱，水一盏，煎取九分，食后临卧和滓温和顿服。

274. 参苏温肺汤（《普济方·肺脏门》）

【组成】人参二两，肉桂二两，甘草一两，木香二两，桑白皮二两，陈皮、白术、半夏（制）各二两，五味子二两，白茯苓一两，紫苏梗、叶二两。

【主治】形寒饮冷则伤肺，喘渴烦心，胸满短气，不能宣畅。

【用法】上件以水一盏半，生姜三片，每服五钱，煎至七分去滓，食后温服。如冬寒，每服加不去节麻黄半钱，先煎去沫，下诸药。

275. 定喘款气丸（《普济方·肺脏门》）

【组成】葶苈（纸上炒）二两，马兜铃根一两，麻黄（去皮，筛）、桑根白皮（锉）各八分。

【主治】肺脏气虚，触冒风冷，呼吸邪气，喘促痞闷，眠睡不得。

【用法】上捣罗为末，用蒸枣和丸如梧桐子大。每服三十丸，食后煎阿胶、皂子汤下。

276. 审平汤（出《卫生家宝方》）（《普济方·肺脏门》）

【组成】人参、木香、半夏（生用）、阿胶（炒成珠子）、瓜蒌（连子炒熟）、紫

第四章 特色方药

菀(洗净)各一钱,五味子一两(炒),款冬花(去皮、梗)、真紫苏子、苦葶苈(锉)一钱,陈皮(去白)半两,甘草(炙)、桂心、干姜(炮裂)一两。

【主治】肺气不足,寒邪留滞,上气喘急,咳嗽无时。

【用法】上为粗末,每服称半两,用水二大盏,入姜十片,慢煎至半盏,去滓,放温,细细呷,不拘时候。

277. 黄芩汤(杨子建护命方)《普济方·肺脏门》

【组成】黄芩(去黑心)、杏仁(去皮、尖,双仁,炒)、麻黄(去根节,汤煮,掠去沫焙)、羌活(去芦)、人参、升麻、桔梗(炒)各三分,黄连(去须)半分,蛤蚧(酥炙)半两。

【主治】久患肺气喘急,喉中作声,上焦壅热,不能起动。先宜吃解上焦散子。

【用法】上捣筛,每服三钱,水一盏,煎五沸去滓,食后临卧服。未愈,更服后葶苈丸。

278. 水胶散《普济方·肺脏门》

【组成】水胶、覆盆子、五味子、京三棱(炮)、蘹香子(炒)、皂角子(炮)、桑椹各一两,甘草(炙)二钱。

【主治】肺久劳,患喘急,坐卧不得,涎唾稠黏。

【用法】上为散,每服四钱,水一大盏,煎至七分去滓,温服。

279. 通膈汤《普济方·肺脏门》

【组成】射干、桑根白皮(炙,锉)各一两,麻黄(去根节,汤煮,掠去沫)、甘草(炙)各一两,槟榔(锉)、草豆蔻仁各半两,郁李仁(麸炒,去皮)一两。

【主治】肺气喘急烦闷,或时时咳嗽。

【用法】上捣筛,每服三钱,水一盏,入生姜一枣大,同煎至七分去滓,食后温服。

280. 麻黄生姜汤《普济方·肺脏门》

【组成】麻黄(去根节,煮,掠去沫,焙)一两,五味子、甘草(炙)各二两,杏仁(去皮、尖,双仁,炒)八十枚,淡竹叶(切)一升,石膏(研)六两。

【主治】肺气喘急。

【用法】上捣筛如麻豆大,每服六钱,水二盏,煎取一盏去滓。温服,日三。

281. 调肺汤《普济方·肺脏门》

【组成】杏仁（汤浸，去皮、尖、双仁，炒）一两，麻黄（去根节，汤煮，掠去沫，焙干）二两，甘草（炙）一两，紫苏子（炒）一分，贝母（炒）一两（去心）。

【主治】肺气喘急，四肢乏力，饮食无味。

【用法】上捣筛，每服三钱，水一盏，入干柿一枚（切），煎至六分（去滓）。温服，空心日午临卧各一。

282. 如圣饮《普济方·肺脏门》

【组成】麻黄（去根不去节，寸截，沸汤，掠去沫）六两，甘草（炙）一两，桂（去粗皮）半两，杏仁（汤浸，去皮、尖、双仁）四十九枚。

【主治】肺气上喘，不以久新。

【用法】上锉如麻豆，以水五盏，银石器内慢火煎取三盏，澄清放温。每服半盏，服罢去枕且仰卧，其喘立止，余药以净瓶盛，外以温汤养之，旋旋服。

283. 桂皮散《普济方·肺脏门》

【组成】桂（去粗皮）、陈橘皮（汤浸，去白炒）各一两，白槟榔（锉）一两半，牵牛子（半生半熟）二两。

【主治】肺脏喘急，胸膈壅滞，大肠不利。

【用法】上为散，每服三钱，温酒调下，空心食前服，日三。

284. 未具名方《卫生简易方·喘急》

【组成】杏仁（去皮、尖）、胡桃肉等分。

【主治】老人久患肺喘咳嗽，睡卧不得。

【用法】研为膏，入炼蜜少许和丸如弹子大。每服一二丸，食后、临卧细嚼，姜汤送下。

285. 未具名方《卫生简易方·喘急》

【组成】用粟壳（蜜炒）、人参、陈皮（去白）、甘草（炙）等分，为末。

【主治】远年近日喘嗽。

【用法】每服一钱，乌梅汤临卧服。

286. 未具名方《滇南本草》第一卷

【组成】桑白皮一钱，地骨皮一钱，知母八分，杏仁一钱（去皮、尖），浙冬

113

一钱,陈皮一钱,马兜铃一钱,桔梗五分,黄芩八分,苏子一钱。

【主治】肺家实火,肺受火剋,暑热咳嗽,发热气喘之症。

【用法】引用竹茹三分,水煎服。

287. 百药煎《本草蒙筌·木部》

【组成】新鲜五倍子十斤。

【主治】肺胀喘咳不休,嚼化数饼即止。

【用法】春捣烂细,磁缸盛,稻草盖合,七昼夜,取出复捣,加桔梗、甘草末各二两,又合一七,仍捣仍合,务过七次,捏成饼锭,晒干任用。如无新鲜,用干倍子水渍为之。

288. 沉香降气汤《奇效良方·气门》

【组成】沉香四两半,缩砂仁十二两,甘草(炙)三十两,香附子(去毛)一百两。

【主治】阴阳壅滞,气不升降,胸膈痞塞,喘促短气。脾胃留饮,噫醋吞酸,胁下妨闷。

【用法】上为细末,每服二钱,入盐少许,沸汤调服,不拘时。

289. 苏子降气汤《奇效良方·气门》

【组成】紫苏子(炒)、半夏(汤泡)各二钱半,前胡(去芦)、甘草(炙)、厚朴(去皮,姜制,炒)、陈皮(去白)各一钱,川当归(去芦)一钱半,肉桂(去粗皮,不见火)七分。

【主治】虚阳上攻,气不升降,上盛下虚,痰涎壅盛,喘促短气,烦闷,胸膈噎塞,中脘不快,心腹胀满,咳嗽,痰涎留饮,停积不消,并皆治之。

【用法】上作一服,用水二盏,生姜三片,煎至一盏,不拘时服。

290. 参附汤《奇效良方·诸虚门》

【组成】人参半两,附子(炮,去皮脐)一两。

【主治】真阳不足,上气喘急,自汗盗汗,气短头晕,但是阳虚气弱之证,并皆治之。

【用法】上锉散,分作三服,水二盏,姜十片,煎七分,去滓,食前温服。

291. 紫苏子汤《奇效良方·喘门》

【组成】紫苏子、半夏(汤泡)、木通、木腹皮、木香(不见火)、陈皮、人参、草果仁、枳实(麸炒)、白术、厚朴(姜制)、甘草(炙),以上各一钱。

【主治】忧思过度,邪伤脾肺,心腹膨胀,喘促烦闷,肠鸣气走,辘辘有声,大小便不利,脉虚紧而涩。

【用法】上作一服,用水二盅,生姜三片,红枣二枚,煎至一盅,去滓,不拘时服。

292. 五味子汤(《奇效良方·喘门》)

【组成】五味子二钱,人参(去芦)、麦门冬(去心)、杏仁(去皮、尖)、橘皮(去白),以上各二钱半。

【主治】喘促脉伏而数者。

【用法】上作一服,用水二盅,生姜三片,红枣三枚,煎至一盅,去滓,不拘时服。

293. 定肺汤(《奇效良方·喘门》)

【组成】紫菀、橘红(去白)、杏仁(去皮、尖,炒)、五味子、枳壳(麸炒)、半夏(姜制)、桑白皮(炒)、紫苏子(炒)、甘草(炙),以上各一钱半。

【主治】上气喘嗽。

【用法】上作一服,用水二盅,生姜三片,紫苏五叶,煎一盅,食后服。

294. 杏苏饮(《奇效良方·喘门》)

【组成】杏仁(去皮、尖,炒)一钱半,紫苏叶二钱,五味子、大腹皮、乌梅(去核)、紫菀、甘草(炙)各一钱,陈皮(去白)、麻黄(去节)、桑皮(炒)、阿胶(炒)、桔梗,各七分。

【主治】上气喘嗽水肿。

【用法】上作一服,用水二盅,生姜五片,煎至一盅,食后服。

295. 人参理肺散(《奇效良方·喘门》)

【组成】人参、杏仁(麸炒)、粟壳(炒)各二钱,麻黄(去节,炒黄色)、木香、当归各一钱。

【主治】喘不止。

【用法】上作一服,用水二盅,煎一盅,食后服。

296. 加味控涎丸(《奇效良方·喘门》)

【组成】大戟、芫花(醋炒)、甘遂、苦葶苈(炒)各三钱,巴豆(去油)一钱,牵牛头末(炒)一两。

【主治】风热上攻壅盛,中脘停痰,留饮喘急,四肢浮肿,脚气入腹,及腹中诸气结聚,服之得利即效。

【用法】上为细末,滴水和丸,如粟米大,每服三丸,茶清下,汤亦可。

297. 陈皮汤《奇效良方·喘门》

【组成】陈皮(汤浸,去白)半斤,明矾二两半(铫内飞烊,与陈皮同炒香),甘草二两(炙),大半夏五两(汤煮,每个切四片,用明矾泡,汤浸,露七日夜,漉出,姜汁捣成饼,焙)。

【主治】痰喘。

【用法】上为细末,每服二钱,不拘时用米汤调下。

298. 清气散《奇效良方·喘门》

【组成】粟壳(去穰蒂)、五味子、桑白皮、紫苏、青皮、款冬花、枳壳(麸炒)、陈皮各等分,甘草减半。

【主治】喘急。

【用法】上用慢火炒焦色,急倾水中煎服,加半夏、生姜煎尤妙。

299. 调降汤《奇效良方·喘门》

【组成】枳壳一两,半夏(制)、桔梗、青皮、陈皮、紫苏子、槟榔、茯苓、葶苈(隔纸炒)各半两,缩砂仁、白豆蔻仁、紫苏叶各二钱半,甘草(炙)三分。

【主治】喘嗽。

【用法】以上锉散,每服三钱,生姜五片,水一盏,煎至七分,不拘时服。

300. 八仙丸《奇效良方·喘门》

【组成】天南星一两(炮)、半夏(洗)、款冬花、小皂角(炙黄,去弦子)、白矾(枯)、甘草(炒)以上各半两,巴豆七个,杏仁(去皮、尖,炒)三十五个,枣(去核煨,裹巴豆,慢火烧烟尽)三个。

【主治】喘嗽神效。

【用法】上为细末,醋煮糊和丸,如梧桐子大,每服二三十丸,食后用温蓡菜汁送下,或细嚼萝卜、栗子、生姜汤下。

301. 白云换肺丸《奇效良方·喘门》

【组成】款冬花一两,寒水石、半夏、明矾各二两。

【主治】远年近日喘嗽不止。

【用法】上为细末,生姜汁煮糊和丸,如梧桐子大,每服三四十丸,不拘时用生姜汤送下。

302. 内金丸《奇效良方·喘门》

【组成】鸡内金二十一个,信石二钱半,黄丹半两。

【主治】齁喘。

【用法】上各研细,露星七宿,再入白牵牛末半两、葶苈末半两、半夏末二钱半,共研匀,用蒸枣肉为丸,如麻子大,露星二宿,以朱砂末为衣,每服七丸,临睡用冷茶清送下。

303. 三子养亲汤《韩氏医通·方诀无隐章》

【组成】紫苏子(主气喘咳嗽),白芥子(主痰),萝卜子(主食痞兼痰)。

【主治】高年咳嗽,气逆痰痞。

【用法】上三味各洗净,微炒,击碎,看何证多,则以所主者为君,余次之,每剂不过三钱,用生绢小袋盛之,煮作汤饮,随甘旨,代茶水啜用,不宜煎熬太过。若大便素实者,临服加熟蜜少许,若冬寒,加生姜三片。

304. 柴胡枳桔汤《古今医鉴·伤寒》

【组成】麻黄,杏仁,桔梗,枳壳,柴胡,黄芩,半夏,知母,石膏,干葛,甘草。

【主治】伤寒胸胁痛,潮热作渴,痰气喘。

【用法】上锉一剂,生姜三片,水煎温服。

305. 五虎汤《古今医鉴·喘急》

【组成】伤寒喘急。

【主治】麻黄五钱(去节),杏仁二钱(去皮),石膏五钱(煨),甘草一钱,细茶一撮,加桑皮一钱。

【用法】上锉,生姜三片,葱白三茎,水煎热服。

306. 参桃汤《古今医鉴·喘急》

【组成】人参二钱,胡桃肉二枚(去壳,不去皮)。

【主治】肺虚发喘,少气难以布息。

【用法】上锉,生姜五片,大枣二枚,食后临卧时,水煎服。

307. 定喘汤《古今医鉴·喘急》

【组成】阿胶五钱(蛤粉炒成沫),半夏(姜制)五钱,麻黄去节(五钱),人参五钱,甘草三钱,桑白皮五钱,罂粟壳二钱(蜜炙),五味子三钱。

【主治】肺虚作喘。

【用法】上锉,每服一两一钱,生姜五片,水煎,临卧细服。

308. 未具名方《仁术便览·六郁》

【组成】海石、香附米、南星。

【主治】痰郁,动则喘,寸口脉沉滑者。

309. 清气化痰健脾丸《仁术便览·痰病》

【组成】白术(去黑心及梗,泔浸,炒)四两,枳实(去穰,麸炒)二两,大半夏(姜片皂角水煮透)四两,南星(同上制)四两,白茯苓(去皮)四两,贝母(去心)二两,黄芩(炒)四两,黄连(姜汁浸,炒)二两,瓜蒌仁(炒去油,四两),桔梗(去芦)三两,甘草(炙)二两,枯白矾(二两),香附米(童便浸炒)二两,海石四两,紫苏子(炒)二两,杏仁(去皮尖,双仁,炒)二两,神曲(炒)三两,麦芽面(炒)二两,山楂肉(二两)。

【主治】痰盛气滞,咳嗽喘满,脾胃虚弱少食,坐卧不宁,皆治。

【用法】上为末,用荷叶煎汁一碗,姜汁一碗,打神曲糊丸,梧子大。每空心临卧,白汤、姜汤茶任下。

310. 五虎斩劳汤《仁术便览·喘病》

【组成】麻黄七钱,杏仁(去皮、尖及双仁)一钱,甘草四分,细茶(炒)八分,石膏一钱半。

【主治】喘急痰气咳嗽,坐卧不宁。

【用法】水煎热服。

311. 人参清肺散《仁术便览·咳嗽》

【组成】阿胶、杏仁、桑白皮、地骨皮、人参、知母、乌梅、甘草(炙)、米壳(新嗽不用,蜜拌炒)各等分。

【主治】肺胃虚热喘急,坐卧不安,并治年久痨嗽,唾血腥臭。

【用法】上水一钟半,生姜三片,枣一枚,煎服。

312. 定喘汤《寿世保元·痰喘》

【组成】麻黄六分,杏仁一钱,半夏六分(甘草水泡七次),黄芩(微炒)三分,苏子一钱,款冬花一钱,甘草二分,白果五枚(去壳打碎炒黄),桑白皮(蜜炙)五分。

【主治】喘气急。

【用法】上锉,水煎,温服,不必用生姜。

313. 未具名方《简明医彀·痰饮》

【组成】好牛黄一分,贝母一钱。

【主治】痰盛喘急。

【用法】研匀,白汤下。单服贝母亦可。

314. 实喘方《大小诸证方论·傅青主先生秘传杂症方论》

【组成】黄芩二钱,麦冬三钱,柴胡一钱,苏叶一钱,山豆根一钱,半夏一钱。

【主治】实喘之症,气大急,喉中必作声,肩必抬起。

【用法】一剂喘定,不必再剂也。

315. 虚喘方《大小诸证方论·傅青主先生秘传杂症方论》

【组成】人参一两,山萸三钱,熟地一两,牛膝一钱,北五味一钱,麦冬五钱。

【主治】气少息而喉无声,肩不抬起也。此乃肾气大虚,脾气又复将绝,故奔冲而上,欲绝未绝也。

316. 抬肩大喘方《大小诸证方论·傅青主先生秘传杂症方论》

【组成】柴胡二钱,茯苓二钱,麦冬二钱,桔梗二钱,当归二钱,黄芩一钱,射干一钱,半夏一钱,甘草一钱。

【主治】人忽感风邪,寒入于肺,以致喘急肩抬气逆,痰吐不出,身不能卧。

【用法】水煎服。

317. 气喘治法 1《大小诸证方论·傅青主先生秘传杂症方论》

【组成】人参一两,牛膝三钱,熟地五钱,山萸四钱,北五味一钱,枸杞一钱,麦冬五钱,胡桃三个,生姜五片。

【主治】久病喘。

【用法】水煎服。

318. 气喘治法 2《大小诸证方论·傅青主先生秘传杂症方论》

【组成】地骨皮一两,沙参一两,麦冬五钱,白芍五钱,桔梗五分,白芥子二钱,丹皮三钱,甘草三分。

【主治】肾火之逆,扶肝气而上冲之喘也,病甚有吐红粉痰者,此肾火炎上以烧肺金。

【用法】水煎服。

319. 喘嗽方 1《大小诸证方论·傅青主先生秘传杂症方论》

【组成】人参一两,熟地二两,麦冬五钱,五味子一钱,枸杞一钱,牛膝一钱。

【主治】如病喘嗽,人以为肺虚而有风痰,不知非然,乃气不能归源于肾,而肝木夹之作祟耳。

320. 喘嗽方 2《大小诸证方论·傅青主先生秘传杂症方论》

【组成】熟地四两,山药三两,麦冬三两,五味子一两,牛膝一两,附子一钱,肉桂一钱。

【主治】假热气喘吐痰之症。

【用法】水煎冷服,一剂而愈。

321. 未具名方《本草易读·麻黄百○二》

【组成】麻黄一钱,生军二钱,巴霜一钱,陈皮一钱五分,南星一钱五分。

【主治】常患吼喘。

【用法】为丸豆大,每服三丸,水煎服。

322. 未具名方《本草易读·蓖麻子百三十四》

【组成】经霜蓖麻叶、霜桑叶、米壳,蜜丸豆大。

【主治】喘痰嗽。

【用法】每五丸,白汤下。

323. 安肾丸《证治汇补·胸膈门》

【组成】肉桂五两,破故纸、山药、石斛、白术、茯苓、肉苁蓉、萆薢、巴戟、蒺藜、桃仁各十五两,川乌(炮去皮脐)五两。

【主治】肾虚水涸,气孤阳浮致喘者。

【用法】蜜丸,空心,温酒或盐汤服。

324. 应梦散《证治汇补·胸膈门》

【组成】人参一两,胡桃肉二枚(连衣),生姜五片,大枣二枚。

【主治】肾气烦冤,喘促不得卧。

【用法】水煎,临卧服。

325. 厚朴麻黄汤《绛雪园古方选注·内科》

【组成】厚朴五两,麻黄四两,石膏如鸡子大,杏仁半升,半夏半升,干姜二两,细辛二两,小麦一升,五味子半升。

【主治】咳而上气作声。

【用法】上九味,以水一斗二升,先煮小麦熟,去滓,纳诸药,煮取三升,温服一升,日三服。

326. 贞元饮《本草从新·草部》

【组成】熟地一两,归身三钱,炙甘草一钱。

【主治】气短似喘,呼吸急促,提不能升,咽不能降,气道噎塞,势极垂危者。常人但知气急,其病在上,而不知元海无根,肝肾亏损,此子午不交,气脱证也,尤惟妇人血海常亏者,最多此证,宜以此饮济之缓之。

327. 人参泻肺汤《成方切用·泻火门》

【组成】人参,黄芩,栀子仁,枳壳,薄荷,甘草,连翘,杏仁(去皮、尖),桑白皮,大黄,桔梗。

【主治】肺经积热,上喘咳嗽胸膈胀满,痰多,大便涩。

328. 定喘止嗽降痰噙化方《回生集·内症门》

【组成】孩儿茶、白檀香、白豆蔻、桔梗、麦冬(去心)、蛤粉各一两,川贝母一两(去心),南薄荷、天门冬各五钱,木香三钱,麝香二分,真冰片五分。

【主治】咳嗽,喘证(去痰降气止嗽如神,不可备述)。

【用法】上药共为末,甘草四两,熬膏为丸,如梧子大。每噙化一丸。

329. 清金保肺汤《医醇賸义·秋燥》

【组成】天冬一钱五分,麦冬一钱五分,南沙参三钱,北沙参三钱,石斛二钱,玉竹三钱,贝母二钱,茜根二钱,杏仁三钱,蒌皮三钱,茯苓二钱,蛤粉三钱,梨三片,藕五片。

【主治】肺受燥热,发热咳嗽,甚则喘而失血。

330. 润肺降气汤《医醇賸义·秋燥》

【组成】沙参四钱,蒌仁四钱,桑皮二钱,苏子二钱,杏仁三钱,旋覆花一钱(绢包),橘红一钱,郁金二钱,合欢花二钱,鲜姜皮五分。

【主治】肺受燥凉,咳而微喘,气郁不下。

331. 新定拯阳理劳汤《医醇賸义·劳伤》

【组成】人参一钱,黄芪二钱,白术二钱,甘草一钱,肉桂七分,当归一钱五分,五味四分,陈皮一钱,生姜二片,红枣二枚。

【主治】阳虚气耗,倦怠懒言,行动喘急,表热自汗,心中烦躁,偏身作痛。

332. 温肺桂枝汤《医醇賸义·胀》

【组成】桂枝五分,当归二钱,茯苓二钱,沉香五分,苏子一钱五分,橘红一钱,半夏一钱二分,瓜蒌实四钱,桑皮二钱,姜汁二小匙(冲服)。

【主治】寒气逆上引起的喘咳。

(二)药物

1.《神农本草经》 太一禹余粮:味甘平。主治咳逆上气、癥瘕、血闭、漏下,除邪气。

石钟乳:味甘温。主治咳逆上气,明目益精,安五脏,通百节,利九窍,下乳汁。

石膏:味辛微寒。主治中风寒热,心下逆气惊喘。(《神农本草经·玉石部》)

白芝:味辛平。主治咳逆上气,益肺气,通利口鼻。

菖蒲:味辛温。主治风寒湿痹,咳逆上气。

当归:味甘温无毒。主治咳逆上气。

款冬：味辛温。主治咳逆上气，善喘，喉痹，诸惊痫，寒热邪气。

五味子：味酸温。主益气、咳逆上气。

干姜：味辛温。主治胸满咳逆上气。

麻黄：味苦温无毒。主治中风伤寒头痛，温疟，发表出汗，去邪热气，止咳逆上气，除寒热，破癥坚积聚。

紫菀：味苦温。主治咳逆上气，胸中寒热结气。

芫花：味苦温有毒。主治咳逆上气，喉鸣喘。

茛草：味苦平。主治久咳上气，喘逆久寒。

钩吻：味辛温。主治金疮乳，中恶风，咳逆上气。

乌头：味辛温有毒。主治中风恶风洗洗，出汗，除寒湿痹，咳逆上气。

射干：味苦平。主治咳逆上气，喉痹咽痛不得消息。

狼毒：味辛平。主治咳逆上气。（《神农本草经·草部》）

牡桂：味辛温。主治上气咳逆、结气，喉痹吐吸。

竹叶：味苦平。主治咳逆上气，溢筋急恶疡，杀小虫。

淮木：味苦平无毒。主治久咳上气。（《神农本草经·木部》）

龙骨：味甘平……齿。主治小儿大人惊痫癫疾狂走，心下结气，不能喘息，诸痉。

海蛤：味苦平。主治咳逆上气，喘息烦满，胸痛寒热。（《神农本草经·虫兽部》）

瓜蒂：味苦寒。主治大水，身面四肢浮肿，下水，杀蛊毒，咳逆上气。

杏核：味甘温。主治咳逆上气，雷鸣，喉痹。（《神农本草经·果菜部》）

2.《肘后备急方》　治卒上气，鸣息便欲绝方……又方，末人参，服方寸匕，日五六。

又主积年上气咳嗽，多痰喘促，唾脓血：以萝卜子一合，研，煎汤。食上服之。

治痰嗽喘急不定，桔梗一两半捣罗为散，用童子小便半升，煎取四合，去滓，温服。（《肘后备急方·治卒上气咳嗽方》）

3.《名医别录》　玉屑：味甘，平，无毒。主除胃中热、喘息、烦满，止渴，屑如麻豆服之。

石胆：味辛，有毒。散癥积，咳逆上气，及鼠瘘、恶疮。

紫石英：味辛，无毒。主治上气心腹痛，寒热、邪气、结气，补心气不足。（《名医别录·上品》）

豉：味苦，寒，无毒。主治伤寒、头痛、寒热、瘴气、恶毒、烦躁、满闷、虚劳、喘吸、两脚疼冷，又杀六畜胎子诸毒。（《名医别录·中品》）

卤咸：味咸，无毒。去五脏肠胃留热，结气，心下坚，食已呕逆，喘满，明目，目痛。

大盐：味甘、咸，寒，无毒。主肠胃结热，喘逆，吐胸中病。（《名医别录·下品》）

4.《新修本草》　石硫黄：味酸，温、大热，有毒。主妇人阴蚀，疽痔，恶血，坚筋骨，除头秃。疗心腹积聚，邪气冷癖在胁，咳逆上气，脚冷疼弱无力，及鼻衄，恶疮。（《新修本草》卷第四）

生姜：味辛，微温。主伤寒头痛鼻塞，咳逆上气，止呕吐。

贝母：味辛、苦、平、微寒，无毒。主伤寒烦热，淋沥邪气，疝瘕，喉痹乳难，金疮风痉。疗腹中结实，心下满，淅淅恶风寒，目眩项直，咳嗽上气，止烦热渴，出汗，安五脏，利骨髓。（《新修本草》卷第八）

白前：味甘，微温，无毒。主胸胁逆气，咳嗽上气。

百部根：微温，有小毒。主咳嗽上气。（《新修本草》卷第九）

半夏：味辛，平。生：微寒，熟：温，有毒。主伤寒寒热，心下坚，下气，喉咽肿痛，头眩，胸胀，咳逆，肠鸣，止汗。消心腹胸中膈痰热满结，咳嗽上气，心下急痛坚痞，时气呕逆，消痈肿。（《新修本草》卷第十）

桃核仁：味苦、甘、平，无毒。主瘀血，血闭瘕邪气，杀小虫。止咳逆上气，消心下坚，除猝暴击血，破癥瘕，通月水，止痛。（《新修本草》卷第十七）

白并：味苦，无毒。主肺咳上气，行五脏，令百病不起。

并苦：主咳逆上气，益肺气，安五脏。

薰草：味甘，平，无毒。主明目，止泪，疗泄精，去臭恶气，伤寒头痛，上气，腰痛。

鼠姑：味苦，平、寒，无毒。主咳逆上气，寒热。（《新修本草》卷第二十）

5.《千金翼方》　石膏，石蜜，麦门冬，瓜蒌，络石，杏仁，茯苓，松脂，紫菀，款冬，梅子，大黄，甘草。（《千金翼方·药录纂要》）

6.《海药本草》 石硫磺：主风冷，虚备，肾冷，上气，腿膝虚羸，长肌肤，益气力，遗精，痔漏，老人风秘等。（《海药本草·玉石部》）

蒟酱：主咳逆上气，心腹虫痛，胃弱虚泻，霍乱吐逆，解酒食味。（《海药本草·草部》）

摩勒：主丹石伤肺，上气咳嗽。久服轻身，延年长生。

都咸子：主烦躁心闷，痰鬲，伤寒清涕，咳逆上气，宜煎服。

没离梨：微温。主消食，涩肠，下气，及上气咳嗽，并宜入面药。

楸木皮：微温。主消食，涩肠，下气，及上气咳嗽，并宜入面药。（《海药本草·木部》）

蛤蚧：主肺痿上气，咯血，咳嗽，并宜丸散中使。凡用炙令黄熟后捣，口含少许，奔走，令人不喘者是其真也。（《海药本草·虫鱼部》）

7.《本草图经》 生姜：刘禹锡《传信方》，李亚治一切嗽，及上气者，用干姜，须是合州至好者。（《本草图经·草部中品之上卷第六》）

葶苈：崔知悌方，疗上气咳嗽，长引气不得卧，或遍体气肿，或单面肿，或足肿，并主之。葶苈子三升，微火熬，捣筛为散，以清酒五升渍之，冬七日，夏三日。初服如桃许大，日三夜一，冬日二夜二。量其气力，取微利一二为度。如患急困者，不得待日满，亦可以绵细绞即服。（《本草图经·草部下品之上卷第八》）

郁李仁：韦宙《独行方》，疗脚气浮肿，心腹满，大小便不通，气急喘息者。（《本草图经·木部下品卷第十二》）

8.《本草衍义》 马兜铃：治肺气喘急。（《本草衍义》卷十二）

薤：叶如金灯叶，差狭而更光，故古人言薤露者，以其光滑难竚之义。《千金》治肺气喘急，用薤白，亦取其滑泄也。

苏：此紫苏也……子，治肺气喘急。（《本草衍义》卷十九）

9.《汤液本草》 天门冬：《象》云，保肺气，治血热侵肺，上喘气促。加人参、黄芪为主，用之，神效。（《汤液本草·草部》）

10.《滇南本草》 响铃草：味苦、微酸，性寒。入肺，敛肺气，止咳嗽，消痰，定喘。

理皮：即黄果皮。味辛、苦，性温。入脾、肺、肝三经，主降气宽中，破老人痰结，痰如胶者效。化痰定喘，止咳下气，功甚于广陈皮。（《滇南本草·丛

本卷中》）

治久远咳嗽，痰喘气粗，喉内如拽锯之声，夜卧不宁。用黄花地丁二钱（蜜炒），响铃草二钱（蜜炒），竹叶为引，煎汤服之。（《滇南本草·于本卷下》）

千张纸：此木实似扁豆而大，中实如积纸，薄似蝉翼，片片满中，故有兜铃千张纸之名。入肺经，定喘，消痰。（《滇南本草·务本卷二》）

11.《本草品汇精要》 鹅管石：主咳嗽痰喘及小儿诸嗽。（《本草品汇精要·玉石部上品之下》）

12.《医学纲目·肺大肠部》 诸喘不止者，用椒目研极细一二钱，生姜汤调下劫之，气虚不用。又法，用萝卜子蒸熟为君，皂角烧灰等分为末，姜汁加炼蜜丸，如小豆大，每噙化五七十丸。（《医学纲目·肺大肠部》）

13.《本草蒙筌》 天门冬：同参芪煎服，定虚喘促神方。（《本草蒙筌·草部上》）

防己：若疗肺气喘嗽、膈间支满，并除中风挛急、风寒湿疟热邪，此又全仗木者以取效也。

紫苏：梗，下诸气略缓，体稍虚者用宜。子，研驱痰，降气定喘。润心肺，止咳逆，消五膈，破癥坚。（《本草蒙筌·草部中》）

椒目：味苦兼辛，行水而治水蛊。定痰喘劫药，敛盗汗捷方。并宜炒之，研末调服。（《本草蒙筌·木部》）

莱菔：子，劫喘咳下气，功诚倒壁冲墙。（《本草蒙筌·菜部》）

阿胶：定喘促，同款冬、紫菀。（《本草蒙筌·兽部》）

海蛤：乃烂壳混杂泥沙，被风涛打磨硙蛎。廉棱都尽，磈块不匀。小者如细麻，大者若棋子。宜火煅作散，勿和剂煎汤。利膀胱大小二肠，消水肿胀满；降胸胁逆壅邪气，定喘息咳痰。（《本草蒙筌·虫鱼部》）

14.《本草纲目》 喘嗽上奔，涩以乌梅、诃子。凡酸味同乎涩者，收敛之义也。然此种皆宜先攻其本，而后收之可也。（《本草纲目·十剂》）

寒喘痰急，麻黄、杏仁。热喘咳嗽，桑白皮、黄芩、诃子。水饮湿喘，白矾、皂荚、葶苈。热喘燥喘，阿胶、五味、麦门冬。气短虚喘，人参、黄芪、五味。（《本草纲目·李东垣随证用药凡例》）

古名咳逆上气。有风寒，火郁，痰气，水湿，气虚，阴虚，脚气，鰕鞠。

风寒 草部：麻黄，风寒，咳逆上气。羌活，诸风湿冷，奔喘逆气。苏叶，散风寒,行气,消痰,利肺。感寒上气,同橘皮煎服。款冬花,咳逆上气,喘息呼吸,除烦消痰。南藤,上气咳嗽,煮汁服。细辛、莨草、破故纸。

果木:蜀椒,并主虚寒喘嗽。松子仁,小儿寒嗽壅喘,同麻黄、百部、杏仁丸服。桂,咳逆上气,同干姜、皂荚丸服。皂荚,咳逆上气不得卧,炙研蜜丸,服一丸。风痰,同半夏煎服。痰喘咳嗽,以三挺分夹杏仁、巴豆、半夏,以姜汁、香油、蜜分炙,为末,舐之。巴豆,寒痰气喘,青皮一片,夹一粒烧研,姜汁、酒服,到口便止。

鳞部:鲤鱼,烧末,发汗定喘。咳嗽,入粥中食。

痰气 草部:半夏,痰喘,同皂荚煎服。失血喘急,姜汁和面煨研,丸服。桔梗,痰喘,为末,童尿煎服。白前,下胸胁逆气,呼吸欲绝。久咳上气不得卧,同紫菀、半夏、大戟渍水饮。嗽呷作声不得眠,焙末,酒服。蓬莪术,上气喘急,五钱煎酒服。气短不接,同金铃子末,入蓬砂,酒服。苏子,消痰利气定喘,与橘皮相宜。上气咳逆,研汁,煮粥食。缩砂仁,上气咳逆,同生姜擂,酒服。莨菪子,积年上气咳嗽,羊肺蘸末服。葶苈,肺壅,上气喘促。肺湿痰喘,枣肉丸服,亦可浸酒。甘遂,水气喘促,同大戟末,服十枣丸、控涎丹。泽漆,肺咳上气,煮汁,煎半夏诸药服。大戟,水喘,同荞面作饼食,取利。瓜蒌,痰喘气急,同白矾末,萝卜蘸食。小儿痰喘膈热,去子,以寒食面和饼炙研,水服。贝母、茳子、射干、芫花、莞花、黄环、前胡、蒟酱、荞麦粉,咳逆上气,同茶末、生蜜水服,下气不止,即愈。芥子,并消痰下气,定喘咳。白芥子,咳嗽支满,上气多唾,每酒吞七粒。老人痰喘,同莱菔子、苏子煎服。莱菔子,老人气喘,蜜丸服,痰气喘同皂荚碳蜜丸服,久嗽痰喘同杏仁丸服。生姜,暴逆上气,嚼之屡效。蘹香,肾气上冲胁痛,喘息不得卧,擂汁和酒服。

果木:橘皮、杏仁,咳逆上气喘促,炒研蜜和,含之。上气喘息,同桃仁丸服,取利。久患喘急,童尿浸换半月,焙研,每以枣许,同薄荷、蜜煎服,甚效。浮肿喘急,煮粥食。桃仁,上气咳嗽喘满,研汁煮粥食。槟榔,痰喘,为末服。四磨汤。椒目,诸喘不止,炒研,汤服二钱劫之,乃用他药。崖椒,肺气喘咳,同干姜末,酒服一钱。茗茶,风痰喘嗽不能卧,同白僵蚕末,汤服。子,同百合丸服。银杏,降痰,定喘,温肺,煨食。瓜蒂,吐痰。柿蒂、都咸子、马兜铃,肺气喘急,酥炒,同甘草末煎服。楸叶,上气咳嗽,腹满瘦弱,煎水熬膏,纳入下部。诃黎勒、桑白皮、厚朴、枳实、茯苓、牡荆。

金石：青礞石，并泻肺气，消痰定喘。雌黄，投糯粥中食。硫黄，冷澼在胁，咳逆上气。轻粉，小儿涎喘，鸡子蒸食，取吐利。金屑、玉屑、白石英、紫石英、石碱。

介虫：海蛤、文蛤、蛤粉、白僵蚕。

禽兽：蝙蝠，久咳上气，烧末饮服。猪蹄甲，久咳痰喘，入半夏、白矾煅研，入麝香服。或同南星，丸服。阿胶，肺风喘促，涎潮目窜，同紫苏、乌梅煎服。驴尿，卒喘，和酒服。

火郁　草部：知母，久嗽气急，同杏仁煎服，次以杏仁、萝卜子丸服。茅根，肺热喘急，煎水服，名如神汤。蓝叶，上气咳嗽，呀呷有声，捣汁服，后食杏仁粥。大黄，人忽喘急闷绝，涎出吐逆，齿动，名伤寒并热霍乱，同人参煎服。天门冬、麦门冬、黄芩、沙参、前胡、荩草、蒴草。

谷菜果服：丹黍根，煮服，并主肺热喘息。生山药，痰喘气急，捣烂，入蔗汁热服。沙糖，上气喘嗽，同姜汁煎咽。桃皮，肺热喘急欲死，客热往来，同芫花煎汤，薄胸口，数刻即止。故锦，上气喘急，烧灰茶服。

石鳞：石膏，痰热喘急，同寒水石末，人参汤下。或同甘草末服。龙骨，恚怒，气伏在心下，不得喘息，咳逆上气。

虚促　草部：人参，阳虚喘息，自汗，头运欲绝，为末汤服。甚者，加熟附子同煎。产后发喘，血入肺窍，危证也，苏木汤调服五钱。五味子，咳逆上气，以阿胶为佐，收耗散之气。痰嗽气喘，同白矾末，猪肺蘸食。马兜铃，肺热喘促，连连不止，清肺补肺。酥炒，同甘草末煎服。

菜果木部：韭汁，喘息欲绝，饮一升。大枣，上气咳嗽，酥煎含咽。胡桃，虚寒喘嗽，润燥化痰，同生姜嚼咽。老人喘嗽，同杏仁、生姜，蜜丸服。产后气喘，同人参煎服。沉香，上热下寒喘急，四磨汤。蒲颓叶，肺虚喘咳甚者，焙研，米饮服，三十年者亦愈。

金石：石钟乳，肺虚喘急，蜡丸服。

鳞禽：蛤蚧，虚喘面浮，同人参蜡丸，入糯粥呷之。鱼鲙，风人，脚气人，上气喘咳。鹳雉，五脏气喘不得息，作臛食。

兽部：阿胶，虚劳喘急，久嗽经年，同人参末，日服。猪肉，上气咳嗽烦满，切作馄子，猪脂煎食。猪肪，煮熟切食。猪胰，肺干胀喘急，浸酒服。羊肺、青羊角，吐血喘急，同桂末服。貓骨，炙研，酒服，日三。獭肝，虚劳上气。

齁齁 草部：石胡荽，寒齁，擂酒服。醉鱼草花，寒齁，同米粉作果炙食。半边莲，寒齁，同雄黄煅丸服。石蒜，同甘草煎服，取吐。苎根，痰齁，煅研，豆腐蘸食。蓖麻仁，炒，取甜者食。叶，同白矾，猪肉裹煨食。年久者，同桑叶、御米壳丸服。马蹄香，末。藜芦，并吐。木鳖子，小儿咸齁，磨水饮，即吐出痰，重者，三服即效。

谷菜：脂麻秸灰，小儿盐齁，淡豆腐蘸食。淡豉，齁喘痰积，同砒霜、枯矾丸，水服即止。莱菔子，遇厚味即发者，蒸研，蒸饼丸服。

果木：银杏，同麻黄、甘草煎服。定喘汤：加半夏、苏子、杏仁、黄芩、桑白皮、款冬花。茶子，磨米泔汁，滴鼻取涎。喘急咳嗽，同百合蜜丸服。苦丁香、皂荚，酥炙，蜜丸服，取利。榆白皮，阴干为末，煎，日二服。柏树皮汁，小儿盐齁，和面作饼烙食，取吐下。白瓷器，为末，蘸食。

鳞介禽兽：鲫鱼，人尿浸死，煨食，主小儿齁。海螵蛸，小儿痰齁，米饮服一钱。烂螺壳，小儿齁，为末，日落时服。鸡子，尿内浸三日，煮食，主年深齁。蝙蝠，一二十年上气，烧研服。猫屎灰，痰齁。沙糖水服。（《本草纲目·百病主治药》）

礞石：治积痰惊痫，咳嗽喘急。（《本草纲目·石部·礞石》）

黄芪：主虚喘，肾衰耳聋，疗寒热，治发背，内补（引自甄权）。（《本草纲目·草部·黄芪》）

脾虚肺怯之病，则宜熟参，甘温之味，以补土而生金，是纯用其味也。东垣以相火乘脾，身热而烦，气高而喘，头痛而渴，脉洪而大者，用黄柏佐人参。

洁古谓，喘嗽勿用者，痰实气壅之喘也；若肾虚气短喘促者，必用也。（《本草纲目·草部·人参》）

前胡：味甘、辛，气微平，阳中之阴，降也。乃手足太阴、阳明之药，与柴胡纯阳上升入少阳、厥阴者不同也。其功长于下气，故能治痰热喘嗽、痞膈呕逆诸疾，气下则火降，痰亦降矣。（《本草纲目·草部·前胡》）

独活，治诸中风湿冷，奔喘逆气，皮肤苦痒，手足挛痛劳损，风毒齿痛（引自甄权）。（《本草纲目·草部·独活》）

白茅根，甘，能除伏热，利小便，故能止诸血哕逆、喘急消渴，治黄胆水肿，乃良物也。（《本草纲目·草部·白茅》）

杜衡：止气奔喘促，消痰饮，破留血、项间瘿瘤之疾（引自甄权）。（《本草

纲目·草部·杜衡》)

芍药：理中气，治脾虚中满，心下痞，胁下痛，善噫，肺急胀逆喘咳，太阳衄衊目涩，肝血不足，阳维病苦寒热，带脉病苦腹痛满，腰溶溶如坐水中(引自好古)。(《本草纲目·草部·芍药》)

蓬莪术：上气喘急，蓬莪术五钱，酒一盏半，煎八分服(引自《保生方》)。(《本草纲目·草部·蓬莪术》)

麦门冬：时珍曰：按赵继宗《儒医精要》云，麦门冬以地黄为使，服之令人头不白，补髓，通肾气，定喘促，令人肌体滑泽，除身上一切恶气不洁之疾，盖有君而有使也。若有君无使，是独行无功矣。此方惟火盛气壮之人服之相宜。若气弱胃寒者，必不可饵也。(《本草纲目·草部·麦门冬》)

半边莲：又治寒痀气喘，及疟疾寒热，同雄黄各二钱，捣泥，碗内覆之，待色青，以饭丸梧子大。每服九丸，空心盐汤下。(《本草纲目·草部·半边莲》)

甘遂：马脾风病，小儿风热喘促，闷乱不安，谓之马脾风。甘遂(面包煮)一钱半、辰砂(水飞)二钱半、轻粉一角为末，每服一字，浆水少许，滴油一小点，抄药在上，沉下，去浆灌之。名无价散(引自《全幼心鉴》)。(《本草纲目·草部·甘遂》)

天雄：治风痰冷痹，软脚毒风，能止气喘促急，杀禽虫毒(引自甄权)。(《本草纲目·草部·天雄》)

马兜铃：肺气喘急，马兜铃二两(去壳及膜)、酥半两(入碗内拌匀，慢火炒干)、甘草(炙)一两为末。每服一钱，水一盏，煎六分，温呷或噙之(引自《简要济众》)。(《本草纲目·草部·马兜铃》)

牵牛以气药引则入气，以大黄引则入血。利大肠，下水积。色白者，泻气分湿热上攻喘满，破血中之气(引自王好古)。牵牛治水气在肺，喘满肿胀，下焦郁遏，腰背胀肿，及大肠风秘气秘，卓有殊功。但病在血分，及脾胃虚弱而痞满者，则不可取快一时，及常服暗伤元气也。(《本草纲目·草部·牵牛子》)

痰喘气急：瓜蒌二个，明矾一枣大。同烧存性，研末。以熟萝卜蘸食，药尽病除(引自《普济》)。(《本草纲目·草部·瓜蒌》)

白芥：子……利气豁痰，除寒暖中，散肿止痛，治喘嗽反胃，痹木脚气，筋

骨腰节诸痛。(《本草纲目·菜部·白芥》)

莱菔:子……下气定喘治痰,消食除胀,利大小便,止气痛,下痢后重,发疮疹。

莱菔子之功,长于利气。生能升,熟能降。升则吐风痰,散风寒,发疮疹;降则定痰喘咳嗽,调下痢后重,止内痛,皆是利气之效。

上气痰嗽,喘促唾脓血,以莱菔子一合,研细煎汤,食上服之(引自《食医心镜》)。

喘痰促,遇厚味即发者,萝卜子淘净,蒸熟晒研,姜汁浸蒸饼丸绿豆大。每服三十丸,以口津咽下,日三服。名清金丸(引自《医学集成》。按:非清人刘清臣之《医学集成》)。

痰气喘息,萝卜子(炒)、皂荚(烧存性)等分为末,姜汁和,炼蜜丸梧子大。每服五七十丸,白汤下(引自《简便单方》)。

久嗽痰喘,萝卜子(炒)、杏仁(去皮、尖,炒)等分。蒸饼丸麻子大。每服三五丸,时时津咽(引自《医学集成》)。

高年气喘,萝卜子炒,研末,蜜丸梧子大。每服五十丸,白汤下(引自《济生秘览》)。(《本草纲目·菜部·莱菔》)

白果:熟食,温肺益气,定喘嗽,缩小便,止白浊。寒嗽痰喘,白果七个,煨熟,以熟艾作七丸,每果入艾一丸,纸包再煨香,去艾吃(引自《秘韫》)。(《本草纲目·果部·银杏》)

胡桃:近世医方用治痰气喘嗽、醋心及疬风诸病,而酒家往往醉后嗜之。则食多吐水、吐食、脱眉,及酒同食咯血之说,亦未必尽然也。但胡桃性热,能入肾肺,惟虚寒者宜之。而痰火积热者,不宜多食耳。

命门既通则三焦利,故上通于肺而虚寒喘嗽者宜之,下通于肾而腰脚虚痛者宜之。内而心腹诸痛可止,外而疮肿之毒可散矣。洪氏《夷坚志》只言胡桃治痰嗽能敛肺,盖不知其为命门三焦之药也。

辑(洪辑,人名)急取新罗人参寸许,胡桃肉一枚,煎汤一蚬壳许,灌之,喘即定。明日以汤剥去胡桃皮用之,喘复作。仍连皮用,信宿而瘳。此方不载书册,盖人参定喘,胡桃连皮能敛肺故也。(《本草纲目·果部·胡桃》)

榆皮、榆叶,性皆滑利下降,手足太阳、手阳明经药也。故人小便不通,五淋肿满,喘嗽不眠,经脉胎产诸症宜之。(《本草纲目·木部·榆》)

枳实:解伤寒结胸,主上气喘咳,肾内伤冷,阴痿而有气,加而用之(引自甄权)。(《本草纲目·木部·枳》)

蒲颓叶:治喘咳方,出《中藏经》(考《中藏经》内无),云甚者亦效如神。云有人患喘三十年,服之顿愈。甚者服药后,胸上生小瘾疹作痒,则瘥也。虚甚,加人参等分,名清肺散。大抵皆取其酸涩,收敛肺气耗散之功耳。(《本草纲目·木部·胡颓子》)

昔人言补可去弱,人参、羊肉之属。蛤蚧补肺气,定喘止渴,功同人参。益阴血,助精扶羸,功同羊肉。近世治劳损痿弱,许叔微治消渴,皆用之,俱取其滋补也。刘纯云:气液衰、阴血竭者,宜用之。何大英云:定喘止嗽,莫佳于此。(《本草纲目·鳞部·蛤蚧》)

痰喘咳嗽,用白蚬壳(多年陈者)烧过存性,为极细末。以米饮调服一钱,日三服(引自《急救方》)。(《本草纲目·介部·蚬》)

15.《珍珠囊药性赋》 瓜蒌子下气润肺喘兮,又且宽中。

葶苈,泻肺喘而通水气。(《珍珠囊药性赋·寒》)

桑根白皮,主喘息。(《珍珠囊药性赋·平》)

(葶苈)其用有四:除周身之浮肿,逐膀胱之留热,定肺气之喘促,疗积饮之痰厥。(《珍珠囊药性赋·诸品药性主治指掌》)

16.《理虚元鉴》 惟白前一味,为平喘之上品。凡撷肚抬肩,气高而急,能坐而不能卧,能仰而不能俯者,用此以平之,取效捷而元气不伤,大非苏子可比。(《理虚元鉴·治虚药讹一十八辨》)

17.《本草易读》 喘咳嗽悉效。(《本草易读·蓖麻子百三十四》)

葛根,辛,甘,无毒。入足阳明经。解肌退热升阳散火,止呕除泻,生津解渴。降冲逆而定喘,解酒毒而散郁。(《本草易读·葛根百七十一》)

18.《本草崇原》 紫苏配杏子,主利小便,消水肿,解肌表,定喘逆,与麻黄同功而不走泄正气。(《本草崇原·本经上品》)

19.《本草新编》 谁知黄芪善用之以治喘满实神。铎受异人传,不敢隐也。黄芪用防风之汁炒而用之,再不增胀增满,但制之实有法。防风用少则力薄,不能制黄芪,用多则味厚,又嫌过制黄芪,不惟不能补气,反有散气之忧。大约黄芪用一斤,用防风一两。先将防风用水十碗煎数沸,漉去防风之渣,泡黄芪二刻,湿透,以火炒之干。再泡透,又炒干,以汁干为度。再用北五味三钱,煎汤一大碗,又泡半干半湿,复炒之,火焙干,得地气,然后用之。凡人参该用一两者,黄芪亦用一两。定喘如神。而又不增添胀满,至妙之法,亦至便之法也。(《本草新编》卷之一)

20.**《本草备要》** 山豆根:泻心火以保金气,去肺、大肠之风热(心火降,则不灼肺而金清。肺与大肠相表里,肺金清,则大肠亦清),消肿止痛。治喉痛喉风,龈肿齿痛(含之咽汁),喘满热咳,腹痛下痢,五痔诸疮。(《本草备要·草部·山豆根》)

诃子:治冷气腹胀,膈气呕逆,痰嗽喘急(肺夹痰水,或被火伤,故宜苦酸以敛之)。(《本草备要·木部·诃子》)

21.**《本经逢原》** 灵砂:虚阳上逆,痰涎壅盛,头眩吐逆,喘不得卧,痞不得寐,霍乱反胃,心腹冷痛,允为镇坠虚火之专药。但不可久服。(《本经逢原·石部·灵砂》)

石钟乳:惟肺气虚寒,咳逆上气,哮喘痰清,下虚脚弱,阴痿不起,大肠冷滑,精泄不禁等疾,功效无出其右。(《本经逢原·石部·石钟乳》)

沙参专泄肺气之热,故喘嗽气壅,小便赤涩不利,金受火克。阴虚失血,或喘咳寒热及肺痿等疾宜之。(《本经逢原·山草部·沙参》)

防风:其治大风头眩痛、恶风、风邪等病,其性上行,故治上盛风邪,泻肺实喘满,及周身痹痛,四肢挛急,目盲无所见,风眼冷泪,总不出《本经》主治也……惟肺虚有汗喘乏,及气升作呕,火升发嗽,阴虚盗汗,阳虚自汗者勿服。(《本经逢原·山草部·防风》)

淡豆豉,用黑豆淘净,伏天水浸一宿,蒸熟摊干,蒿覆三日,候黄色取晒,下瓮筑实,桑叶厚盖,泥封七日取出,又晒,酒拌入瓮,如此七次,再蒸如前即是。主伤寒头疼,寒热烦闷,温毒发斑,瘴气恶毒。入吐剂发汗,并治虚劳喘吸,脚膝疼冷,大病后胸中虚烦之圣药。(《本经逢原·谷部·诸豆》)

沉水香性温,秉南方纯阳之性,专于化气,诸气郁结不伸者宜之。温而不燥,行而不泄,扶脾达肾,摄火归源。主大肠虚秘,小便气淋及痰涎,血出于脾者,为之要药。凡心腹卒痛,霍乱中恶,气逆喘急者并宜。(《本经逢原·香木部·沉香》)

乌药香窜能散诸气,故治中风中气诸证。用乌药顺气散者,先疏其气,气顺则风散也。辛温能理七情郁结,上气喘急,用四磨、六磨。(《本经逢原·香

木部·乌药》)

诃子苦涩降敛。生用清金止嗽，煨熟固脾止泻。古方取苦以化痰涎，涩以固滑泄也。殊不知降敛之性，虽云涩能固脱，终非甘温益脾之比。昔人言，同乌梅、五倍则收敛，同橘皮、厚朴则下气，同人参则补肺治嗽。东垣言嗽药不用者，非也。然此仅可施之于久嗽喘乏，真气未艾者，庶有劫截之能。(《本经逢原·乔木部·诃黎勒》)

紫河车禀受精血结孕之余液，得母之气血居多，故能峻补营血。用以治骨蒸羸瘦，喘嗽虚劳之疾，是补之以味也。(《本经逢原·人部·人胞》)

22.《本草从新》 土人参，气香味淡，性善下降。能伸肺经治节，使清肃下行。补气生津。治咳嗽喘逆，痰壅火升，久疟淋沥，难产经闭。泻痢由于肺热，反胃噎膈由于燥涩。凡有升无降之证，每见奇效。(《本草从新·草部·土人参》)

桔梗，苦辛平，色白属金，入肺（气分）泻热，兼入手少阴心、足阳明胃经。开提气血，表散寒邪，清利头目咽喉，胸膈滞气。凡痰壅喘促，鼻塞（肺气不利）目赤，喉痹咽痛（两少阴火），齿痛（阳明风热）口疮，肺痈干咳（火郁在肺），胸膈刺痛（火郁上焦），腹痛肠鸣（肺火郁于大肠），并宜苦梗以开之。为诸药舟楫，载之上浮，能引苦泄峻下之剂，至于至高之分成功。(《本草从新·草部·桔梗》)

破故纸，辛苦大温，入心包命门，补相火以通君火，暖丹田，壮元阳，缩小便（亦治遗溺）。治虚寒喘嗽（能纳气归肾）。

唐郑相国方：破故纸十两（酒浸蒸为末）、胡桃肉二十两（去皮烂研），蜜调如饴，每晨酒服一大匙。治虚寒喘嗽、腰脚酸痛。忌羊血芸薹。加杜仲，名青娥丸。韩飞霞曰：故纸属火，坚固元阳，胡桃属木，润燥养血，有木火相生之妙也。(《本草从新·草部·破故纸》)

厚朴：消痰化食，行结水，破宿血，散风寒，杀脏虫。治反胃呕逆，喘咳泻痢。(《本草从新·木部·厚朴》)

23.《得配本草》 人参：配磁石，治喘咳。(《得配本草·草部·人参》)

五味子：佐阿胶，定喘。(《得配本草·草部·五味子》)

马兜铃：得甘草，治肺气喘急。(《得配本草·草部·马兜铃》)

天门冬：配人参，定虚喘。(《得配本草·草部·天门冬》)

沙糖：得姜汁，煎服，治吐逆喘嗽。（《得配本草·果部·沙糖》）

厚朴：配杏仁，治气逆急喘。（《得配本草·木部·厚朴》）

金樱子：甘、涩、微酸，性温。入足少阴经血分。固精秘气，止血生津。治虚痢，收虚汗，敛虚火，平虚嗽，定虚喘，疗怔忡。（《得配本草·木部·金樱子》）

24.《本草纲目拾遗》 蒋仪《药镜》云：佛耳草下痰定喘，能去肺胀，止哮宁嗽，大救金寒，以之烈入热部，岂以其气辛耶。（《本草纲目拾遗·草部上·金钱草》）

箭头风：消痰，治气急，定喘妙方。（《本草纲目拾遗·草部中·箭头风》）

象贝苦寒，解毒利痰，开宣肺气。凡肺家夹风火有痰者宜此。川贝味甘而补肺，不若用象贝治风火痰嗽为佳。若虚寒咳嗽，以川贝为宜。张景岳云：味大苦，性寒，阴也，降也，乃手太阴、少阳、足阳明、厥阴之药。大治肺痈、肺痿、咳喘、吐血、衄血，最降痰气，善开郁结。（《本草纲目拾遗·草部下·浙贝》）

必思答：味甘无毒，治调中顺气，滋肺金，定喘急，久食利人。（《本草纲目拾遗·果部下·必思答》）

25.《本草述钩元》 巴戟天：方书治中风劳倦，虚劳肾气虚而恶寒眩晕，及虚逆咳喘。（《本草述钩元·山草部·巴戟天》）

刺蒺藜……方书治中风水气胀满，喘逆痰饮，大便不通。（《本草述钩元·隰草部·蒺藜子》）

半夏：风痰喘逆，兀兀欲吐，眩晕欲倒。半夏一两、雄黄三钱，为末。姜汁浸蒸饼丸，梧子大。每服三十丸，姜汤下。（《本草述钩元·毒草部·半夏》）

26.《本草便读》 地骨皮：退伏热以除蒸，深入黄泉，下归肾部，降肺火而定喘。甘寒白色，清肃金家。（《本草便读·木部·地骨皮》）

磁石：引金气以下行，气纳喘平。导归水部，镇肾虚之恐怯……其功入肾，能养肾气，镇肾虚，又能引金气下行。（《本草便读·金石部·磁石》）

27.《本草思辨录》 五味子：喘与咳皆肺病，其有肾气逆而为喘咳者，则不得独治肺。五味子敛肺气摄肾气，自是要药。然但能安正不能逐邪，有邪

用之,须防收邪气在内。(《本草思辨录·五味子》)

柏实:竹皮大丸喘加柏实者,肺病亦肝病也。盖妇人乳中烦呕,是肝气之逆,逆则不下归肾而上冲肺。柏实得西指之气,能降肺以辑肝,喘宁有不止。此与他喘证不同,故用药亦异也。(《本草思辨录·柏实》)

沉香:肾中阳虚之人,水上泛而为痰涎,火上升而为喘逆。沉香质坚色黑而沉,故能举在上之水与火,悉摄而返之于肾。其气香性温,则能温肾以理气,即小便气淋,大肠虚闭,亦得以通之,而要非以宣泄为通也。(《本草思辨录·沉香》)

二、近代文献研究

《本草简要方》 治多年喘嗽,马兜铃、桔梗、人参、甘草、贝母各五钱,陈皮、大腹皮、桑白皮、紫苏各一两,五味子二钱五分。㕮咀,每服四钱,加生姜三片,水煎服。(《本草简要方·草部三·马兜铃》)

治风胜痰实胸满,及喘满咳嗽,槐角地榆汤。槐角、地榆、白芍(炒)、栀子(炒焦)、枳壳(炒)、黄芩、荆芥,加生地,水煎服。(《本草简要方六·木部二·槐》)

三、现代文献研究

(1) 生金散:生晒参、蛤蚧。适用于 COPD 之慢性咳喘,少气懒言,咳痰色白,属肺气虚,肺失宣降,气逆喘咳者。〔郝传铮.生金散在慢性阻塞性肺疾病中的应用[J].南通大学学报(医学版),2002,22(4):434-434.〕

(2) 黄芪:治疗后黄芪注射液治疗者组血浆丙二醛(MDA)水平比常规者和健康者下降明显,而血浆超氧化物歧化酶(SOD)、谷胱甘肽(GSH)、谷胱甘肽过氧化物酶(GSH-Px)水平明显升高,提示黄芪注射液有减轻脂质过氧化损害,提高抗氧化酶水平,从而起到纠正 COPD 患者存在的氧化-抗氧化失衡的作用。〔朱渊红,应可净,蔡宛如,等.黄芪注射液对慢性阻塞性肺疾病急性加重期氧化/抗氧化失衡的影响[J].中国中医急症,2004,13(9):597-598.〕

(3) 益肾通肺汤:人参 10 g,蛤蚧 5 g,苏木 10 g,葶苈子 10 g,水蛭 5 g,紫菀 10 g。益肾通肺汤为吴立文教授根据中国中医科学院名老中医赵锡武的学术思想,结合自己多年治疗 COPD 的临床经验总结而成,由人参、蛤蚧、苏木、葶苈子、水蛭、紫菀组成,临床疗效甚佳。方中用人参、蛤蚧相配,补益肺肾、纳气定喘以治本;苏木与人参相配,益气活血;葶苈子泻肺祛痰;水蛭活血化瘀;紫菀止咳平喘。〔蒋立峰,马鸿斌.益肾通肺汤治疗慢性阻塞性肺疾病30 例临床观察[J].河南中医杂志,2008,28(6):41-42.〕

(4) 鱼金方:鱼腥草 25 g,金荞麦 25 g,竹茹 10 g,全瓜蒌 15 g,陈皮 15 g,法半夏 12 g,茯苓 15 g,桃仁 15 g,当归 15 g,葶苈子 15 g,麻黄 8 g,甘草 6 g。通过临床观察该方治疗 AECOPD,对于咳嗽、咯痰、喘息、湿啰音方面有较好疗效。特别是在咯痰、湿啰音改善方面作用明显,大多数患者治疗后感觉咯痰轻松,痰易咯出,随后咳嗽减轻,渐至咯痰消失,喘息渐平。〔宋欠红,叶勇,李琴,等.鱼金方对慢性阻塞性肺病急性加重期炎性介质(IL-8,TNF-α)的影响[J].云南中医中药杂志,2011,32(9):14-15.〕

(5) 舒肺汤:石膏 50 g,厚朴、射干、苏子、法半夏、杏仁、当归、浙贝母各 15 g,五味子、桃仁、地龙各 12 g,麻黄 10 g,细辛 6 g。本方针对 COPD 急性加重期症状,当症状缓解,则应治本为主,以扶正补虚为原则,并重视痰瘀等病理产物的消除,通过健脾益肺、补肾纳气调整肺之功能,以避免或减少复发为目的。〔童亚西.舒肺汤治疗慢性阻塞性肺疾病急性加重期疗效观察[J].中国中医急症,2012,21(7):1188.〕

(6) 平喘固本颗粒:党参 10 g,茯苓 10 g,炒白术 10 g,五味子 6 g,沉香 3 g,灵磁石 30 g,紫苏子 10 g,款冬花 10 g,法半夏 6 g,橘红 6 g,紫河车 6 g。该方可以显著提高 COPD 患者血清免疫球蛋白 IgA、IgG 及补体 C3 水平,可以提高淋巴细胞计数,增加 CD3、CD4 含量及 CD4/CD8 水平,增强患者的免疫功能,并且可以有效地减少急性发作的次数,对于提高患者生活质量有重要意义。〔艾宗耀,嵇冰,王楠,等.平喘固本颗粒对稳定期慢性阻塞性肺疾病患者免疫功能的影响[J].江西中医药,2012,43(4):30-32.〕

(7) 三七总皂苷:血塞通注射液治疗后,血液流变学各项指标均有明显改善,说明血塞通注射液能较好地改善 AECOPD 血液流变学异常、改善微循环障碍,从而起到缓解病情的作用。〔魏胜全,薛慧君,王惠霞,等.血塞通注射液对慢性阻塞性肺疾病急性加重期患者血液流变学等相关因素的影响[J].医学综述,2012,18(16):2671-2672.〕

(8) 泽漆化痰方：泽漆 30 g,竹沥、半夏各 15 g,陈皮 9 g,柴胡 15 g,白前 12 g,紫菀 15 g,生甘草 9 g,款冬花 10 g,前胡 12 g,枳壳 9 g,桔梗 9 g。全方以泽漆为君而行化痰消饮之用,又佐用他药升降并施,梳理气机,外透内散,从而起到调节肺宣发、肃降的功能,使肺之水道得以通调,痰饮自除。〔傅慧婷,窦丹波,杨军,等.泽漆化痰方治疗慢阻肺痰浊阻肺证及对气道黏液高分泌的影响[J].中国中医急症,2015,24(3)：415 - 417.〕

(9) 淫羊藿苷：淫羊藿苷干预之后的大鼠血清 NO 和 iNOS 释放均明显降低,SOD 活力显著升高,CD8[+] T 细胞比例下降,CD4[+]/CD8[+] T 细胞的值升高,减轻大鼠肺部炎症细胞浸润。〔孙玉姣,李祎群,李莉.淫羊藿苷对慢性阻塞性肺疾病模型的抗炎和抗氧化作用[J].湖北中医药大学学报,2015,17(4)：4 - 7.〕

(10) 芪蛭皱肺颗粒：黄芪、水蛭、党参、丹参、五味子、麦冬、枳实。通过调节血清及 BALF 中 IL - 4 表达水平,可能是通过减轻气道炎症浸润、提高肺通气和肺换气能力、纠正低氧血症和高碳酸血症,从而干预 COPD 的发生发展。〔张毅,李娟,李金田,等.芪蛭皱肺颗粒对 COPD 模型大鼠血气分析及 IL - 4 细胞因子表达的影响[J].中国中医基础医学杂志,2016,22(1)：57 - 58,72.〕

(11) 山腊梅茎水提物：可降低 COPD 大鼠肺组织和血清中 CRP 及 IL - 8 水平,对 COPD 大鼠的炎症有抑制作用。〔汤森,胡建军,刘多,等.山腊梅提取物对慢性阻塞性肺病大鼠炎症细胞、C 反应蛋白、白细胞介素- 8 水平的影响[J].中国老年学杂志,2016,36(1)：26 - 28.〕

(12) 蛹虫草胶囊：蛹虫草胶囊在辅助治疗 COPD 急性加重期取得了较好的疗效,可从整体调节机体功能,改变机体的氧化应激状态,调节氧化/抗氧化失衡,从而达到改善肺通气功能,延缓 COPD 的发展。〔陈康桂,肖波,朱康妹,等.蛹虫草胶囊对慢性阻塞性肺疾病患者急性加重期氧化/抗氧化失衡的干预作用[J].江西中医药,2016(1)：43 - 45.〕

(13) 保肺汤：党参 30 g,当归、连翘各 15 g,麦冬、五味子、浙贝母、苦参、清半夏、皂角刺、前胡各 10 g,冬虫夏草酵菌粉 3 g。纵观全方,针对 COPD 合并特发性肺纤维化(IPF)的虚、痰、瘀病机特点,标本兼顾,使肺肾同治,气血同治,寒热同施。〔何春凝.保肺汤联合西医综合疗法治疗慢性阻塞性肺疾病

合并肺间质纤维化的疗效观察[J].四川中医,2017,35(8)：80－82.〕

（14）灯盏花素：可抑制COPD模型大鼠支气管壁厚度及胶原纤维厚度的增加,降低COPD大鼠肺组织中的基质金属蛋白酶－9(MMP－9)、转化生长因子－β(TGF－β)及Smad3 mRNA水平,升高Smad7 mRNA水平,从而可以延缓或改善COPD气道重塑的疾病进程。〔杜飞,贺刚,陈代刚.灯盏花素对慢性阻塞性肺疾病模型大鼠气道重塑的影响[J].河北中医,2017,39(7)：1069－1073.〕

（15）赤芍：作为一种常见的活血化瘀中药,一方面可行清热凉血、活血化瘀之功效；另一方面,从现代医学视角,本实验研究表明,赤芍各剂量组能够不同程度地改善肺组织气道炎性反应、降低气道重塑、减少支气管和肺小动脉平滑肌厚度,降低IL－8,升高IL－10,抑制TGF－β1、MPP－2、MMP－9和金属蛋白酶组织抑制物－9(TIMP－9)表达,纠正细胞外基质(ECM)的沉积和降解的失衡,从而改善气道重塑和气流阻塞,延缓肺功能。〔徐飞,林锦培,李璐璐,等.赤芍对慢性阻塞性肺疾病大鼠气道重塑的影响及机制研究[J].中华中医药杂志,2017(4)：1755－1760.〕

（16）虎杖：模型组COPD大鼠存在蛋白酶/抗蛋白酶的失衡状态,经虎杖煎剂干预后可改善肺组织MMP－9和TIMP－1mRNA表达水平及其失衡,有利于抑制其炎症反应,保护肺泡基质,延缓气道重塑。〔石亚莉,楼黎明,陈素珍,等.虎杖对COPD模型大鼠肺组织MMP－9,TIMP－1表达的干预研究[J].浙江中西医结合杂志,2018,28(4)：271－273,281,封4.〕

（17）川芎嗪能够显著提高COPD急性加重期患者的临床疗效,其作用机制可能与降低炎症因子TNF－α、IL－8、IL－10和CRP的水平有关。川芎嗪对Scr的影响较小。〔王相海,唐共珂.川芎嗪对慢性阻塞性肺疾病急性加重期患者炎症因子和血清肌酐的影响[J].中国临床医生杂志,2018,46(12)：1426－1428.〕

（18）愈肺宁方：五味子6 g,桃仁、菟丝子、防风、葶苈子、白术、丹参、山茱萸、杏仁各10 g,瓜蒌15 g,黄芪15 g,党参15 g。愈肺宁方在慢性阻塞性肺疾病患者治疗中的应用,能促使机体免疫力提升,且能增强化痰止咳作用,改善机体微循环,促进炎症吸收。〔魏志青.愈肺宁方在慢性阻塞性肺疾病稳定期患者中的应用价值[J].中外医疗,2019(4)：134－137.〕

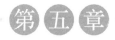

其他特色疗法

一、针法

1.《素问》 肺热病者,先淅然厥起毫毛,恶风寒,舌上黄身热。热争则喘咳,痛走胸膺背,不得大息,头痛不堪,汗出而寒。丙丁甚,庚辛大汗。气逆则丙丁死。刺手太阴阳明,出血如大豆,立已。(《素问·刺热论篇》)

气有余则喘咳上气,不足则息利少气……有余则泻其经渠,无伤其经,无出其血,无泄其气。(《素问·调经论篇》)

邪客于手阳明之络,令人气满胸中,喘急而支胠,胸中热。刺手大指次指爪甲上去端如韭叶,各一,左取右,右取左,如食顷已。(《素问·缪刺论篇》)

黄帝曰:卫气之留于腹中,畜积不行,菀蕴不得常所,使人支胁胃中满,喘呼逆息者,何以去之?伯高曰:其气积于胸中者,上取之;积于腹中者,下取之;上下皆满者,傍取之。黄帝曰:取之奈何?伯高对曰:积于上,泻人迎、大突、喉中;积于下者,泻三里与气街;上下皆满者,上下取之,与季胁之下一寸;重者,鸡足取之。(《灵枢·卫气失常》)

井主心下满,荥主身热,俞主体重节痛,经主喘咳寒热,合主逆气而泄。(《难经·六十八难》)

2.《针灸甲乙经》 头痛身热,鼻窒,喘息不利,烦满汗不出,曲差主之。

热病烦心而汗不止,肘挛腋肿,善笑不休,心中痛,目赤黄,小便如血,欲呕,胸中热,苦不乐,太息,喉痹嗌干,喘逆,身热如火,头痛如破,短气胸痛,大陵主之。

气喘,热病衄不止,烦心善悲,腹胀,逆息热气,足胫中寒,不得卧,气满胸中热,暴泄,仰息,足下寒,中闷,呕吐,不欲食饮,隐白主之。(《针灸甲乙经·六经受病发伤寒热病》)

足厥喘逆,足下清至膝,涌泉主之。(《针灸甲乙经·阴衰发热厥阳衰发寒厥》)

脊强互引,恶风时振栗,喉痹,大气满,喘,胸中郁郁,气热,晄晄,项强,寒热,僵仆不能久立,烦满里急,身不安席,大椎主之。(《针灸甲乙经·太阳中风感于寒湿发痓》)

肺气热,呼吸不得卧,上气呕沫,喘,气相追逐,胸满胁膺急,息难,振栗,脉鼓,气隔,胸中有热,支满不嗜食,汗不出,腰脊痛,肺俞主之。

咳上气,喘,暴喑不能言,及舌下夹缝青脉,颈有大气,喉痹,咽中干,急不得息,喉中鸣,翕翕寒热,项肿肩痛,胸满腹皮热,衄,气短哽心痛,隐疹头痛,面皮赤热,身肉尽不仁,天突主之。

肺系急,胸中痛,恶寒,胸满悒悒然,善呕胆,胸中热,喘,逆气,气相追逐,多浊唾,不得息,肩背风,汗出,面腹肿,鬲中食噎,不下食,喉痹,肩息肺胀,皮肤骨痛,寒热烦满,中府主之。

臂厥,肩膺胸满痛,目中白翳,眼青转筋,掌中热,乍寒乍热,缺盆中相引痛,数咳,喘不得息,臂内廉痛,上鬲饮已烦满,太渊主之。

寒热胸背急,喉痹,咳上气,喘,掌中热,数欠伸,汗出善忘,四肢厥,善笑,溺白,列缺主之。

胸中膨膨然,甚则交两手而瞀,暴痹喘逆,刺经渠及天府,此谓之大俞。

寒热,唇口干,喘息,目急痛,善惊,三间主之。

寒热目晄晄,善咳喘逆,通谷主之。(《针灸甲乙经·五脏传病发寒热》)

咳逆上气,喘不能言,华盖主之。咳逆上气,唾喘短气不得息,口不能言,膻中主之。咳卧不安,膻中主之。胸满咳逆,喘不得息,呕吐烦满,不得饮食,神藏主之。胸胁榰满,咳逆上气,呼吸多喘,浊沫脓血,库房主之。咳喘不得,坐不得卧,呼吸气索,咽不得,胸中热,云门主之。胸胁满不得俯仰,溃痈,咳逆上气,咽喉喝有声,太溪主之。(《针灸甲乙经·邪在肺五脏六腑受病发咳逆上气》)

胸中满,不得息,胁痛骨疼,喘逆上气,呕吐烦心,玉堂主之。

胸中榰满,痛引膺,不得息,闷乱烦满,不得饮食,灵墟主之。胸胁榰满不得息,咳逆,乳痈,洒淅恶寒,神封主之。胸胁榰满,鬲逆不通,呼吸少气,喘息不得举臂,步廊主之。胸胁榰满,喘满上气,呼吸肩息,不知食味,气户主之。(《针灸甲乙经·肝受病及卫气留积发胸胁满痛》)

3.《备急千金要方》 邪在肺,则皮肤痛发寒热上气,气喘汗出,咳动肩

背,取之膺中外俞背第三椎之旁,以手重按之快,然乃刺之,取之缺盆中以越之。(《备急千金要方·肺脏方》)

天容、廉泉、魄户、气舍、扶突主咳逆上气,喘息呕沫齿噤。

期门,右手屈臂中横纹外骨上,主咳逆上气。又云:期门主喘逆,卧不安席咳,胁下积聚。天府主上气喘不得息。

魄户、中府、主肺寒热,呼吸不得卧,咳逆上气,呕沫喘气相追逐。

天池主上气喉鸣。大包主大气不得息。肺俞、肾俞主喘咳少气百病。彧中、石门主咳逆上气,涎出多唾。天突、华盖主咳逆上气喘暴。紫宫、玉堂、太溪主咳逆上气心烦。彧中、云门主咳逆上气,涎出多唾,呼吸喘悸,坐不安席。

膻中、华盖主短气不得息,不能言。

步廊、安都主膈上不通,呼吸少气,喘息。

气户、云门、天府、神门主喘逆上气,呼吸肩息,不知食味。少海主气逆,呼吸噫哕呕。

肩俞主上气。

大陵、少商主咳逆喘。

大泉主咳逆胸满,喘不得息。(《备急千金要方·针灸下》)

4.《此事难知》 喘满痰实如胶,太溪。(《此事难知·接经补遗》)

5.《扁鹊神应针灸玉龙经》 咳嗽喘急及寒痰,须从列缺用针看。太渊亦泻肺家疾,此穴仍宜灸更安。(《扁鹊神应针灸玉龙经·一百二十穴玉龙歌·痰嗽喘急》)

气喘吁吁不得眠,何当日夜苦相煎。若取璇玑真个妙,更针气海保安然。(《扁鹊神应针灸玉龙经·一百二十穴玉龙歌·气喘》)

6.《针灸大全》 治气上壅足三里,天突宛中治喘痰。

住喘却痛昆仑愈。

吐血定喘补尺泽。(《针灸大全·灵光赋》)

7.《针灸聚英》 中府(一名膺俞),云门下一寸,乳上三肋间,动脉应手陷中,去中行六寸。肺之募(募,犹以壮人为法也)。主腹胀,四肢肿,食不下,喘气胸满,肩背痛,呕,咳逆上气,肺系急,肺寒热。(《针灸聚英·手太阴肺经》)

喘嗽隔食治膈俞,喘满三间商阳宜,肺胀气抢胁下痛,阴都太渊肺俞除,喘息难行治中脘。

期门上廉三穴善。

数嗽而喘治太渊,一穴治之病自痊。(《针灸聚英·杂病歌·痰喘咳嗽》)

8.《针灸大成》 气喘急急不可眠,何当日夜苦忧煎,若得璇玑针泻动,更取气海自安然。(《针灸大成·玉龙歌》)

喘急列缺、足三里。(《针灸大成·杂病穴法歌》)

昆仑足外踝,跟骨上边寻。转筋腰尻痛,暴喘满冲心,举步行不得,一动即呻吟,若欲求安乐,须于此穴针。(《针灸大成·长桑君天星秘诀歌》引《乾坤生意》)

吼喘气满,肺胀不得卧:俞府、风门、太渊、中府、三里、膻中。(《针灸大成·八脉图并治症穴》)

9.《医学入门》 天溪,胸乡下一寸六分陷中,仰而取之。针入四分,灸五壮。主喘气,乳肿痛溃贯膺,余同食窦。

后溪,小指外侧本节横纹尖尽处,握掌取之。针一分,灸一壮。主喘息,身热恶寒,胸满,癫疾。

魄户,三节外三寸,针五分,灸五壮。主咳逆喘气不得卧,肺寒热,项强,背膊无力,劳损痿黄,五尸走注。

灵墟,神藏下一寸六分。针四分。灸五壮。主胸胁支满,喘气,呕吐不食。

辄筋,渊腋前一寸。针入六分,灸三壮。主胸暴满,喘息不得卧。(《医学入门·内集》)

10.《针灸逢源》 气满胸中喘息取足太阴大指之端(隐白)。寒则留之,热则疾之,气下乃止。(《针灸逢源·灵枢经文》)

大包,在足少阳渊腋下三寸,从周荣外斜下行,布胸胁中出九肋间。脾之大络总统阴阳诸络,由脾灌溉五脏。针三分,灸三壮,治喘气胸胁痛。

步廊,在神封下一寸六分陷中,中庭旁二寸仰取之。针三分,灸五壮。治胸胁满痛,咳逆喘息,呕吐不食。

华盖,在璇玑下一寸六分,陷中仰而取之。针三分,灸五壮。治咳逆,哮嗽,喘急上气,喉痹,胸胁满痛。

璇玑,在天突下一寸六分陷中仰而取之。针三分,灸五壮。治胸胁满,咳逆上气,喘不能言,喉痹咽肿,水饮不下。

廉泉(一名舌本,一名本池),在颌下结喉上中央,仰而取之,阴维任脉之会。针三分,灸三壮。治咳嗽喘息,舌下肿,舌根缩,舌纵涎出,口疮。(《针灸逢源·经穴考正》)

二、灸法

1.《备急千金要方》 凡上气冷发腹中雷鸣转叫,呕逆不食,灸太冲不限壮数。从痛至不痛,从不痛至痛止。上气厥逆,灸胸堂百壮,穴在两乳间。(《备急千金要方·肺脏方》)

2.《千金翼方》 凡肺风气痿绝,四肢胀满,喘逆胸满,灸肺俞各两壮,肺俞对乳引绳度之。(《千金翼方·针灸中·肺病第七》)

上气咳逆,短气气满,食不下,灸肺募五十壮。上气咳逆,短气,风劳百病,灸肩井二百壮。上气短气咳逆,胸背彻痛,灸风门热府百壮。上气咳逆,短气胸满多唾,唾血冷痰,灸肺俞随年壮。

上气,胸满短气,灸云门五十壮。上气咳逆,胸痹彻背痛,灸胸堂百壮,忌刺。上气咳逆,灸膻中五十壮。上气咳逆,胸满短气,牵背彻痛,灸巨阙、期门各五十壮。(《千金翼方·针灸中·大肠病第八》)

3.《医心方》 京骨二穴,在足外侧大骨下,赤白肉际陷者中。刺入三分,留七呼,灸三壮。主喘。(《医心方·孔穴主治》)

4.《太平圣惠方》 天突一穴,在项结喉下五分,中央宛宛中,灸五壮。主咳逆喘,暴喑不能言,身寒热,颈肿。(《太平圣惠方·具列四十五人形》)

5.《扁鹊心书》 老人气喘,灸脐下三百壮。(《扁鹊心书·黄帝灸法》)

6.《针灸资生经》 有贵人久患喘,夜卧不得而起行,夏月亦衣夹背心,予知是膏肓病也,令灸膏肓而愈。亦有暴喘者,予知是痰为梗,令细锉厚朴七八钱重,以姜七片、水小碗煎七分服,滓再煎服,不过数服愈。若不因痰而喘者,当灸肺俞。凡有喘与哮者,为按肺俞,无不酸疼,皆为谬刺肺俞,令灸而愈。亦有只谬刺不灸而愈。(《针灸资生经·喘》)

7.《世医得效方》 上气咳逆,短气,胸满多唾,唾恶冷痰,灸肺俞五十壮。又法,灸两乳下黑白际各百壮,即瘥。(《世医得效方·大方脉杂医科·咳嗽》)

肺俞各十一壮,穴在第三椎下两旁各去一寸五分。天突穴在颈结喉下五寸宛宛中,灸七壮,立效。(《世医得效方·大方脉杂医科·喘急》)

8.《景岳全书》 背中骨节第七椎下穴,灸三壮,喘气立已,神效。(《景岳全书·杂证谟》)

9.《医学入门》 水突,直人迎下,气舍上,二穴之中。灸三壮。主咽肿,咳逆,气喘不得卧。(《医学入门·内集》)

10.《医学集成》 灸喘证穴道:肺俞、脾俞、膻中、气海、期门、至阳、天突、璇玑、百会、无名指尖。(《医学集成·喘胀》)

11.《针灸逢源》 膻中(一名上气海,一名元儿)在玉堂下一寸六分两乳间陷中,仰而取之,为气之会,气病治此。灸七壮,禁针。治上气咳逆,痰喘,哮嗽,喉鸣,隔食,肺痈,瘿气。

灵台,在六椎下俯而取之。《甲乙经》无此穴,出气府论注。治气喘不得卧,火到即愈。灸三壮。(《针灸逢源·经穴考正》)

三、外治法

1.《汤液本草》 石膏……解肌发汗,止消渴烦逆,腹胀,暴气喘息,咽热。亦可作浴汤。(《汤液本草·玉石部》)

2.《古今医鉴》 金不换神仙膏(杜进士传),专治男妇小儿,不分远年近日,五劳七伤,咳嗽痰喘气急,左瘫右痪,手足麻木,遍身筋骨疼痛,腰脚软弱,偏正头风,心气疼痛,小肠疝气偏坠,跌打伤损,寒湿脚气,虚痢脚气痞块,男子遗精白浊,妇人赤白带下,月经不调,血崩,兼治无名肿毒,瘰疮,杨梅顽疮,误服轻粉,致伤筋骨疼痛,变为恶毒,肿烂成疮,大如盘,或流黄水,或流脓血,遍身臭烂不能动履者,贴此膏药除根,永不再发。川芎、白芷、生熟当归、白术、苍术、陈皮、香附、枳壳、乌药、半夏、青皮、白芷、细辛、知母、贝母、杏仁、桑白皮、黄连、黄芩、黄柏、栀子、大黄、柴胡、薄荷、赤芍、木通、桃仁、玄参、猪苓、泽泻、桔梗、前胡、升麻、麻黄、牛膝、杜仲、山药、远志、续断、良姜、何首乌、甘草、连翘、藁本、茵陈、地榆、防风、荆芥、羌活、独活、金银花、白蒺藜、苦参、僵蚕、天麻、南星、川乌、草乌、威灵仙、白鲜皮、五加皮、青枫藤、益母草、两头尖、五倍子、大枫子、巴豆、穿山甲、芫花、蜈蚣(二十条)、苍耳头(七个)、桃柳榆槐桑楝楮枝(各三十)。上药共七十二味,每味用五钱,各要切为粗片,用真芝麻油十二斤,浸药在内。夏浸三日,冬浸半月方可。煎药黑枯色为度。用麻布一片,滤去渣,将油再称,如有十数斤,加飞过黄丹五斤;如油有八斤,加黄丹四斤,根据数下丹,决无差矣。将油再下锅熬,黄丹徐徐的投下,手中用槐柳棍不住的搅,火先文后武熬成,滴在水中成珠不散,春夏硬,秋冬软,此是口诀。瓷器内贮之,临用时加细药。乳香、没药、血竭、轻粉、朝脑(即樟脑)、片脑、麝香、龙骨、海螵蛸、赤石脂。上细药十味,研为细末,瓷器内收贮。临摊膏药掺上些须,生肌止痛,调血气,去风湿甚妙。五劳七伤,遍身筋骨疼痛,腰脚软弱,贴两膏肓穴、两肾俞穴、两三里穴;痰喘气急,咳嗽,贴肺俞穴、花盖穴、膻中穴。(《古今医鉴·膏药》)

3. 本草纲目 脱阳虚证,四肢厥冷,不省人事,或小腹紧痛,冷汗气喘。炒盐熨脐下气海,取暖。(《本草纲目·金石之五》引《救急方》)

4.《万病回春》 益寿比天膏。此药最能添精补髓,保固真精不泄;善助元阳,滋润皮肤,壮筋骨、理腰膝;下元虚冷,五劳七伤,半身不遂,或下部虚冷,膀胱病症,脚膝酸麻,阳事不举。男子贴之,行步康健,气力倍添,奔走如飞;女子贴之,能除赤白带下,沙淋血崩,兼下生疮疖,能通二十四道血脉,坚固身体,返老还童。专治喘户,遇鼎气不泄真精,大臻灵验,非至仁不可轻泄,其妙如神。鹿茸、附子(去皮脐)、牛膝(去芦)、虎胫骨(酥炙)、蛇床子、菟丝子、川续断、远志肉、肉苁蓉、天门冬(去心)、麦门冬(去心)、杏仁、生地、熟地、官桂、川楝子(去核)、山茱萸(去核)、巴戟(去心)、破故纸、杜仲(去皮)、木鳖子(去壳)、肉豆蔻、紫梢花、谷精草、穿山甲、大麻子(去壳)各一两,甘草二两(净末,看众药焦枯方下),桑、槐、柳枝各七寸。上锉细,用真香油一斤四两浸一昼夜,慢火熬至黑色;用飞过好黄丹八两、黄香四两入内,柳棍搅,不住手;再下雄黄、倭硫、龙骨、赤石脂各二两,将铜匙挑药滴水成珠不散为度;又下母丁香、沉香、木香、乳香、没药、阳起石、蟾酥、哑芙蓉各二钱,麝香一钱为末,共搅入内;又下黄蜡五钱。将膏贮磁罐内,封口严密,入水中浸五日,去火毒。每一个重七钱。红绢摊开,贴脐上或两腰眼上。每一个贴六十日方换。其功不可尽述。(《万病回春·补益》)

万病无忧膏。治风寒湿气所致，跌扑闪挫伤损，一切疼痛，皆贴患处。心腹痛，俱贴患处，哮吼喘嗽，贴背心；泻痢，贴脐上；头痛、眼痛，贴太阳穴。及治一切无名肿毒、痈疽发背、疔疮疖毒、流注湿毒、臁疮，初觉痛痒便贴患处即消；已成，亦能止痛箍脓、长肉生肌。百发百中，其功不能尽述。川乌、草乌、大黄各六钱，当归、赤芍、白芷、连翘、白蔹、白及、乌药、官桂、木鳖子各八钱，槐、桃、柳、桑、枣枝各四钱，加苦参、皂角各五钱。上锉剂，用真香油二斤浸药一宿，用火熬至药焦色，以生绢滤去渣不用，将油再熬一滚，入飞过黄丹十二两炒过，陆续下，槐柳棍搅不住手，滴水成珠为度。离火，吹入乳香、没药末各四钱，搅匀收贮，退火毒听用。一方加苏合香二钱尤妙。（《万病回春·膏药》）

5.《医学入门》 人常依法熏蒸，则荣卫调和，安定魂魄，寒暑不侵，身体可健，其中有神妙也。夫肺为五脏之华盖，声音所从生者，皮毛赖之而滋润，肾水由之而生养。腠理不密，外感内伤乘之，令人咳嗽。外感发散，内伤滋润，又有郁结则当解之。或伤辛燥之药，或未发散而遂使郁遏之剂，则气不散而滞于肺中，多生黏痰而作喘急咳嗽。或伤房劳饮食，致使吐血，乍寒乍热，耳目昏昏，身体倦怠拘急，胸满烦闷，饮食少思，精神怯弱等疾作矣。医者可急用保真丸、化痰丸等剂疗之。倘用之无效，必须依法熏脐。今将此方药料，开具于后。麝香五钱，引诸药入五脏六腑，周彻百节。丁香三钱，入肺补血，实脾胃。青盐四钱，入肾以实其子，使肺母无泄漏，如乳补下益其气脘。夜明砂五钱，透肺孔，补气不足，散内伤有余。乳香、木香各二钱。小茴四钱，治湿沥之症，调达周流，升降其气，不致喘嗽。如欲断水，先寻此源。没药、虎骨、蛇骨、龙骨、朱砂各五钱。雄黄三钱，削除病根，扶弱助强。白附子五钱，循各经络有推前拽后之功。人参、附子、胡椒各七钱。补元气，行血化痰为津液。五灵脂五钱，保肺气，削有余，补不足。槐皮，能闭押诸气之性，使无走窜。艾叶，取其火热，劫病去毒，起死回生。上为末，另用白面作条，圈于脐上，将前药一料分为三分，内取一分，先填麝香末五分入脐眼内；又将前药一分，入面圈内，按药令紧，中插数孔，外用槐皮一片盖于药上，艾火灸之，无时损易，壮其热气，或自上而下，自下而上，一身热透。患人必倦沉如醉，灸至五六十壮，遍身大汗，上至泥丸宫，下至涌泉穴。如此，则骨髓风寒暑湿，五劳七伤尽皆拔除。苟不汗则病未愈，再于三五日后又灸，灸至汗出为度。学人虽用小心，灸至百二十壮,则疾必瘥。灸时要慎风寒,戒油腻生冷,保养一月以后,愈加精神健旺。若妇人灸脐,去麝,加韶脑一钱。扁鹊明此二十味浮沉升降,君臣佐使,使其所治劳嗽之疾,无不瘥愈,不惟劳疾。凡一年四季各熏一次,元气坚固,百病不生,及久嗽久喘,吐血寒劳,遗精白浊,阳事不举,下元极弱,精神失常,痰膈等疾,妇人赤白带下,久无生育,子宫极冷,凡用此灸,则百病顿除,益气延年。(《医学入门·内集》)

6.《理瀹骈文》 痰喘痰哮。呼吸急促为喘,喉中有声为哮。哮喘气壮胸满者为实症。膏贴胸背,文中有凤仙擦背方甚妙,可仿其法用药。风寒喘宜麻黄、桂枝、紫苏、橘红、杏仁、半夏、细辛、干姜。火喘宜黄芩、桑枝、瓜蒌、花粉、枳壳、桔梗、石膏、青黛、蛤粉、元明粉。水喘宜芫花、黄芩、半夏、陈皮、黑丑、葶苈、大枣。痰喘上气宜导痰降气,用苏子、杏仁、半夏、南星、陈皮、青皮、枳实、前胡、乌药、沉香、莱菔子、生姜、大枣。有当下者用大黄、白丑、槟榔之类或煎抹或炒熨。又痰喘上气者兼用白芥子、生南星糁膏贴足心。阴虚火炎喘者宜用清肺膏贴心口、背心,滋阴膏贴脐下。虚寒喘者宜用温肺膏贴心口、背心,健脾膏贴当脐,扶阳膏贴脐下。肾虚不纳气者宜用扶阳膏糁故纸、茴香贴脐下。阴火逆冲,真阳暴脱,气喘痰鸣者宜用扶阳膏糁黑锡丹贴脐下。老人喘急及短气者宜用大补膏贴心口、脐下。(《理瀹骈文·存济堂药局修合施送方并加药法》)

7.《厘正按摩要术》 陈飞霞曰:小儿虚脱喘急,真气浮散,适值危亡之顷,诸药莫效,用吴茱萸五分,胡椒七粒,五倍子一钱,研极细末,和酒成饼,填实肚脐,以带扎之,其气自顺。(《厘正按摩要术·立法·纳气法》)

四、推拿按摩

掐大指端,大指端即肝记穴,又名皮罢。掐之治吼喘,并治昏迷不醒者(引自周于蕃)。掐精宁,精宁在手背合谷后,一窝风之上。治痰喘气吼,干呕痞积(引自《按摩经》)。掐后以揉法继之(引自周于蕃)。(《厘正按摩要术·立法·掐法》)

痰壅气喘,加掐向导三十六遍。掐板门二十四遍。痰结壅塞,加运八卦。(《厘正按摩要术·列证·咳嗽》)

五、民间偏验方

1.《肘后备急方》 治卒上气，鸣息便欲绝方：捣韭绞汁，饮一升许，立愈。

治久咳嗽，上气，十年二十年，诸药治不瘥方……又方，生龟一只，着坎中就溺之，令没，龟死渍之三日出，烧末，以醇酒一升，和屑如干饭。顿服之，须臾大吐，嗽囊出则瘥。小儿可服半升。又方，生龟三，治如食法，去肠，以水五升，煮取三升，以渍曲，酿秫米四升如常法，熟，饮二升，令尽，此则永断。又方，蝙蝠除头，烧令焦，末。饮服之。

猪蹄甲四十九个，净洗控干，每个指甲纳半夏、白矾各一字，入罐子内封闭，勿令烟出，火通赤，去火细研，入麝香一钱匕。人有上喘咳，用糯米饮下，小儿半钱，至妙（引《经验后方》）。（《肘后备急方·治卒上气咳嗽方》）

2. 医心方 又方，以桑根汁一斗，煮赤小豆三升，豆熟，啖豆饮汁。又方，大豆三升，以水一斗，煮取五升，去滓，纳桑根白皮，切一升，煮取一升六合，二服。又方，以水一斗，研麻子三升，取汁，煮赤小豆三升，豆熟，啖豆饮汁。又云，乏气喘息方：桃仁去皮一升，捣为泥，分以酒若汤服之。（《医心方·治喘息方》）

3.《太平圣惠方》 治多年肺气，累疗不瘥，心膈烦热，喘促，宜服此方。砒霜一两（以熟绢裹用大萝卜一枚开一窍入砒霜，又用萝卜塞却，以线缠系。内铛中，以水入灯心五束，煮半日出之，取砒霜研令细，入后药用之），五味子半两（捣末），金箔五十片（研），黄药半两（捣末），银箔五十片（研），绿豆粉一两，密陀僧半两（研），腻粉一钱。上件药，同研令匀，煮枣肉和丸，如梧桐子大。以沙糖温水，研化一丸，食后服之。（《太平圣惠方·治肺气喘急诸方》）

4.《本草图经》 施州又有一种崖椒，彼土人四季采皮入药，云味辛，性热，无毒。主肺气上喘，兼咳嗽，并野姜筛末，酒服钱匕，甚效，忌盐。（《本草图经·木部下品卷》）

5.《圣济总录》 治肺喘气短，清肺散方：蒲颓叶。上一味，捣罗为细末，每服二钱匕，温水调下，发时服，有人患喘三十年者，服之皆愈，疾甚者服药后，胸上生小瘾疹痒者，其疾则瘥，一方用人参等分。（《圣济总录·肺脏门》）

6.《三因极一病证方论》 真应散，治远年喘急，不能眠卧，百药无效者。

白石英四两（通明者，以生绢袋盛，用雄猪肚一个，以药入线缝定，煮熟取药出，再换猪肚一个如前法煮，三煮了，取药出控干研）。上为末，以官局款冬花散二钱，入药末二钱，更桑白皮二寸、生姜三片、枣子一个，水一盏半，煎至七分，通口服；猪肚亦可吃，只不得用酱、醋、盐、椒、姜等调和。（《三因极一病证方论·喘脉证治》）

7.《是斋百一选方》 太素丹，治停寒肺虚，痰实喘急，咳嗽经久，痰中有血，及疗气虚感冷，脏腑滑泄，脾胃羸弱，不进饮食。此药治一切危困之疾神效。周彦广侍郎传。炼成钟乳粉一两，真阳起石二钱（新瓦上用熟火煅过，通红为度，去火候冷，研极细）。上二味合研令匀，用糯米粽子尖拌和为丸，如鸡头大。临和时入白石脂一钱，须大盘子不住手转，候八九分坚硬，阴干，用新粗布以滑石末出光。每服两粒至三粒。空心，人参汤或陈米饮下。（《是斋百一选方·第一门》）

治喘并痰嗽，白矾（飞过，研）、五味子（为细末）。上每服各抄一钱，以生猪肝火上炙热，蘸药，食后临卧服。（《是斋百一选方·第六门》）

8.《普济方》 故锦散，治喘。上烧故锦一寸，烧灰，茶清调服，神效。（《普济方·喘门》）

9.《卫生简易方》 治久患肺气喘急，用杏仁去皮尖二两，童便浸，一日一换，夏月一日三四换，浸半月取出，焙干研细。每服一枣大，薄荷一叶，蜜一鸡头大，水一盏，煎七分，食后温服。

治肺气喘急，用薤白研汁饮之。（《卫生简易方·喘急》）

10.《滇南本草》 黑老鸦血，味辛，性微温。血味咸。治一切年深日久吼喘，喉中如扯锯声，每遇伤风或北风即发。附方：黑老鸦血，晒干为末，每服三分或五分，滚水送下。（《滇南本草·务本卷一下》）

11.《奇效良方》 治肺经久受寒邪喘急，初发则寒从背起，冷如冰霜，渐渐喘促，气不相续，痰略吐不出，坐卧不得，莫可支吾，两肩耸竖，曲背弩目，困惫欲死，宜服。或未效再服即愈，其效如神。

上用鲫鱼重一斤者，不去鳞肠，只于肚下近头处开一空，入信石一钱，令深入在内，却以鱼入竹筒内，外以青蒿捣泥固济候干，火煅竹筒通红，候冷去泥取鱼，去烧不过者，研细，入蛤粉三钱，研和得所，丸如绿豆大，朱砂为衣，每服三五丸，临睡用冷沙糖水送下，忌热物，一方正喘急时宜服，不可多过丸数，

欲试此药,用猪肺一枚吹胀,入此药数丸于肺脘内。顷刻渐瘥,方表其功。(《奇效良方·喘门》)

12.《本草纲目》 小儿涎喘,服药不退者,用无雄鸡子一个取清,入轻粉(炒)十钱拌和,银器盛,置汤瓶上蒸熟。三岁儿尽食,当吐痰或泄而愈。气实者乃可用(引自演山《活幼口议》)。(《本草纲目·石部·水银粉》)

砒石:此物不入汤饮,惟入丹丸。凡痰疟及喘用此,真有劫病立地之效。但须冷水吞之,不可饮食杯勺之物,静卧一日或一夜,亦不作吐。少物引发,即作吐也。(《本草纲目·石部·砒石》)

喘痰积,凡天雨便发,坐卧不得,饮食不进,乃肺窍久积冷痰,遇阴气触动则发也。用此一服即愈,服至七八次,即出恶痰数升,药性亦随而出,即断根矣。用江西淡豆豉一两,蒸捣如泥,入砒霜末一钱,枯白矾三钱,丸绿豆大。每用冷茶、冷水送下七丸,甚者九丸,小儿五丸,即高枕仰卧。忌食热物等(引自《皆效方》)。(《本草纲目·谷部·大豆豉》)

喘不止,榆白皮,阴干,焙为末。每日旦夜用水五合,末二钱,煎如胶,服(引自《药性论》)。(《本草纲目·木部·榆》)

13.《惠直堂经验方》 化痰止嗽方,治阴虚火嗽。丝瓜烧存性为末,枣肉和丸,弹子大。每服一丸,酒化下。

如神汤,治肺热气喘。生茅草根一握,打碎,水二盏,煎一盏。食后温服,甚者三服止。

服鳖甲法,治上气急满。坐卧不得。鳖甲一两,炙令黄,细捣为散。灯心一握,水一升,煎五合。食前服一钱七分。(《惠直堂经验方·痰喘门》)

14.《本草纲目拾遗》 陈芥菜卤汁,味咸性凉,治肺痈喘胀。用陈久色如泉水,缓呷之,下痰清热定嗽,真能起死回生。(《本草纲目拾遗·诸蔬部·陈芥菜卤汁》)

15.《验方新编》 咳嗽气喘,生山药半碗(捣烂)、甘蔗汁半碗和匀,炖微热服,立止。

咳嗽气喘,遇寒即发,干姜(泡)、皂角(泡去皮、子、弦,虫蛀者忌用)、肉桂(紫色者,去皮)各等分,共捣筛,白蜜和匀,杵三千下味丸,如梧子大。每服三丸,开水下。嗽发即服,日服数次。忌葱面油腻,其效如神。(《验方新编·咳嗽》)

六、食疗养生方

1.《肘后备急方》 治卒上气,鸣息便欲绝方。捣韭绞汁,饮一升许,立愈。

治久咳嗽上气十年二十年,诸药治不瘥方:猪胰三具,枣百枚。酒三升,渍数日,服三二合,加至四五合,服之不久,瘥。

主上气咳嗽,胸膈痞满气喘:桃仁三两,去皮尖,以水一升,研取汁,和粳米二合,煮粥食之(引自《食医心镜》)。(《肘后备急方·治卒上气咳嗽方》)

2.《备急千金要方》 大蒜煎。治疝瘕积聚,冷癖痰饮,心腹胀满,上气咳嗽,刺风,风癫偏风,半身不遂,腰疼膝冷,气息痞塞百病方。蒜六斤四两(去皮切,水四斗,煮取一斗去滓),酥一升(纳蒜汁中),牛乳二升,荜茇、胡椒、干姜各三两,石蜜、阿魏、戎盐各二两,石菖蒲、木香各一两,干蒲桃四两。上十二味为末,纳蒜汁中,以铜器微火煎,取一斗,空腹酒下一两,五日以上稍加至三两,二十日觉四体安和,更加至六两。此治一切冷气甚良。

治上气方。上酥一升,独头蒜五颗。上二味先以酥煎蒜,蒜黄出之,用生姜汁一合,共煎令熟,空腹温服一方寸匕。(《备急千金要方·肺脏方·积气》)

大豆豉,味苦甘寒涩无毒,主伤寒头痛寒热,辟瘴气恶毒,烦躁满闷,虚劳喘吸,两脚疼冷,杀六畜胎子诸毒。(《备急千金要方·食治方·谷米》)

3.《食疗本草》 蜀椒(秦椒):温,粒大者,主上气咳嗽,久风湿痹。

杏:热,主咳逆上气,金创,惊痫,心下烦热,风(气)头痛。(《食疗本草》卷上)

山鸡:主五脏气喘不得息者。(《食疗本草》卷中)

4.《太平圣惠方》 治肺气喘急,睡卧不安,宜猪胰酒方。猪胰三具(细切),大枣五十枚(去核)。上二味。以无灰酒五升,浸经三日。每服不计时候,温服一小盏,兼治经年嗽病。(《太平圣惠方·治肺气喘急诸方》)

治积年上气不瘥,垂死者,宜服此方。莨菪子一两(水淘去浮者,水煮冷芽出,候干,炒令黄黑色),熟羊肺一具(晒干)。上件药,捣罗为末。以七月七日神醋,拌令相着。夜不食,空腹服,以热水调一钱服之。

治久上气不止,累疗不瘥方。猪胰三具(切),枣五十枚(切),甜葶苈一两(隔纸炒令紫色)。上件药,都以酒五升,浸五日。每服,暖一小盏,日三服。

（《太平圣惠方·治久上气诸方》）

5.《养老奉亲书》 枣煎，食治老人上气，气急胸膈逆满，食饮不下。青州枣三十枚（大者，去核）、土苏三两、饧二合。上相和，微火温令消，即下枣搅之，相和，以微火煎，令苏、饧泣尽，即止。每食，上即啖一二枚，渐渐咽汁为佳。忌咸、热、炙肉。

姜糖煎方，食治老人上气咳嗽，喘急，烦热，不下食，食即吐逆，腹胀满。生姜汁五合、沙糖四两。上相和，微火温之。一二十沸即止，每度含半匙，渐渐下汁。

桃仁煎方，食治老人上气、热，咳嗽引心腹痛，满闷。桃仁二两（去皮尖，熬末）、赤饧四合。上相和，微煎三五沸即止。空心，每度含少许，渐渐咽汁尤益。

食治老人上气咳嗽，胸中烦满，急喘，桃仁粥方。桃仁三两（去皮尖研），青粱米二合（净淘）。上调桃仁和米煮作粥，空心食之，日一服尤益。

食治老人上气咳嗽，烦热，干燥，不能食，饧煎方。寒食饧四两，干地黄（生者，汁）一升，白蜜三合。上相和，微火煎之，令稠。即空心，每日含半匙，细咽汁，食后亦服。除热最效。

食治老人上喘、咳嗽，身体壮热，口干渴燥，猪脂方。猪肪脂一斤（切，作脔），上于沸汤中投煮之。空心，以五味渐食之。其效不可比，补劳，治百病。

食治老人上喘咳嗽，气急，面目浮肿，坐卧不得，苏煎方。土苏四两，鹿髓三合，生地黄汁一升。上相和，微火煎之如饧即止。空心及食后，常含半匙，细咽汁。三两日即瘥。

治肺气，疗虚羸，喘息促急，咳嗽等，杏仁粥方。杏仁二十一枚（汤浸去皮尖、双仁，研，以三合黄牛乳投绞取汁），枣七枚（去核），粳米二合，桑白皮一两（锉），生姜一分（切）。上以水三大盏，先煮桑根白皮、姜、枣等，取汁三盏。将米煮粥，候临熟，入杏仁汁，更煮五七沸。粥成，不计时候食之。

食治老人阳虚感寒，咳嗽喘息不能卧，咯吐清白稀痰，微热少汗，肢冷脉沉细者，猪肺汤方。猪肺新鲜者，一具，洗净。麻黄五钱，细辛五钱，附子五钱（炮，去皮、脐）。上以水六碗，先煎麻黄、细辛、附子至五碗，去药渣及上沫。再将猪肺切块，入药液中共煮至熟，加盐酱五味椒姜，分六次食之，每日早晚各一次。

食治老人久病喘息,咳嗽,吐少量清稀痰,动则喘甚,张口抬肩,心悸少寐,虚羸消瘦,舌淡,两寸尺脉弱,炖胎盘方。胎盘一具(取新鲜者,清水漂净污血,切块),杏仁五钱(去皮尖),百合一两(渍一宿,当白沫出,去其水),胡桃仁(净者)一两。上四味,加水四碗,熟炖至两碗,入盐酱等调味品,分两次食之,早晚各服一次。(《养老奉亲书·食治老人喘嗽诸方》)

6.《圣济总录》 治肺气远年不瘥,猪胰散方:猪胰一具,去脂细切,腻粉一两。上二味,入瓷瓶内固济,上留小窍,烟尽细研,每服二钱匕,空心浆水调下。(《圣济总录·肺脏门》)

7.《儒门事亲》 治年高上气喘促,睡卧难禁。上萝卜子捣罗为末,白汤浸调五七钱,食后服之。或炒,或用糖蜜作剂,为丸服之。(《儒门事亲·咳嗽痰涎》)

8.《饮膳正要》 獾肉,味甘,平,无毒。治上气咳逆,水胀不差,作羹食良。(《饮膳正要·兽品》)

鲤鱼,味甘,寒,有毒。主咳逆上气,黄疸,止渴,安胎。治水肿,脚气。天行病后不可食,有宿瘕者不可食。(《饮膳正要·鱼品》)

桃,味辛甘,无毒。利肺气,止咳逆上气,消心下坚积,除卒暴击血,破癥瘕,通月水,止痛。(《饮膳正要·果品》)

杏,味酸。不可多食,伤筋骨。杏仁有毒,主咳逆上气。(《饮膳正要·果品》)

生姜,味辛,微温。主伤寒头痛,咳逆上气,止呕,清神。(《饮膳正要·料物性味》)

9.《卫生简易方》 治咳嗽喘促,用鲤鱼一头重四两,去鳞,纸裹炮熟,去刺研烂。以糯米一合,煮粥将熟,投。(《卫生简易方·喘急》)

10.《滇南本草》 梨者,利也。其性下行流利也。切片治汤火伤处,贴之如神。亦能治中风不语,寒症热疾,大小便不通,或胃中痞块食积,霍乱吐泻,小儿偏坠,疼痛即止。但味甘不可多食。取汁服之,定喘止咳。(《滇南本草》第一卷)

冬瓜、冬瓜皮,味甘淡,性平和。入脾肺二经。润肺,消热痰,止咳嗽,利小便。治痰吼气喘,姜汤下。(《滇南本草》第二卷)

丝瓜花,味甘、微苦,性寒。清肺热、消痰、下气、止咳、止咽喉疼、消烦渴、

泻命门相火。附单方,治肺热咳嗽,喘急气促。丝瓜花,蜂蜜煎服。(《滇南本草》第二卷)

鲤鱼,味甘,性平,无毒,煮食。主治咳逆上气,黄胆,止渴;治水肿、脚满,下气。(《滇南本草》第三卷)

11.《本草纲目》 蜀黍根……煮汁服,利小便,止喘满。烧灰酒服,治产难有效。

小便不通,止喘,红秫散。用红秫黍根二两,扁蓄一两半,灯心百茎,上捣罗。每服半两。(《本草纲目·谷部》)

痰风喘急,生山药捣烂半碗,入甘蔗汁半碗,和匀。顿热饮之,立止(引自《简便单方》)。(《本草纲目·菜部》)

痰喘气急,梨剜空,纳小黑豆令满,留盖合住系定,糠火煨熟,捣作饼。每日食之,至效(引自《摘玄》)。(《本草纲目·果部》)

茶子……喘急咳嗽,去痰垢。捣仁洗衣,除油腻。

上气喘急,时有咳嗽,茶子、百合等分。为末,蜜丸梧桐子大。每服七丸,新汲水下。(《本草纲目·果部》)

12.《医学入门》 猪肪汤,治上气喘嗽,身体壮热,口干渴燥,用猪肪膏一斤,切碎入沸汤中煮,临熟入盐、豉调和食之。(《医学入门·内集》)

13.《本草易读》 苏子……痰喘咳逆短气,水研取汁煮粥服。(《本草易读·紫苏梗叶》)

14.《文堂集验方》 痰喘咳嗽,藕汁、梨汁、白果汁、萝卜汁各等分,和匀,铜锅内熬成膏,随意服之。(《文堂集验方·咳嗽》)

15.《寿世青编》 莱菔子粥,治气喘。用莱菔子,即萝卜子三合,煮粥食。(《寿世青编·病后调理服食法·气门》)

16.《本经逢原》 凫,即野鸭。甘平无毒。发明:凫逐群飞,夏藏冬见,与鸿雁不异。其在九月以后,立春以前味极鲜美,病患食之全胜家鸭。以其肥而不脂,而易化,故滞下泄泻,喘咳上气,虚劳失血及产后、病后无不宜之。(《本经逢原·禽部·凫》)

17.《本草纲目拾遗》 玉神庵尼清慧言:花生,人云服之生痰。有一大家妇咳嗽痰多,医束手不治,庵尼云上劝服花生,每日食二三两,渐觉稀少。不半年,服花生二十余斤,咳嗽与痰喘皆除。想亦从治之法也。(《本草纲目

拾遗·果部上·落花生》)

干笋,《纲目》竹入苞木类,以笋附菜部,所载亦只苦竹、竹、淡竹、冬竹诸笋,且于义类多未详尽。不知春冬所出,性皆各别,鲜干诸品,味亦迥殊,则入经络主治,自不能合一。味甘辛微寒,下气养血,利膈消痰,化热爽胃,解渴利水,疗风邪,止喘嗽。

绿笋片,即玉版笋,以毛笋淡煮晒干者。浙、闽、江西多有,有草鞋底、蝴蝶尖、玉版等名,谓之阔绿,有名泥里黄者尤美。味甘性平,治实喘消痰。(《本草纲目拾遗·诸蔬部·诸笋》)

蜜姑鱼,性温味甘,食之生胃津,益肺气,补血脉,增髓去热,除虚羸,壮筋骨,止嗽定喘,功同燕窝、蛤蚧也。按:此鱼最洁,惟食苔蜜,苔寒而蜜温,得水火既济之力,大能补土生金。燕窝性清肃而下行,蛤蚧性和中而温脏,此则故能兼之,真劳嗽虚羸之食品上药也。(《本草纲目拾遗·鳞部·蜜姑鱼》)

18.《食鉴本草》 杏仁粥,治上气咳嗽,用扁杏仁去皮尖二两,研如泥,或用猪肺同米三合煮食。(《食鉴本草·气》)

七、现代中成药

1. 补肺活血胶囊

【处方】黄芪,赤芍,补骨脂。

【功效与主治】益气活血,补肺固肾。主治肺源性心脏病(缓解期)属气虚血瘀证,症见咳嗽气促,或咳喘胸闷,心悸气短,肢冷乏力,腰膝酸软,口唇紫绀,舌淡苔白或舌紫暗。

【用法与用量】口服。每次4粒,每日3次。

2. 贝羚胶囊

【处方】川贝母,羚羊角,猪去氧胆酸,人工麝香,沉香,人工天竺黄(飞),煅青礞石(飞),硼砂(炒)。

【功效与主治】清热化痰,止咳平喘。主治痰热阻肺,气喘咳嗽,小儿肺炎,喘息性支气管炎及成人慢性支气管炎见上述证候者。

【用法与用量】口服。每次0.6g,每日3次;小儿每次0.15~0.6g,周岁以内酌减,每日2次。注意:大便溏稀者不宜使用。

3. 喘可治注射液

【处方】淫羊藿,巴戟天。

【功效与主治】温阳补肾,平喘止咳。主治喘促日久,反复发作,面色苍白,腰酸肢软,畏寒,汗多;发时喘促气短,动则加重,喉有痰鸣,咳嗽,痰白清稀不畅。

【用法与用量】肌内注射,成人每次4 mL,每日2次。儿童:7岁以上每次2 mL,每日2次,7岁以下,每次1 mL,每日2次。

4. 定喘膏

【处方】血余炭,洋葱,附子,生川乌,制天南星,干姜。以上六味,酌予碎断,另取食用植物油4 800 g,同置锅内炸枯,炼油至滴水成珠,滤过,去渣;取约五分之一的炼油置另器中,加入红丹1 500～2 100 g搅拌成稀糊状,再与其余五分之四炼油合并,搅匀,收膏,将膏浸泡于水中;取膏,用文火熔化,分摊于布或纸上,即得。

【功效与主治】温阳祛痰,止咳定喘。主治阳虚痰阻所致的咳嗽痰多、气急喘促、冬季加重。

【用法与用量】温热软化,外贴肺俞穴。

5. 桂附地黄丸

【处方】肉桂,附子(制),熟地,酒萸肉,牡丹皮,山药,茯苓,泽泻。

【功效与主治】温补肾阳。主治肾阳不足,腰膝酸冷,肢体水肿,小便不利或反多,痰饮喘咳,消渴。

【用法与用量】口服。水蜜丸每次6 g,小蜜丸每次9 g,大蜜丸每次1丸,每日2次。

6. 桂龙咳喘宁胶囊

【处方】桂枝,龙骨,白芍,生姜,大枣,炙甘草,牡蛎,黄连,法半夏,瓜蒌皮,炒苦杏仁。

【功效与主治】止咳化痰,降气平喘。主治外感风寒、痰湿阻肺引起的咳嗽、气喘、痰涎壅盛;急慢性支气管炎见上述证候者。

【用法与用量】口服。每次3粒,每日3次。注意:服药期间忌烟、酒、猪肉及生冷食物。

7. 固本咳喘胶囊

【处方】党参,白术(麸炒),茯苓,麦冬,盐补骨脂,炙甘草,醋五味子。

【功效与主治】益气固表,健脾补肾。主治脾虚痰盛、肾气不固所致的咳嗽、痰多、喘息气促、动则喘剧;慢性支气管炎、肺气肿、支气管哮喘见上述证候者。

【用法与用量】口服。每次 3 片,每日 3 次。

8. 固肾定喘丸

【处方】熟地,附片(黑顺片),牡丹皮,牛膝,盐补骨脂,砂仁,车前子,茯苓,盐益智仁,肉桂,山药,泽泻,金樱子肉。

【功效与主治】温肾纳气,健脾化痰。主治肺脾气虚、肾不纳气所致的咳嗽、气喘、动则尤甚;慢性支气管炎、肺气肿、支气管哮喘见上述证候者。

【用法与用量】口服。每次 1.5～2.0 g,每日 2～3 次,可在发病预兆前服用,也可预防久喘复发,一般服 15 日为 1 个疗程。

9. 蛤蚧定喘丸

【处方】蛤蚧,瓜蒌子,紫菀,麻黄,醋鳖甲,黄芩,甘草,麦冬,黄连,百合,炒紫苏子,石膏,炒苦杏仁,煅石膏。

【功效与主治】滋阴清肺,止咳平喘。主治肺肾两虚、阴虚肺热所致的虚劳久咳、年老哮喘、气短烦热、胸满郁闷、自汗盗汗。

【用法与用量】口服。水蜜丸每次 5～6 g,小蜜丸每次 9 g,大蜜丸每次 1 丸,每日 2 次。

10. 恒制咳喘胶囊

【处方】法半夏,红花,生姜,白及,佛手,甘草,紫苏叶,薄荷,香橼,陈皮,红参,西洋参,砂仁,沉香,丁香,豆蔻,肉桂,煅赭石。

【功效与主治】益气温阳,燥湿化痰,降气平喘。主治阳虚痰阻所致的咳嗽痰喘,胸脘满闷,倦怠乏力。

11. 济生肾气丸

【处方】熟地,山茱萸(制),牡丹皮,山药,茯苓,泽泻,肉桂,附子(制),牛膝,车前子。

【功效与主治】温肾化气,利水消肿。主治肾阳不足、水湿内停所致的肾虚水肿、腰膝酸重、小便不利、痰饮咳喘。

【用法与用量】口服。水蜜丸每次 6 g，小蜜丸每次 9 g，大蜜丸每次 1 丸，每日 2～3 次。

12. 金水宝胶囊

【处方】发酵虫草菌粉(Cs-4)。

【功效与主治】补益肺肾，秘精益气。主治肺肾两虚，精气不足，久咳虚喘，神疲乏力，不寐健忘，腰膝酸软，月经不调，阳痿早泄；慢性支气管炎、慢性肾功能不全、高脂血症、肝硬化见上述证候者。

【用法与用量】口服。每次 3 粒，每日 3 次；用于慢性肾功能不全者，每次 6 粒，每日 3 次；或遵医嘱。

【用法与用量】口服。每次 2～4 粒，每日 2 次。

13. 咳喘宁口服液

【处方】麻黄，石膏，苦杏仁，桔梗，百部，罂粟壳，甘草。

【功效与主治】宣通肺气，止咳平喘。主治痰热阻肺所致的咳嗽频作、咯痰色黄、喘促胸闷。

【用法与用量】口服。每次 10 mL，每日 2 次，或遵医嘱。

14. 咳喘顺丸

【处方】紫苏子，瓜蒌仁，茯苓，鱼腥草，苦杏仁，半夏(制)，款冬花，桑白皮，前胡，紫菀，陈皮，甘草。

【功效与主治】宣肺化痰，止咳平喘。主治痰浊壅肺、肺气失宣所致的咳嗽、气喘、痰多、胸闷；慢性支气管炎、支气管哮喘、肺气肿见上述证候者。

【用法与用量】口服。每次 5 g，每日 3 次，7 日为 1 个疗程。

15. 老年咳喘片

【处方】黄芪，白术，防风，甘草，黄精，淫羊藿，补骨脂。

【功效与主治】补气壮阳，扶正固本。主治老年慢性支气管炎等虚证。

【用法与用量】口服。每次 4～6 片，每日 3 次。

16. 清肺消炎丸

【处方】麻黄，石膏，地龙，牛蒡子，葶苈子，人工牛黄，炒苦杏仁，羚羊角。

【功效与主治】清肺化痰,止咳平喘。主治痰热阻肺,咳嗽气喘,胸胁胀痛,吐痰黄稠;上呼吸道感染、急性支气管炎、慢性支气管炎急性发作及肺部感染见上述证候者。

【用法与用量】口服。周岁以内每次 10 丸,1~3 岁每次 20 丸,3~6 岁每次 30 丸,6~12 岁每次 40 丸,12 岁以上及成人每次 60 丸,每日 3 次。注意:风寒表证引起的咳嗽、心功能不全者慎用。

17. 如意定喘片

【处方】蛤蚧,制蟾酥,黄芪,地龙,麻黄,党参,苦杏仁,白果,枳实,天冬,南五味子,酒蒸麦冬,紫菀,百部,枸杞子,熟地,远志,葶苈子,洋金花,石膏,炙甘草。

【功效与主治】宣肺定喘,止咳化痰,益气养阴。主治气阴两虚所致的久咳气喘、体弱痰多、支气管哮喘、肺气肿、肺源性心脏病见上述证候者。

【用法与用量】口服。每次 2~4 片,每日 3 次。注意:孕妇禁用。

18. 三拗片

【处方】麻黄,苦杏仁,甘草,生姜。

【功效与主治】宣肺解表。主治风寒袭肺证,症见咳嗽声重,咳嗽痰多,痰白清稀;急性支气管炎见上述证候者。

【用法与用量】口服。每次 2 片,每日 3 次。

19. 苏子降气丸

【处方】炒紫苏子,厚朴,前胡,甘草,姜半夏,陈皮,沉香,当归。

【功效与主治】降气化痰,温肾纳气。主治上盛下虚、气逆痰壅所致的咳嗽喘息、胸膈痞塞。

【用法与用量】口服。每次 6 g,每日 1~2 次。

20. 通宣理肺丸

【处方】紫苏叶,前胡,桔梗,苦杏仁,麻黄,甘草,陈皮,半夏(制),茯苓,枳壳(炒),黄芩。

【功效与主治】解表散寒,宣肺止嗽。主治风寒束表、肺气不宣所致的感冒咳嗽,症见发热、恶寒、咳嗽、鼻塞流涕、头痛、无汗、肢体酸痛。

【用法与用量】口服。水蜜丸每次 7 g,大蜜丸每次 2 丸,每日 2～3 次。

21. 消咳喘胶囊

【处方】满山红。

【功效与主治】止咳,祛痰,平喘。主治寒痰阻肺所致的咳嗽气喘、咯痰色白;慢性支气管炎见上述证候者。

【用法与用量】口服。每次 2 粒,每日 3 次,小儿酌减。

22. 小青龙合剂

【处方】麻黄,桂枝,白芍,干姜,细辛,炙甘草,法半夏,五味子。

【功效与主治】解表化饮,止咳平喘。主治风寒水饮,恶寒发热,无汗,喘咳痰稀。

【用法与用量】口服。每次 10～20 mL,每日 3 次。用时摇匀。

23. 止喘灵注射液

【处方】麻黄,洋金花,苦杏仁,连翘。

【功效与主治】宣肺平喘,祛痰止咳。主治痰浊阻肺、肺失宣降所致的哮喘、咳嗽、胸闷、痰多;支气管哮喘、喘息性支气管炎见上述证候者。

【用法与用量】肌内注射。每次 2 mL,每日 2～3 次;七岁以下儿童酌减。1～2 周为 1 个疗程,或遵医嘱。注意:青光眼患者禁用;严重高血压、冠状动脉粥样硬化性心脏病(冠心病)、前列腺肥大、尿潴留患者在医生指导下使用。

24. 止嗽定喘口服液

【处方】麻黄,苦杏仁,甘草,石膏。

【功效与主治】辛凉宣泄,清肺平喘。主治表寒里热,身热口渴,咳嗽痰盛,喘促气逆,胸膈满闷;急性支气管炎见上述证候者。

【用法与用量】口服。每次 10 mL,每日 2～3 次;儿童酌减。

25. 止咳喘颗粒

【处方】满山红,桔梗。

【功效与主治】止咳,平喘,祛痰。主治支气管炎,咳喘,痰多,痰稠,感冒咳嗽,肺痈吐脓,胸满胁痛。

【用法与用量】口服。每次 1 袋,每日 3 次,小儿酌减。

八、治未病与康复

（一）古代文献研究

真元耗损，喘出于肾气之上奔……乃气不归元也……须远房帏，绝色欲，经年积月，方可保全。不守此禁，终亦必亡而已。（《医贯·先天要论（上）》）

故有此证者，首重在节欲，收摄肾气，不使上攻可也。其次则太阴脾厥阴肝之兼证亦重，勿以饮食忿怒之故，重伤肝脾可也。（《寓意草·论浦君艺喘病证治之法》）

（二）现代文献研究

COPD日久不愈，反复发作，可产生其他变证，如慢性肺源性心脏病、呼吸衰竭所致的肺性脑病、消化道出血等，而这一切变证的产生与宗气虚衰密切相关，其间伴随着肺、脾、肾、心等多个脏腑功能失调，既是宗气虚衰的结果，又是进一步加重宗气虚衰的原因。宗气亏损，首先心肺功能受损，肺虚或痰浊阻滞，肺气郁滞，治节失职，则血行涩滞，循环不利，血瘀肺脉，血滞气郁，肺病及心，损及心之阳气，血失推动，脉失温煦，加重心脉瘀阻，出现胸闷心悸，面色晦暗，口唇青紫，舌淡紫暗，舌下青筋显露，脉结代等肺源性心脏病症状。肺性脑病是由于宗气虚衰，肺呼吸无力，不能鼓动体内浊气外出，储留之浊气夹肺内之痰瘀上犯清窍，神明被扰而成此病；宗气虚衰，脾阳被损，血脉不统，而出现消化道出血；宗气亏耗，伴随肺、脾、肾功能失调，肺不吸新吐故，肾不纳气，可使呼吸衰竭。同时由于肺脾肾三脏阳气的虚衰，使水液运化输布失常，而成为肺源性心脏病合并心衰出现水肿的原因。综上所述，宗气虚衰是COPD继续发展转归的关键。通过补益宗气可以防止病情进一步发展，起到未病先防、已病防变的作用。〔王丽华.洪广祥运用宗气理论治疗慢性阻塞性肺疾病稳定期的经验继承与临床研究［D］.南京：南京中医药大学，2012.〕

该病缓解期，大多数患者包括一部分医师都忽略了日常调护的重要性，以至于许多患者复发率增高。王鹏认为，需从以下诸方面调理。① COPD患者有相当一部分都存在体重减轻、营养不良的情况，饮食中要保证足够的热量,优质蛋白,富含碳水化合物及维生素的食物,在熬粥时可加入枸杞子、长山药,以滋补肺脾肾。在日常起居中要注意保暖,防止受凉感冒。② 让患者保持心情舒畅,戒烟,每日要进行 1～2 h 的缩唇呼吸、胸肌呼吸以及腹肌呼吸,每日低流量吸氧 10～15 h。目前已经证实,长期低流量吸氧可明显阻止 COPD 病情进展。③ 每年要进行"冬病夏治"贴敷,以白芥子、甘遂、延胡索、细辛等研粉,姜汁调匀,分别贴于肺俞、肾俞、脾俞等穴位,于每年三伏天各贴 1 次,每次 4～6 h。④ 缓解期患者要坚持口服中药,自拟固本方(山茱萸、川芎、地龙各 12 g,太子参 10 g)每日 1 剂,疗程 2～3 个月,根据患者体质情况,调整方案(有条件者每日可冲服 1 根冬虫夏草)。偏于气虚者,加黄芪、白术;偏于阳虚者,加菟丝子、沉香;兼有痰浊者,加陈皮、炒莱菔子、款冬花;兼有阴虚者,加玉竹、麦冬等。〔薛晓明,蔡宏瑜.王鹏辨治慢性阻塞性肺病经验举隅〔J〕.山西中医,2012,28(7):2.〕

将 COPD 稳定期患者随机分为八段锦组(31 例)和对照组(28 例)。对照组予规范的药物治疗,八段锦组在药物治疗基础上予健身气功八段锦锻炼,持续 180 日。分别在第 1 日、第 180 日进行 COPD 评估测试(CAT)、肺功能检查、急性加重次数等评测。结果健身气功八段锦可以明显改善 CAT 评分的总积分及单项症状积分,可能增加患者的用力肺活量(FVC)、延缓患者的 FEV_1、FEV_1/FVC 下降速度。〔薛广伟,冯淬灵,姚小芹,等.健身气功八段锦在慢性阻塞性肺疾病稳定期肺康复中的疗效评价〔J〕.北京中医药大学学报,2015,38(2):6.〕

比较二十四式简化太极拳和标准肺康复对 COPD 患者肺康复的疗效(每组各 60 例),主要评价指标为圣乔治呼吸问卷(SGRQ)评分。在各自 12 周锻炼康复治疗结束后,两者 SGRQ 仅差 0.48 分,无统计学意义,但在停止肺康复 12 周后,两者 SGRQ 差 4.5 分,太极拳锻炼优于标准肺康复。另外,在 6 min 步行测试上,太极拳锻炼也显示出优于标准肺康复的趋势。但是两者都没有肺功能方面的改善。因此太极拳锻炼和标准肺康复锻炼对 COPD 患者的康复有等同的疗效,而且其后续的持续效果更加明显。〔Polkey MI, Qiu ZH, Zhou L, et al. Tai Chi and pulmonary rehabilitation compared for treatment-naive patients with COPD: a randomized controlled trial〔J〕. Chest, 2018: S0012369218303131.〕

选取COPD稳定期患者60例,对照组给予常规的西医治疗,治疗组予常规西医治疗联合六字诀,共治疗3个月。在入组第1日及3个月后对入组患者进行临床症状、中医证候评分、COPD患者自我评估测试(CAT)进行评估。结果治疗后治疗组和对照组在咳嗽、咯痰、胸闷、气促、消瘦的积分上与治疗前比较有改善,治疗组在气促积分上的改善较对照组更明显。治疗后,两组患者CAT评分较治疗前均有明显下降,治疗组CAT评分比对照组下降更明显。〔施晓琳,季思勤,姜凤依,等.六字诀治疗慢性阻塞性肺疾病稳定期疗效研究[J].辽宁中医杂志,2020,47(9):4.〕

喘 · 证

喘证历代名家经验

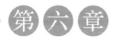

历代名医医论医话

第一节　喘证古代名医医论医话

一、王贶

论曰：凡人一呼一吸谓之息。呼出心肺，吸入肾肝，呼吸之间，脾受其气，则营卫行阳二十五度，行阴亦二十五度，而周身之气，无过不及。若藏气乘并，则荣卫不能循常，气过周身失度，不能随阴阳出入以成息，故促迫而喘，诸气并上于肺，肺管隘，则气争而喘也。其始或因坠堕恐惧，恐则精却，精却则上焦闭而气不行，气不行则留于肝，肝乘于肺，此喘出于肝也。或因惊恐，惊则心无所倚，神无所归，气乱而气乘于肺，度水跌仆，肾气暴伤，此喘或出于心也，或因肾气乘肺，此喘出于肾也。或因饱食过伤，动作用力，谷气不流行，脾气逆而乘肺，此喘出于脾也，团参散主之。

若喘而发热，颈脉皆动，日渐瘦削，由客热乘肺，或因饮食失宜，气不转而气急，误服热药，火气熏肺而遂喘，颊赤咽燥，其脉细数，治属骨蒸，小建中汤、天门冬汤主之。（《全生指迷方校注》卷四）

二、陈无择

夫五脏皆有上气喘咳，但肺为五脏华盖，百脉取气于肺，喘既动气，故以肺为主病者，右手寸口气口以前脉阴实者，手太阴经肺实也，肺必胀，上气喘逆，咽中塞，如有呕状，自汗皆肺实证。若气口以前脉虚者，必咽干无津，少气不足以息，此乃肺虚气乏也。（《三因极一病证方论》卷之十三）

三、张从正

风乘肺者，日夜无度，汗出头痛，涎痰不利，非风咳之云乎？热乘肺者，急喘而嗽，面赤潮热，手足寒，乳子亦多有之，非暑咳之云乎？火乘肺者，咳喘上壅，涕唾出血，甚则七窍血溢，非火咳之云乎？燥乘肺者，气壅不利，百节内痛,头面汗出,寒热往来,皮肤干枯,细疮燥痒,大便秘涩,涕唾稠黏,非燥咳之云乎?寒乘肺者,或因形寒饮冷,冬月坐卧湿地,或冒冷风寒,秋冬水中感之,嗽急而喘,非寒咳之云乎?(《儒门事亲》卷三)

四、严用和

《素问》云:气者皆属于肺,诸喘者亦属于肺。是以人之一呼一吸谓之息,呼吸之间,脾受其气通乎荣卫、合乎阴阳,周流一身,无过不及,然后权衡得其平矣。将息失宜,六淫所伤,七情所感,或因坠堕惊恐,度水跌仆,饱食过伤,动作用力,遂使脏气不和,荣卫失其常度,不能随阴阳出入以成息,促迫于肺,不得宣通而为喘也。诊其脉滑,手足温者生;脉涩,四肢寒者死,数者亦死,谓其形损故也。更有产后喘急,为病尤亟,因产所下过多,荣卫暴竭,卫气无所主,独聚于肺,故令喘急,谓之孤阳绝阴,为难治。医疗之法,当推其所感,详其虚实冷热而治之。如产后喘急,已载于妇人产后十六论中矣,兹不再叙。亦有痰停胃脘,痰与气搏,肺道壅塞,亦令人上气,此又不可不知也。

《续方》喘嗽评治:夫喘者,上气也;嗽者,古人所谓咳也。《经》云:诸气者皆属于肺。肺主皮毛,皮毛先受邪气,邪气以从其合也,则知喘嗽之疾,关系乎肺明矣。但久嗽不已,传于五脏六腑,至于三焦,病之极也。前所载论治,洞究其源,兹举大略,不复再叙。临病之际,又当审订,对证用之,以平为期。(《重辑严氏济生方·咳喘痰饮门》)

五、杨士瀛

肺主气,一呼一吸,上升下降,营卫息数,往来流通,安有所谓喘?惟夫邪气伏藏,痰涎浮涌,呼不得呼,吸不得吸,于是上气促急,填塞肺脘,激乱争鸣,如鼎之沸,而喘之形状具矣。有肺虚夹寒而喘者,有肺实夹热而喘者,有水气乘肺而喘者,有惊忧气郁肺胀而喘者。又有胃络不和,喘出于阳明之气逆;真元耗损,喘生于肾气之上奔。如是等类,皆当审证而主治之。肺虚、肺寒,必有气乏表怯,冷痰如冰之证,法当温补,如官桂、阿胶之类是也。肺实、肺热,必有壅盛胸满,外烘上炎之状,法当清利,如桑白皮、葶苈之类是也。水气者,漉漉有声,怔忡浮肿,与之逐水利小便如小半夏茯苓汤、五苓散辈;惊忧者,惕惕闷闷,引息鼻张,与之宽中下气,如四七汤、桔梗枳壳汤辈。阳明之气下行,今逆而上行,古人以通利为戒,如分气紫苏饮、指迷七气汤加半夏,二陈汤加缩砂施之为当。真阳虚惫,肾气不得归原,固有以金石镇坠,助阳接真而愈者,然亦不可峻骤,且先与安肾丸、八味丸辈,否则人参煎汤下养正丹主之。雄黄、麻黄、马兜铃、汉防己、鸡内金诸品,非不主喘也。如前治法大要,究其受病之源。至若伤寒发喘,表汗里下;脚气喘满,疏导收功。此则但疗本病,其喘自安。圆机之士,可以举隅而反矣。虽然喘有利下而愈者,亦有因泻而殂者,喘有数年沉痼而复瘳者,亦有忽因他疾大喘而不救者。汗出发润喘者,为肺绝;身汗如油喘者,为命绝;直视谵语喘满者不治。诸有笃病,正气欲绝之时,邪气盛行,多壅逆而为喘,然则喘之危,又安可以寻常目之?(《仁斋直指方论》卷之八)

六、朱丹溪

肺以清阳上升之气,居五脏之上,通荣卫,合阴阳,升降往来,无过不及,六淫七情之所感伤,饱食动作,脏气不和,呼吸之息不得宣畅而为喘急。亦有脾肾俱虚,体弱之人,皆能发喘。又或调摄失宜,为风寒暑热邪气相干,则肺气胀满,发而为喘。又因痰气,皆能令人发喘。治疗之法,当究其源,如感邪气则驱散之,气郁即调顺之,脾肾虚者温理之,又当于各类而求。(《丹溪心法·喘十五》)

喘,肺主也。谓气逆而上行,息数、气急、张口、抬肩、摇身、滚肚。有邪气在表而喘者,心腹必濡而不坚。太阳恶风无汗而喘,桂枝加厚杏汤主之。喘而汗出者,邪气在里也,且邪气内攻,气逆不利而喘,以葛根黄芩黄连汤以利之。汗出而喘者,邪气在表也,邪气外盛,拥遏诸气不利而喘,与麻黄杏子甘草石膏以发之。有里证喘者,心腹坚满短气,有潮热,此外欲解,可攻里也。有水气而喘者,心下有水气,干呕发热而咳或喘,小青龙去麻黄加杏子主之。又水停心下则胸膈满而喘,宜利其小便。

不治证:直视谵语,喘满者死。身汗如油,喘而不休,肺绝也,死。因药下之,泻止而喘者,气已脱也,死。喘而噫者死,喘而四逆者死,喘而鱼口者死。喘而口闭面里者死。(《丹溪手镜·喘》)

七、董宿

诸喘为热。夫火热为阳,主乎急数,而火动于上,喘急乃作。若夏热甚,则息数气粗,喘之属热无疑矣。《经》云诸逆冲卜,皆属于火者,此也。盖肺主气为阳,阳气流行,通荣脏腑,故肺为五脏之华盖,喜清虚不欲窒涩。若阴气在下,阳气在上,与气之有余者,则发咳呕而喘急也。《圣济方》云:呼随阳出气,于是升;吸随阴入气,于是降。一升一降,阴阳乃和,苟有乖和,则气上不行,升而不降,痞塞膈中,气道奔迫,喘息有声也。又风寒暑湿,邪气相干,肺胀满而喘者;或喜怒之气伤于五气,郁而生痰作喘者;或肺肾俱虚,由体弱不能摄养一身之痰而喘者;或脾湿肿满,水气乘肺而喘者;或本脏虚,风邪所干于肺叶,气壅遏而上冲者,岂可一概而论之?《内经》《灵枢》诸篇,所论诸喘,而名不同,所感各异。若言喘喝,与言喘息,言喘迫,言喘致,言喘呕,言上气者,虽名不同,而病之皆出于肺。《内经》又云:卧则喘者,水气之客。《经脉篇》云:夜行则喘出于肾;淫气病肺,有所堕恐,喘出于肝;淫气害脾,有所惊恐,喘出于肺;淫气伤心,度水跌仆,喘出于肾与骨。《痹论篇》云:肠痹者,中气喘争。《大奇篇》云:肺之雍,喘而两胠满。《至真大要论篇》:太阴司天为客胜,则首面胕肿,呼吸喘气。《阳明篇》云:谓邪入六腑,身热喘呼,不得卧也。此各脏所感之异乎?仲景云:发汗如油,汗出如珠不流,喘而不休者,此为不治。其脉滑而手足温者生,脉涩四肢厥者死。又有妇人喘急,为病尤亟。因产后所下过多,荣气暴竭,卫气无依,独聚于肺,故发喘也,此名孤阳绝阴,为难治。治法:外感者以祛散之,气之内郁者以调顺为先,肾虚者宜以温补,痰盛者当以疏导,有阴血虚少而上喘者,宜以滋阴养荣之剂。(《奇效良方·喘门》)

八、王纶

喘与胀二证相因,必皆小便不利,喘则必生胀,胀则必生喘,但要识得标本先后。先喘而后胀者主于肺,先胀而后喘者主于脾,何则?肺金司降,外主皮毛。肺朝百脉,通调水道,下输膀胱。又曰:膀胱者州都之官,津液藏焉,气化则能出矣。小便之行,由于肺气之降下而输化也。若肺受邪而上喘,则失降下之令,故小便渐短,以致皮肤必生胀满之水。此则喘为本而胀为标,治当清金降火为主,而行水次之。脾土恶湿,外主肌肉,土能克水。若脾土受伤不能制水,则水湿妄行,浸渍肌肉,水既上溢,则邪反侵肺,气不得降而生喘矣。此则胀为本而喘为标,治当实脾行水为主,而清金次之。苟肺证而用燥脾之药,则金得燥而喘愈加;脾病而用清金之药,则脾得寒而胀愈甚矣。近世治二证,但知实脾行水,而不知分别脾肺二证,予故为发明之。(《明医杂著》卷三)

九、虞抟

《内经》曰:诸逆冲上,皆属于火。又曰:夫起居如故而息有音者,此肺之络脉逆也。河间曰:火气甚为夏热,衰为冬寒,故病寒则气衰而息微,病热则气盛而息粗。又寒水为阴,主乎迟缓,热火为阳,主乎急数,是以寒则息迟气微,热则息数气粗而为喘也。大抵哮以声响名,喘以气息言。夫喘促喉中如水鸡声者,谓之哮;气促而连属不能以息者,谓之喘。虽然未有不由痰火内郁、风寒外束而致之者欤。外有阴虚发喘,气从脐下起,直冲清道而上者。又有气虚发喘,而短气不能以接续者。是故知喘之为证,有实有虚,治法天渊悬隔者也。若夫损不足而益有余者,医杀之耳,学者不可不详辨焉。

喘急,脉滑而浮者生,涩而数者死。脉宜浮迟,不宜急数。脉数有热,喘咳吐血上气,不得卧者死。上气面浮肿肩息,脉浮大不治,又加利尤甚。上气燥而喘者为肺胀,欲作风水,发汗则愈。一云:咳而上气肺胀,其脉沉(《要略》《千金》《外台》沉作浮),心下有水气也。寸口伏,胸中有逆气。尺寸俱沉、关上无有者,若心下喘。(《医学正传·哮喘》)

十、赵献可

喘与气短不同。喘者,促促气急,喝喝息数,张口抬肩,摇身撷肚。短气者,呼吸虽数,而不能接续,似喘而不抬肩,似呻吟而无痛,呼吸虽急而无痰声,宜详辨之。丹溪云:"须分虚实新久,久病是气虚,宜补之,新病是气实,宜泻之。"愚按:喘与短气分,则短气是虚,喘是实,然而喘多有不足者,短气间亦有有余者,新病亦有本虚者,不可执论也。

愚按喘与短气分,则短气是虚,喘是实,然而喘多有不足者,短气间亦有有余者,新病亦有本虚者,不可执论也。

《金匮》云:"实喘者,气实肺盛,呼吸不利,肺窍壅塞,若寸沉实,宜泻肺,虚喘者肾虚,先觉呼吸短气,两胁胀满,左尺大而虚,宜补肾。"此肾虚证,非新病虚者乎。

邪喘者,由肺受邪,伏于肺中,关窍不通,呼吸不利,若寸沉而紧,此外感也,亦有六部俱伏者,宜发散,则身热退而喘定,此郁证,人所难知,非短气中之有余乎。

论人之五脏,皆有上气,而肺为之主,居于上而为五脏之华盖,通荣卫,合阴阳,升降往来,无过不及,何病之有。若为风寒暑湿所侵,则肺气胀满而为喘,呼吸迫促,坐卧不安,或七情内伤,郁而生痰,或脾胃俱虚,不能摄养。一身之痰,皆能令人喘。

真知其风寒也,则用仲景青龙汤。真知其暑也,则用白虎汤。真知其湿也,则用胜湿汤。真知其七情郁结也,则用四磨四七汤。又有木郁、火郁、土郁、金郁、水郁,皆能致喘,治者察之,以上俱属有余之证。

东垣云:"病机云,诸痿喘呕,皆属于上,辩云伤寒家论喘,以为火热者,是明有余之邪中于表,寒变为热,心火太旺攻肺,故属于上。"又云:"膏粱之人,奉养太过,及过爱小儿,亦能积热于上而成喘,宜以甘寒之剂治之。饮食不节,喜怒劳役不时,水谷之寒热感则害人六府,皆由中气不足,其膜胀腹满,咳喘呕食不下,宜以大甘辛热之剂治之。"《脉经》云:"肺盛有余,则咳嗽上气渴烦。心胸满短气,皆冲脉之火行于胸中而作。系在下焦,非属上也。"观东垣之辩,可见起于伤寒者有余之邪,杂病者,不足之邪,自是标本判然条析。如遇标病,或汗,或吐,或下,一药而痰去喘定,奏功如神,粗工以其奏功如神也,执而概施之不足之证,岂不殆哉。娄全善云:"凡下痰定喘诸方,施之形实有痰者神效。若虚而脉浮大,按之涩者,不可下之,下之必反剧而死。"

《经》云:诸喘皆属于上,又谓诸逆冲上,皆属于火,故河间叙喘病在于热条下。华佗云:肺气盛为喘。《活人书》云:气有余则喘。后代集证类方。不过遵此而已。独王海藏辩云:气盛当作气衰,有余当认作不足。肺气果盛与有余,则清肃下行,岂复为喘。以其火入于肺,炎烁真阴,衰与不足而为喘焉。所言盛与有余者,非肺之气也,肺中之火也。海藏之辩,超出前人,发千古之精奥。惜乎起其端,未竟其火之所由来。愚谓火之有余,水之不足也;阳之有余,阴之不足也。凡诸逆冲上之火,皆下焦冲任相火,出于肝肾者也,故曰冲逆。肾水虚衰,相火偏胜,壮火食气,销铄肺金,乌得而不喘焉。丹溪云:喘有阴虚,自小腹下火起而上,宜四物汤加青黛、竹沥、陈皮,入童便煎服;如夹痰喘者,四物加枳壳、半夏,补阴化痰。夫谓阴虚发喘,丹溪实发前人之所未发。但此治法,实流弊于后人。盖阴虚者,肾中之真阴虚也,岂四物汤阴血之谓乎;其火起者,下焦龙雷之火也,岂寒凉所能降乎?其间有痰者,有无痰者。有痰者,水夹木火而上也,岂竹沥、枳、半之能化乎?须用六味地黄加门冬、五味大剂煎饮,以壮水之主,则水升火降,而喘自定矣。盖缘阴水虚故有火,有火则有痰,有痰则有咳嗽,咳嗽之甚则喘。

《经》曰:少阴所谓呕咳上气喘者,阴气在下,阳气在上,诸阳气浮,无所依归,故上气喘也。《黄帝针经》云:胃络不和,喘出于阳明之气逆。阳明之气下行,今逆而上行故喘。真元耗损,喘出于肾气之上奔。其人平日若无病,但觉气喘,非气喘也,乃气不归元也。视其外证,四肢厥逆,面赤而烦躁恶热,似火非火也,乃命门真元之火离其宫而不归也,察其脉两寸虽浮大而数,两尺微而无力,或似有而无为辨耳;不知者以其有火也,少用凉药以清之,以其喘急难禁也,佐以四磨之类以宽之,下咽之后似觉稍快,少顷依然。岂知宽一分,更耗一分。甚有见其稍快,误认药力欠到,倍进寒凉快气之剂,立见其毙矣,何也?盖阴虚致喘,去死不远矣,幸几希一线牵带在命门之根,尚尔留连;善治者能求其绪,而以助元接真镇坠之药,俾其返本归原,或可回生,然亦不可峻骤也。且先以八味丸、安肾丸、养正丹之类煎人参生脉散送下,觉气若稍定,然后以大剂参芪补剂加破故纸、阿胶、牛膝等,以镇于下,又以八味丸加河车为丸,日夜遇饥则吞服方可。然犹未也,须远房帏,绝色欲,经年积月,方可保全,不守此禁,终亦必亡而已。

又有一等火郁之证,六脉微涩,甚至沉伏,四肢悉寒,甚至厥逆,拂拂气促而喘,却似有余,而脉不紧数,欲作阴虚,而按尺鼓指,此为蓄郁已久,阳气拂遏,不能营动于表,以致身冷脉微而闷乱喘急。当此之时,不可以寒药下之,又不可以热药投之。惟逍遥散加茱、连之类,宣散蓄热,得汗而愈;愈后仍以六味地黄养阴和阳方佳。此谓火郁则发之,木郁则达之,即《金匮》云六脉沉伏宜发散,则热退而喘定是也。《经》曰:火郁之发,民病少气,治以诸凉。（《医贯·喘论》）

十一、张景岳

气喘之病,最为危候,治失其要,鲜不误人,欲辨之者,亦惟二证而已。所谓二证者,一曰实喘,一曰虚喘也。此二证相反,不可混也。然则何以辨之?

盖实喘者有邪,邪气实也;虚喘者无邪,元气虚也。实喘者,气长而有余,虚喘者,气短而不续。实喘者,胸胀气粗,声高息涌,膨膨然若不能容,惟呼出为快也;虚喘者,慌张气怯,声低息短,惶惶然若气欲断,提之若不能升,吞之若不相及,劳动则甚,而惟急促似喘,但得引长一息为快也。此其一为真喘,一为似喘,真喘者其责在肺,似喘者其责在肾。何也?盖肺为气之主,肾为气之根。肺主皮毛而居上焦,故邪气犯之,则上焦气壅而为喘,气之壅滞者,宜清宜破也;肾主精髓而在下焦,若真阴亏损,精不化气,则下不上交而为促,促者断之基也,气既短促,而再加消散,如压卵矣。且气盛有邪之脉,必滑数有力,而气虚无邪之脉,必微弱无神,此脉候之有不同也。其有外见浮洪,或芤大至极,而稍按即无者,此正无根之脉也。或往来弦甚而极大极数,全无和缓者,此正胃气之败也,俱为大虚之候。但脉之微弱者,其真虚易知,而脉之浮空弦搏者,其假实难辨,然而轻重之分,亦惟于此而可察矣。盖其微弱者,犹顺而易医。浮空者,最险而多变,若弦强之甚,则为真脏,真脏已见,不可为也。

凡虚喘之证,无非由气虚耳。气虚之喘,十居七八,但察其外无风邪,内无实热而喘者,即皆虚喘之证;若脾肺气虚者,不过在中上二焦,化源未亏,其病犹浅。若肝肾气虚,则病出下焦而本末俱病,其病则深,此当速救其根以接助真气,庶可回生也。其有病久而加以喘者,或久服消痰散气等剂而反加喘者,或上为喘咳而下为泄泻者,或妇人产后亡血过多,则营气暴竭,孤阳无依而为喘者,此名孤阳绝阴,剥极之候,已为难治,更毋蹈剥庐之戒也。

虚喘证,其人别无风寒咳嗽等疾,而忽见气短似喘,或但经微劳,或饥时即见喘促,或于精泄之后,或于大汗之后,或于大小便之后,或大病之后,或妇人月期之后而喘促愈甚,或气道噎塞,上下若不相续,势剧垂危者,但察其表里无邪,脉息微弱无力,而诸病若此,悉宜以贞元饮主之,加减如本方,其效如神。此外如小营煎、大营煎、大补元煎之类,俱可择用。《经》曰:肝苦急,急食甘以缓之,即此之类。若大便溏泄兼下寒者,宜右归饮、右归丸、圣术煎之类主之。

脾肺气虚,上焦微热微渴而作喘者,宜生脉散主之。或但以气虚而无热者,惟独参汤为宜。若火烁肺金,上焦热甚,烦渴多汗,气虚作喘者,宜人参白虎汤主之,惟夏月或有此证。若阴虚,自小腹火气上冲而喘者,宜补阴降火,以六味地黄汤加黄柏、知母之类主之类。

水病为喘者，以肾邪干肺也。然水不能化而子病及母，使非精气之败，何以至此？此其虚者十九，而间乎虚中夹实，则或有之耳。故凡治水喘者，不宜妄用攻击之药，当求肿胀门诸法治之，肿退而喘自定矣。古法治心下有水气上乘于肺，喘而不得卧者，以《直指》神秘汤主之。但此汤性用多主气分，若水因气滞者用之则可，若水因气虚者，必当以加减《金匮》肾气汤之类主之。

老弱人久病气虚发喘者，但当以养肺为主。凡阴胜者宜温养之，如人参、当归、姜、桂、甘草，或加以芪、术之属；阳胜者宜滋养之，如人参、熟地、麦冬、阿胶、五味子、梨浆、牛乳之属。

关格之证为喘者，如《六节藏象论》曰：人迎四盛已上为格阳，寸口四盛已上为关阴，人迎与寸口俱盛四倍已上为关格。此关格之证以脉言，不以病言也。今人之患此者颇多，而人多不知，且近时察脉者不论人迎，惟在寸口，但其两手之脉浮弦至极，大至四倍已上者，便是此证，其病必虚里跳动而气喘不已。此之喘状，多无咳嗽，但觉胸膈舂舂，似胀非胀，似短非短，微劳则喘甚，多言亦喘甚，甚至通身振振，慌张不宁。此必情欲伤阴，以致元气无根，孤阳离剧之候也，多不可治。方论详关格门。

实喘之证，以邪实在肺也，肺之实邪，非风寒则火邪耳。盖风寒之邪，必受自皮毛，所以入肺而为喘；火之炽盛，金必受伤，故亦以病肺而为喘。治风寒之实喘，宜以温散；治火热之实喘，治以寒凉。又有痰喘之说，前人皆曰治痰，不知痰岂能喘，而必有所以生痰者，此当求其本而治之。

凡病喘促，但察其脉息微弱细涩者，必阴中之阳虚也；或浮大弦芤按之空虚者，必阳中之阴虚也。大凡喘急不得卧而脉见如此者，皆元气大虚，去死不远之候，若妄加消伐，必增剧而危。若用苦寒或攻下之，无不即死。

凡风寒外感，邪实于肺而咳喘并行者，宜六安煎加细辛或苏叶主之。若冬月风寒感甚者，于本方加麻黄亦可，或用小青龙汤、华盖散、三拗汤之类主之。

外有风寒，内兼微火而喘者，宜黄芩半夏汤主之。若兼阳明火盛而以寒包热者，宜凉而兼散，以大青龙汤，或五虎汤、越婢加半夏汤之类主之。

外无风寒而惟火盛作喘，或虽有微寒而所重在火者，宜桑白皮汤或抽薪饮之类主之。

痰盛作喘者，虽宜治痰，如二陈汤、六安煎、导痰汤、千缗汤、滚痰丸、抱龙丸之类,皆可治实痰之喘也;六君子汤、金水六君煎之类,皆可治虚痰之喘也。然痰之为病,亦惟为病之标耳,犹必有生痰之本,故凡痰因火动者,必须先治其火,痰因寒生者,必须先去其寒。至于或因气逆,或因风邪,或因湿滞,或因脾肾虚弱,有一于此,皆能生痰,使欲治痰而不治其所以痰,则痰终不能治,而喘何以愈哉?

气分受邪,上焦气实作喘,或怒气郁结伤肝,而人壮力强,胀满脉实者,但破其气而喘自愈,宜廓清饮、四磨饮、四七汤、萝卜子汤、苏子降气汤之类主之;或阳明气秘不通而胀满者,可微利之。

喘有夙根,遇寒即发,或遇劳即发者,亦名哮喘。未发时以扶正气为主,既发时以攻邪气为主。扶正气者,须辨阴阳,阴虚者补其阴,阳虚者补其阳。攻邪气者,须分微甚,或散其风,或温其寒,或清其痰火。然发久者气无不虚,故于消散中宜酌加温补,或于温补中宜量加消散。此等证候,当倦倦以元气为念,必使元气渐充,庶可望其渐愈,若攻之太过,未有不致日甚而危者。

(《景岳全书》卷之十九)

十二、喻昌

人身难治之病有百症,喘病其最也。喘病无不本之于肺,然随所伤而互关,渐以造于其极,惟兼三阴之证者为最剧。三阴者,少阴肾、太阴脾、厥阴肝也。而三阴又以少阴肾为最剧。《经》云:肾病者善胀,尻以代踵,脊以代头。此喘病兼肾病之形也。又云:劳风发在肺下。巨阳引精者三日,中年者五日,不精者七日。当咳出青黄浓浊之痰如弹子大者,不出者伤肺,伤肺者死也。此喘病兼肾病之情也。故有此证者,首重在节欲,收摄肾气,不使上攻可也。其次则太阴脾、厥阴肝之兼证亦重。勿以饮食忿怒之故,重伤肝脾可也。若君艺之喘症,得之于髫幼,非有忿欲之伤,止是形寒饮冷,伤其肺耳。然从幼惯生疮疖,疮疖之后,复生牙痛,脾中之湿热素多,胃中之壮火素盛,是肺经所以受伤之原,又不止于形寒饮冷也。脾之湿热,胃之壮火,交煽而互蒸,结为浊痰,溢入上窍,久久不散,透开肺膜,结为窠囊。清气入之,浑然不觉,浊气入之,顷刻与浊痰狼狈相依,合为党援,窒塞关隘,不容呼吸出入。而呼吸正气,转触其痰,齁齁有声,头重耳响,胸背骨间有如刀刺,涎涕交作。鼻頞酸辛,若伤风状。正《内经》所谓心肺有病,而呼吸为之不利也。必俟肺中所受之浊气,解散下行,从前后二阴而去。然后肺中之浓痰,咯之始得易出,而渐可相安。及夫浊气复上,则窠囊之痰复动,窒塞仍前复举,乃至寒之亦发,热之亦发,伤酒伤食亦发,动怒动气亦发。所以然者,总由动其浊气耳。浊气本居下体,不易犯入清道,每随火势而上腾。所谓火动则气升者,浊气升也。肾火动,则寒气升;脾火动,则湿气升;肝火动,则风气升也。故以治火为先也。然浊气既随火而升,亦可随火而降,乃凝神入气以静调之。火降而气不降者何耶?则以浊气虽居于下,而肺中之窠囊,实其新造之区,可以侨寓其中,转使清气逼处不安,亦若为乱者然。如寇贼根据山傍险,蟠据一方,此方之民,势必扰乱而从寇也。故虽以治火为先。然治火而不治痰,无益也。治痰而不治窠囊之痰,虽治与不治等也。治痰之法,曰驱,曰导,曰涤,曰化,曰涌,曰理脾,曰降火,曰行气。前人之法,不为不详。至于窠囊之痰,如蜂子之穴于房中,如莲子之嵌于蓬内,生长则易,剥落则难。由其外窄中宽,任行驱导涤涌之药,徒伤他脏,此实闭拒而不纳耳。究而言之,岂但窠囊之中,痰不易除,即肺叶之外,膜原之间,顽痰胶结多年,如树之有萝,如屋之有游,如石之有苔,附托相安,仓卒有难于伐者。古今之为医者伙矣,从无有为此渺论者。仆生平治此症最多,皆以活法而奏全绩。盖肺中浊痰为祟,若牛渚怪物,莫逃吾燃犀之照者。因是旷观病机,异哉!肺金以脾土为母,而肺中之浊痰,亦以脾中之湿为母。脾性本喜燥恶湿,迨夫湿热久锢,遂至化刚为柔。居间用事,饮食入胃,既以精华输我周身,又以败浊填彼窍隧。始尚交相为养,最后挹此注彼。专为外邪示岂弟。致使凭城凭社辈,得以久遂其奸。如附近流寇之地,益以巨家大族,暗为输导,其滋蔓难图也,有由然矣!治法必静以驭气,使三阴之火不上升。以默杜外援,又必严以驭脾,使太阴之权有独伸而不假敌忾。我实彼虚,我坚彼瑕,批瑕捣虚,迅不掩耳,不崇朝而扫清秽浊,乃广服大药,以安和五脏,培养肺气。肺金之气一清,则周身之气,翕然从之下降。前此上升浊邪,允绝其源。百年之间,常保清明在躬矣。此盖行所当然,不得不然之法。夫岂涂饰听闻之赘词耶!君艺敦请专治。果获全瘳,益见仆言非谬矣!

　　胡卣臣先生曰:岐黄论道以后,从不见有此精细快彻之谈,应是医门灵宝。又曰:君艺童年锢疾,非所易瘳。今疾愈而且得子矣,先议后药,功不伟耶。(《寓意草·论浦君艺喘病症治之法》)

十三、李中梓

喘者，促促气急，喝喝痰声，张口抬肩，摇身撷肚。短气者，呼吸虽急而不能接续，似喘而无痰声，亦不抬肩，但肺壅而不能下，哮者与喘相类，但不似喘开口出气之多，而有呷呀之音。呷者，口开；呀者，口闭。开口闭口，尽有音声，呷呀二音，合成哮字，以痰结喉间，与气相击，故呷呀作声。

《内经》论喘，其因众多，究不越乎火逆上而气不降也。（《医宗必读·喘病证治》）

十四、龚廷贤

夫喘气为火所郁，而为痰在肺胃也。有痰者，有火炎者，有阴虚者。脉滑而手足温者生，脉涩而手足寒者死。凡喘未发时，以补正气为主；已发时，以攻邪为主。痰喘者，喘则便有痰声；气喘者，呼吸急促而无痰声；有胃气虚而喘者，抬肩撷项，喘而不休；火喘者，乍进乍退，得食则减，食已则喘。治喘须分虚实，若久病发喘，必是肺虚，用阿胶、人参、五味子之类补之则愈。若新病肺实而发喘者，宜桑白皮、葶苈子、麻黄、杏仁之类泻之。若气实人，因服黄芪过多而喘者，宜三拗汤泄气即安。（《济世全书·坎集》）

十五、徐大椿

徐大椿评：哮与喘，微有不同，其症之轻重缓急，亦微各有异。盖哮症多有兼喘，而喘有不兼哮者。要知喘症之因，若由外邪壅遏而致者，邪散则喘亦止，后不复发，此喘症之实者也；若因根本有亏，肾虚气逆，浊阴上冲而喘者，此不过一二日之间，势必危笃，用药亦难奏功，此喘症之属虚者也。若夫哮症，亦由初感外邪，失于表散，邪伏于里，留于肺俞，故频发频止，淹缠岁月。更有痰哮、咸哮、醋哮，过食生冷及幼稚天哮诸症，案虽未备，阅先生治法，大概以温通肺脏，下摄肾真为主，久发中虚，又必补益中气，其辛散、苦寒、豁痰、破气之剂，在所不用，此可谓"治病必求其本"者矣。此症若得明理针灸之医，按穴灸治，尤易除根。噫！然则难遇其人耳！

徐大椿评：喘症之因，在肺为实，在肾为虚。先生揭此二语为提纲。其分别有四：大凡实而寒者，必夹凝痰宿饮，上干阻气，如小青龙、桂枝加朴杏之属也；实而热者，不外乎蕴伏之邪，蒸痰化火，有麻杏甘膏、《千金》苇茎之治也；虚者，有精伤气脱之分，填精以浓厚之剂，必兼镇摄，肾气加沉香，都气入青铅，从阴从阳之异也。气脱则根浮，吸伤元海，危亡可立而待，思草木之无情，刚柔所难济，则又有人参、河车、五味、石英之属，急续元真，挽回顷刻，补天之治，古所未及。更有中气虚馁，土不生金，则用人参建中。案集三十，法凡十九，其层次轻重之间，丝丝入扣，学者宜深玩而得焉。（《临证指南医案》卷四）

十六、黄兑楣

《逆调论》曰：夫不得卧，卧则喘者，是水气之客也。夫水者，循津液而流也。肾主水脏，主津液，主卧与喘也（夫不得卧，卧则喘者，是水寒之气客于肺也。夫水者，循肠胃之津液而流行也。肾为水脏，津液之主，今水气客之，故主不得卧与喘也。此《经》言肺邪而实喘也）。又《调经论》曰：气有余则喘咳上气，不足则息利少气（喘咳上气者，肺气内逆而有余；息利少气者，肺气内虚而不足。息利，鼻气出入也）。《本神篇》云：肺气虚则鼻塞不利，少气，实则喘喝，胸盈仰息（此《经》言虚实两象）。又《至真要大论》曰：诸气愤郁，皆属于肺（言诸气而胸膈愤郁，病皆属于肺，以诸气通于肺也）。夫气喘之证辨清虚实二字，治无奇特，稍有错乱，生死关头。然则何以辨之？盖实喘者有邪，邪气实也；虚喘者无邪，元气虚也。实喘者，气长而有余；虚喘者气短而不续。实喘者，胸胀气粗，声高息涌，膨膨然，若不能容，惟呼出为快也（新病可暂治标，久病仍当培本）；虚喘者，慌张气怯，声低息短，惶惶然，若气欲断，提之若不能升，吞之若不相及，劳动则甚而惟急促似喘，但得引长一息为快也（此证远时更多，其肺肾虚寒者十有八九，肥胖人更多虚喘，以胖人血实而气虚也）。总之，实喘者其责在肺，虚喘者其责在肾。盖肺为气之主，肾乃气之根。以肺居于上焦而邪气犯之，则上焦气壅即为喘。喘为气之壅滞者，轻则清之，重则破之。肾主精液居于下焦，若真阴亏损，精不化气，致令肾气不得上升，则下不上交而为促。促者，断之基也。气既短促而再加消耗，如压卵矣（卵者，蛋之谓也，蛋压即破）。且以脉象言之，气盛，有邪之脉，必滑数有力，气虚，无邪之脉，必微弱无神，此脉候有不同，而外证有当别也。至于哮吼之证，非另有一种，即喘促之甚者，有新病而即哮吼者，或因肺有实邪，未能清利，而妄用参、芪、白术以助其邪,治之亦易。易者消之、破之、清之、利之,而肺中干净,邪出自愈。倘久病而每哮喘者,偶有所触,无论寒暑,一发即剧,治之较难,难者以其元气大虚,肾根亏损也。总宜大补真元,滋水助火,始为正治,万不可行气化痰。更有久病喘促之甚者而动辄哮吼,治之尤难。尤难者何?难于除根也。更须节欲忌酒,凡辛辣耗消之物,毫不可犯,倘不自爱,自贻伊戚。其治虚实之法略具于下,不必另寻奇路,照此投法,极为稳妥,勿为庸惑也。

实喘证治 凡实喘证,如因风寒外感,发热而咳喘并行者,宜用四三之加味六安煎,再加细辛五七分。如因寒而微有火而发喘者,宜用七二之羌活冲和汤,或用六十之养阴轻解法主之。如肺有实火,浓稠臭痰,腮红口辛而喘者,宜用五六之经验润燥法或用百四五之抽薪饮,或十六之经验甘露饮,皆可择用,均效。

虚喘证治 凡虚喘证十居八九,男妇老幼皆有之。若脾肺气虚,不过在中上二焦,化源未亏,其病犹浅;若肝肾气虚,则病出下焦而本末俱病,其病则深。此当速救根元,以接助真气,庶可回生。且虚喘病象非止一端,各列于下,治无余蕴矣。虚喘并无风寒咳嗽等病,而忽见气断以喘,或在泄精之后,或在大汗之后,或在大病之后,或在大小便之后,或妇人月事之后,或产后去血过多之后,或小儿惊风之后,麻痘之后而喘促更甚,气道壅塞,上下不相接续,势剧垂危者,总莫妙于二三四之仿真元饮,或经验之百四三全真一气法,二方极效。脾肺气虚,上焦微热微渴而喘者,宜用六六之生脉散主之,或用三六之养阴退阳法亦可。肺经虚火过重时咳稠痰,口中辛臭,嗜卧困倦,脉亦浮数无力,烦渴多汗而喘者,宜用百八之六味地黄汤,或用二六之经验抑阴煎,均效。倘在夏热,则以十七之玉女煎,极效。喘促,或因肿胀之病日久缠绵而发喘者,或经误用攻伐太过致令发喘者,皆以百七九之加减金匮肾气汤,多服即效。老年人或久病气虚发喘者,但当以养肺为主,如第三之春和膏、第四之秋露饮,或三四之仿归肾元法,均为大效。

喘促难治证 喘不得卧而脉浮大,按之空虚者,元气大虚,难治。喘促,通身振振,慌张不宁,微劳即喘,多言即喘,小便不禁,此情欲受伤,元气无根,难治喘促昏不知人,六脉模糊,痰涎壅甚者,难治。凡此不必投药。(《寿身小补家藏》卷四)

十七、徐春甫

喘急由来火烁金,是知肺气受邪侵。气随火上因而喘,顺气清金庶可宁。亦有湿痰为气逆,导痰(汤)宜用合千缗(汤)。风寒外束而喘者,三拗(汤)须知五积(散)灵,劳倦气虚攻伐过,补中益气(汤)更多神。脉虚微涩气短促,生脉汤宜合二陈。(《医学指南》卷三)

十八、郑树珪

或问:喘本气逆而不顺。有易愈者,有终身不愈而无恙者,有喘即死者,其故何也?

曰:肺主呼,肾主吸。吸则气归于肾,肾为纳气之脏,为人生之根本。呼则气出于肺,肺为司气之脏,人生之枝叶也。若病在枝叶则易愈,虽久病亦不伤,若病在根本则难愈,若再伐其根本,即死也。

或问:易愈、难愈,或生,或死之义安在?

曰:病有腑脏,有根本,有表里,有新久,有虚实、寒热之不同,必须分析明白,对症调治,则难者而易愈矣。若或不善调摄,药饵妄投,则轻者重,而重者危,可不慎欤。但喘病则一,致喘之因不等,治喘之法不同,今分主治于后。如肺金初感风寒,气闭而为喘者,风与寒初感,其病在肺,其邪尚在腠理,两寸之脉,必浮紧、浮滑,先宜疏散之药,急治其初起有余轻浅之标病。

麻黄、杏仁、枳壳、桔梗、苏叶、桂枝、前胡、甘草、生姜。

七日前宜服,七日后忌服,宜后方继之。因肺气为寒邪所闭,故用杏仁,以苦辛之药解之,邪从腠理。先以麻黄、桂枝、苏叶、生姜,辛温之药散之;气闭则痰结,以前胡、杏仁、枳壳消之。

如肺经素有寒痰,久伏于肺管之内,或因风寒感触而发,或因劳碌辛苦而发,或因饮食生冷之物而发。发则喉间有声,坐卧不安,抬肩撷肚,如此二三日,痰降则喘势方定。不论男妇小儿,犯此病甚多,俗谓之冷哮、盐哮,此谓哮喘,脉多沉而不起,或沉滑而急,此为久远本病,须顺气为主,佐疏解消痰之药治之。

杏仁、橘红、半夏、苏叶、枳壳、甘草、桑皮、生姜。

素有伏痰在肺,以杏仁、桑皮泻气;橘红、半夏消痰,苏叶疏散在表之风寒；枳壳顺至高之肺气。喘定即去苏叶、枳壳，减杏仁、桑皮，加苏子、茯苓。如胃中浊气，凝痰浮火并结于中，致肺气不得下降，反逆而为喘。喘则喉间无声，独气逆痞满，昼夜不得睡。其脉气口沉弦滑数，大便闭结，时时有痰，其喘不定者，必为胃气有余，若脉沉而微数，饮食减少，神色枯萎，大便作薄，其喘艰难而多汗者，此为胃气虚弱。

茯苓、紫菀、贝母、橘红、苏子、枳壳、甘草。

此治胃实之药。若胃虚者；加参、苓，去苏子、枳壳。胃为水谷之海，气血俱多之乡，气逆浊有余，宜顺气疏泄之药主治。若病久中气已虚，故兼扶气之药，加人参以益气。如痰壅阻碍肺气，肺气不能下顺而喘者，其痰闭于胸中，上下不通，喉间无声，大便燥结，口干舌苦，脉来洪滑，谓之实痰，理当泻之，重则浚痰丸，轻则煎剂。若喉间有声，吐而不尽，形容憔悴，寤寐不安，六脉微弱无根，饮食日减，大便泄泻，此为虚痰，理宜补之；久嗽咳喘，多兼内热，故用贝母以代半夏。

苏子、枳实、黄连、甘草、瓜蒌仁、茯苓、橘红、贝母。

以黄连、枳实、瓜蒌之苦寒，泻火利痰，其功甚速，火清痰利，则气顺而定矣。或病久元气已虚者，减去黄连、枳实、瓜蒌，加麦冬、紫菀、茯苓、桑皮。治气喘，因肺金之元气自虚，不待内外有所感触而病也。其病形神虚萎，自汗不寐，语言不能接续，饮食无味，行动则喘咳愈增，安静则少缓，六脉虚微而欲脱，理当补益元气为主。若恶寒，喜热饮者，为阳虚，若不畏寒，喜饮烦渴，便结者为阴虚也。

人参、五味、麦冬、茯苓、枣仁、橘红、车前、甘草。

此治阴虚气喘，如有痰，加贝母。若阳虚自汗，加黄芪、人参，减麦冬。脉微不起者，加附子。《经》谓虚则补之，因气虚不能主持统布诸气，气逆而喘，喘而欲脱者死。所谓胸中气满，喘息不便者死。故阴虚以麦冬、五味、枣仁敛之，阳虚以参、芪、附子温之。若疑为有余，以前泻气即死。

如肾气无根，不能纳气，使气有升无降而喘，则虚火时发时止，气短不续，心烦而躁，神情恍惚难寐，寐则惊觉，自汗，渴欲冷饮而不大便，或泻或秘结，六脉或空大搏手，或虚微急疾，两肾脉不应无根，此症甚多，误为火症痰喘，速其死矣。缓用金匮肾气丸，急用金匮肾气汤，此人参为君主治。

人参、熟地、茯苓、山药、萸肉、麦冬、丹皮、泽泻、牛膝、附子、肉桂。

六味丸为壮水滋阴之品,加人参、麦冬,统布元气,附、桂以补水中之火,泽泻、牛膝,纳气以归根。

凡人大病后,形色已脱,目陷耳吊,鼻煤而喘者死。甚有气上逆,火上炎,六脉反有力者,此灯尽复明之脉,切不可用药,所谓九候虽调,形肉已脱者,死也。(《七松岩集·喘证》)

第二节 喘证近代名医医论医话

一、郑钦安

喘促一证〔[眉批]知非氏曰,孟子云"今夫厥者趋者,是气也",又曰"夫志,气之帅也",又曰"持其志,勿暴其气",此理可通乎治喘。彼趋与厥,皆令人气喘,以其升降纡徐之机,为作劳所迫促,然一经静镇而即平。今气之喘,不由作劳而亦迫促不舒,且非静而能镇,是孰使之然哉?诚有如钦安所论五因,各因皆有辨认阴阳虚实之凭据,可谓详矣。惟元阳将脱之喘,用回阳收纳之法,未免骇人。殊不知志为气帅,持其志,勿暴其气,正合用姜、附之机宜,神机化灭,升降将息,火用不宣,水体不动,惟有用姜、附以养帅,帅如能振,气即随之而号令,庶几中兴可冀,此炼石补天之技,出人头地之医。学者视姜、附为热药,斯得之矣。迨至病人烧退身安,姜、附又能退热。夫热属火,姜、附退热为泻火,学者视姜、附为凉药,则更妙矣〕有外感风寒而致者,有太阳证误下而致者,有胃火上攻而致者,有湿痰、水饮闭塞而致者,有元气欲脱而致者。

因风寒而致者,由风寒之邪闭塞肺气,肺气发泄不畅,上壅而喘,必有发热、头痛、身疼一段为据。如发热而无头疼、身疼,或见口唇青、脉劲之喘,必是元气外越,不得即以外感风寒闭塞目之,辨认留意切不可少。法宜宣散,如麻黄汤、定喘汤、小青龙汤之类。

因太阳误下而致,由太阳之邪未解,既已壅塞,发泄不畅,仍宜大启其腠理,俾邪早出。医者不明其理,见其大烧,以为火旺,妄行攻下,客邪下陷,愈不得出,壅于胸膈,呼吸错乱,而喘证立生。法宜仍举其所陷之邪,如桂枝汤去芍药倍桂,或重加甘葛以举之类,俾欲出者,仍从外出,以解透为妙也。

因胃火上攻而致者，由胃中素有伏热，或与外来之热邪相协，或胃中有停滞生热，热甚则邪火上攻，热逼于肺，气无所主，呼吸错乱，而喘证立生，必有大渴饮冷、口臭气粗、二便不利等情。法宜攻下，如大小承气汤、白虎汤之类。

因痰湿水饮而致者，由太阳之气化偶乖，中宫之转输失职，水湿停滞不行，久久中气日衰，痰水日盛，渐渐上干清道，壅塞太甚，呼吸错乱，而喘证立生。其人定见食少痰多、清水上涌、喉中不利。法宜温中除湿，如桂苓术甘汤，理中加砂、半、茯苓之类。

因元阳将脱而喘者，由其人阳衰阴盛已极，逼阳于外，阳气不得下趋潜藏，阴阳两不相接，呼吸错乱，而喘促立生。必现面白唇青、口舌鰲黑、人无生气，全是一团纯阴。此刻有大烧、汗出之可畏。法宜回阳收纳，如吴萸四逆汤加丁香、胡椒、砂仁之类。尚可十中救一二。

凡治喘证，切不可猛浪，先将阴阳情形审明，然后施治，切不可一味治喘，妄以苏子降气汤、麻黄定喘汤投之，风寒可施，内伤则殆。（《医法圆通·喘证》）

二、张锡纯

俗语云喘无善证，诚以喘证无论内伤外感，皆为紧要之证也。然欲究喘之病因，当先明呼吸之枢机何脏司之。喉为气管，内通于肺，人之所共知也，而吸气之入，实不仅入肺，并能入心、入肝、入冲任，以及于肾。何以言之？气管之正支入肺，其分支实下通于心，更透膈而下通于肝（观肺、心、肝一系相连可知），由肝而下，更与冲任相连以通于肾。倘曰不然，何以妇人之妊子者，母呼而子亦呼，母吸而子亦吸乎？呼吸之气，若不由气管分支通于肝，下及于冲任与肾，何以子之脐带其根蒂结于冲任之间，能以脐承母之呼吸之气，而随母呼吸乎？是知肺者，发动呼吸之机关也。喘之为病，《神农本草经》名为吐吸，因吸入之气内不能容，而速吐出也。其不容纳之故，有由于肺者，有由于肝肾者。试先以由于肝肾者言之。

肾主闭藏，亦主翕纳，原所以统摄下焦之气化，兼以翕纳呼吸之气，使之息息归根也。有时肾虚不能统摄其气化，致其气化膨胀于冲任之间，转夹冲气上冲，而为肾行气之肝木（方书谓肝行肾之气），至此不能疏通肾气下行，亦转随之上冲。是以吸入之气未受下焦之翕纳，而转受下焦之冲激，此乃喘之所由来，方书所谓肾虚不纳气也。当治以滋阴补肾之品，而佐以生肝血、镇肝气及镇冲、降逆之药。方用大怀熟地、生怀山药各一两，生杭芍、柏子仁、甘枸杞、净萸肉、生赭石细末各五钱，苏子、甘草各二钱；热多者可加玄参数钱，汗多者可加生龙骨、生牡蛎各数钱。

有肾虚不纳气，更兼元气虚甚，不能固摄，而欲上脱者，其喘逆之状恒较但肾虚者尤甚。宜于前方中去芍药、甘草，加野台参五钱，萸肉改用一两，赭石改用八钱。服一剂喘见轻、心中觉热者，可酌加天冬数钱。或用拙拟参赭镇气汤亦可（方载三期第二卷，系野台参、生杭芍各四钱，生赭石、生龙骨、生牡蛎、净萸肉各六钱，生怀山药、生芡实各五钱，苏子二钱）。有因猝然暴怒，激动肝气、肝火，更夹冲气上冲，胃气上逆，迫挤肺之吸气不能下行作喘者，方用川楝子、生杭芍、生赭石细末各六钱，厚朴、清夏、乳香、没药、龙胆草、桂枝尖、苏子、甘草各二钱，磨取铁锈浓水煎服。以上三项作喘之病因，由于肝肾者也，而其脉象则有区别。阴虚不纳气者，脉多细数；阴虚更兼元气欲脱者，脉多上盛下虚；肝火、肝气夹冲气、胃气上冲者，脉多硬弦而长。审脉辨证，自无差误也。

至喘之由于肺者，因肺病不能容纳吸入之气，其证原有内伤外感之殊。试先论肺不纳气之由于内伤者。一阖一辟，呼吸自然之机关也。至问其所以能呼吸者，固赖胸中大气（亦名宗气）为之斡旋，又赖肺叶具有活泼机能，以遂其阖辟之用。乃有时肺脏受病，肺叶之阖辟活泼者变为易阖难辟，而成紧缩之性。暑热之时其紧数稍缓，犹可不喘；一经寒凉，则喘立作矣。此肺痨之证，多发于寒凉之时也。宜用生怀山药轧细，每用两许煮作粥，调以蔗白糖，送服西药百布圣七八分。盖肺叶紧缩者，以其中津液减少，血脉凝滞也；有山药、蔗糖以润之（山药含蛋白质甚多，故善润），百布圣以化之（百布圣为小猪、小牛之胃液制成，故善化），久当自愈。其有顽痰过盛者，可再用硼砂细末二分，与百布圣同送服；若外治，灸其肺俞穴亦有效，可与内治之方并用。若无西药百布圣处，可代以生鸡内金细末三分，其化痰之力较百布圣尤强。

有痰积胃中，更溢于膈上，浸入肺中，而作喘者。古人恒用葶苈大枣泻肺汤或十枣汤下之，此乃治标之方，究非探本穷源之治也。拙拟有理痰汤，载于三期第三卷（方系生芡实一两，清半夏四钱，黑脂麻三钱，柏子仁、生杭芍、茯苓片、陈皮各二钱），连服十余剂，则此证之标本皆清矣。至方中之义，原方下论之甚详，兹不赘。若其充塞于胸膈胃府之间，不为痰而为饮，且为寒饮者（饮有寒热，热饮脉滑，其人多有神经病，寒饮脉弦细，概言饮为寒者非是），其人或有时喘、有时不喘，或感受寒凉病即反复者，此上焦之阳分虚也。宜治以《金匮》苓桂术甘汤，加干姜三钱，厚朴、陈皮各钱半，俾其药之热力能胜其寒，其饮自化而下行，从水道出矣。又有不但上焦之阳分甚虚，并其气分亦甚虚，致寒饮充塞于胸中作喘者，其脉不但弦细，且甚微弱。宜于前方中加生箭芪五钱，方中干姜改用五钱。壬戌秋，台湾医士严坤荣为其友问二十六七年寒饮结胸，时发大喘，极畏寒凉，曾为开去此方（方中生箭芪用一两，干姜用八钱。非极虚寒之证，不可用此重剂），连服十余剂全愈。方中所以重用黄芪者，以其能补益胸中大气，俾大气壮旺，自能运化寒饮下行也。上所论三则，皆内伤喘证之由于肺者也。

至外感之喘证，大抵皆由于肺。而其治法，实因证而各有所宜。人身之外表，卫气主之。卫气本于胸中大气，又因肺主皮毛，与肺脏亦有密切之关系。有时外表为风寒所束，卫气不能流通周身，以致胸中大气无所输泄，骤生膨胀之力，肺悬胸中，因受其排挤而作喘。又因肺与卫气关系密切，卫气郁而肺气必郁，亦可作喘。此《伤寒论》麻黄汤所主之证，多有兼喘者也。然用麻黄汤时，宜加知母数钱，汗后方无不解之虞。至温病亦有初得作喘者，宜治以薄荷叶、牛蒡子各三钱，生石膏细末六钱，甘草二钱；或用麻杏甘石汤方亦可，然石膏万勿煅用，而其分量又宜数倍于麻黄（石膏可用至一两，麻黄治此证多用不过二钱）。此二证之喘同而用药迥异者，因伤寒之脉浮紧、温病之脉洪滑也。

有外感之风寒内侵，与胸间之水气凝滞，上迫肺气作喘者，此《伤寒论》小青龙汤证也。当必效《金匮》之小青龙加石膏法，且必加生石膏至两许，用之方效。又此方加减定例，喘者去麻黄，加杏仁。而愚用此方治喘时，恒加杏仁，而仍用麻黄一钱。其脉甚虚者，又宜加野台参数钱。三期第五卷载有更定后世所用小青龙汤分量，可参观也。又第五卷中载有拙拟从龙汤方，治服小青龙汤后喘愈而仍反复者。方系用生龙骨、生牡蛎各一两，杭芍五钱，清半夏、苏子各四钱，牛蒡子三钱；热者酌加生石膏数钱。用之曾屡次奏效。上所论两则，治外感作喘之大略也。

有其人素有劳疾喘嗽，少受外感即发，此乃内伤外感相并作喘之证也，宜治以拙拟加味越婢加半夏汤（方载三期五卷，系麻黄二钱，生怀山药、生石膏各五钱,寸冬四钱,清半夏、牛蒡子、玄参各三钱,大枣三枚,生姜三片)。因其内伤、外感相并作喘,故所用之药亦内伤、外感并用。

特是上所论之喘,其病因虽有内伤、外感、在肝肾、在肺之殊,约皆不能纳气而为吸气难,即《神农本草经》所谓吐吸也。乃有其喘不觉吸气难而转觉呼气难者,其病因由于胸中大气虚而下陷,不能鼓动肺脏以行其呼吸;其人不得不努力呼吸以自救,其呼吸迫促之形状有似乎喘,而实与不纳气之喘有天渊之分。设或辨证不清,见其作喘,复投以降气纳气之药,则凶危立见矣。然欲辨此证不难也。盖不纳气之喘,其剧者必然肩息(肩上耸也);大气下陷之喘,纵呼吸有声,必不肩息,而其肩益下垂。即此二证之脉论,亦迥不同。不纳气作喘者,其脉多数,或尺弱寸强;大气下陷之喘,其脉多迟而无力,尺脉或略胜于寸脉。察其状而审其脉,辨之固百不失一也。其治法当用拙拟升陷汤,以升补其胸中大气,其喘自愈。方载第一卷《大气诠》中,并详载其随证宜加之药。

有大气下陷作喘,又兼阴虚不纳气作喘者。其呼吸皆觉困难,益自强为呼吸而呈喘状,其脉象微弱无力,或脉搏略数,或背发紧而身心微有灼热。宜治以生怀山药一两,玄参、甘枸杞各六钱,生箭芪四钱,知母、桂枝尖各二钱,煎汤服。方中不用桔梗、升、柴者,恐与阴虚不纳气有碍也。上二证之喘,同中有异,三期第四卷升陷汤后皆治有验案,可参观也。

又有肝气胆火夹冲胃之气上冲作喘,其上冲之极,至排挤胸中大气下陷,其喘又顿止,并呼吸全无,须臾忽又作喘,而如斯循环不已者,此乃喘证之至奇者也。曾治一少妇,因夫妻反目得此证,用桂枝尖四钱,恐其性热,佐以带心寸冬三钱,煎汤服下,即愈。因读《神农本草经》桂枝能升大气,兼能降逆气,用之果效如影响。夫以桂枝一物之微,而升陷降逆两擅其功,此诚天之生斯使独也。然非开天辟地之圣神发之,其孰能知之?原案载三期第二卷参赭镇气汤下,可参观。

愚初读方书时,至东垣补中益气汤谓可治喘证,心甚疑之。夫喘者气上逆也,《本经》谓之吐吸,以其吸入之气不能下行,甫吸入而即上逆吐出也。气既苦于上逆,犹可以升麻、柴胡提之乎?乃以此疑义遍质所识宿医,大抵皆言此方可治气分虚者作喘。然气实作喘者苦于气上逆,气虚作喘者亦苦于气上逆,因其气虚用参、术、芪以补其气则可,何为佐以升、柴耶?如此再进一步质问，则无有能答者矣。迨后详读《内经》，且临证既久，知胸中有积贮之气，为肺脏阖辟之原动力，即《灵枢·五味篇》所谓"抟而不行，积于胸中"之大气也，亦即《客邪篇》所谓"积于胸中，出于喉咙，以贯心脉"之宗气也。此气一虚，肺脏之阖辟原动力缺乏，即觉呼吸不利；若更虚而下陷，阖辟之原动力将欲停止，其人必努力呼吸以自救。为其呼吸努力，其迫促之形有似乎喘，而实与气逆之喘有天渊之分。若审证不确，而误投以纳气定喘之药，则凶危立见矣。故治此等证者，当升补其胸中大气，至降气、纳气之药，分毫不可误投；若投以补中益气汤，虽不能十分吻合，其喘必然见轻。审是则补中益气汤所主之喘，确乎为此等喘证无疑也。盖东垣平素注重脾胃，是以但知有中气下陷，而不知有大气下陷，故于大气下陷证，亦以补中益气汤治之。幸方中之药多半可治大气下陷，所以投之亦可奏效。所可异者，东垣纵不知补中益气汤所治之喘为大气下陷，亦必知与气逆作喘者有异，而竟不一为分疏，独不虑贻误后人，遇气逆不降之真喘亦投以补中益气汤乎？愚有鉴于此，所以拙著《衷中参西录》三期第四卷特立大气下陷门，而制有升陷汤一方(见第一卷《大气诠》)，以升补下陷之大气，使仍还胸中。凡因大气下陷所出种种之险证，经愚治愈者数十则，附载于后。其中因大气下陷而喘者，曾有数案，对与气逆作喘不同之处，极为详细辨明。若将其案细细参阅，临证时自无差误。(《医学衷中参西录·论李东垣补中益气汤所治之喘证》)

三、高凤桐

喘证的病理性质有虚实两类。实喘在肺，为外邪、痰浊、肝郁气逆，肺壅邪气而宣降不利；虚喘当责之肺、肾两脏，因精气不足，气阴亏耗而致肺不主气，肾不纳气。故喘证的基本病机是气机的升降出纳失常，"在肺为实，在肾为虚"。病情错杂者，每可下虚上实，虚实夹杂并见。但在病情发展的不同阶段，虚实之间有所侧重，或互相转化。若肺病及脾，子盗母气，则脾气亦虚，脾虚失运，聚湿生痰，上渍于肺，肺气壅塞，气津失布，血行不利，可形成痰浊血瘀，此时病机以邪实为主，或邪实正虚互见。

因心脉上通于肺，肺气治理调节心血的运行，宗气贯心肺，肾脉上络于心，心肾相互既济，又心阳根于命门之火，心脏阳气的盛衰，与先天肾气及后天呼吸之气皆有密切关系。故本病的严重阶段，肺肾虚极，孤阳欲脱，必致心气、心阳亦惫,心不主血脉,血行不畅而瘀滞,面色、唇舌、指甲青紫,甚则出现喘汗致脱,亡阳、亡阴,则病情危笃。(《针药大师高凤桐》)

第三节　喘证现代名医医论医话

一、龚志贤

《素问·脏气法时论篇》:"肺病者,喘咳逆气,肩背痛,汗出……肾病者,腹大,胫肿,喘咳,身重。"《素问·痹论篇》:"肺痹者,烦满,喘而呕。""心痹者,脉不通,烦则心下鼓,暴上气而喘。"《素问·举痛论篇》:"劳则喘息汗出,外内皆越,故气耗矣。"《素问·太阴阳明论篇》:"犯贼风虚邪者,阳受之……阳受之则入六腑……入六腑则身热,不时卧,上为喘呼。"《素问·玉机真脏论篇》:"大骨枯槁,大肉陷下,胸中气满,喘息不便,其气动形,期六月死;真脏脉见,乃予之期日。"《素问·逆调论篇》:"夫不得卧,卧则喘者,是水气之客也。"以上各论可见喘证以肺为主,与心、肾、痰有关。又指出有虚证(虚劳)、有实证(外感、热病)、有久病(痰饮水气)等之别。《金匮》在此基础上提出血痹、虚劳、肺痿、肺痈、咳逆上气、痰饮水气等篇各喘证症状和治疗方法。喘分虚实两大类,在表者为实,在里者为虚,邪盛者为实,无邪者为虚,新病多实,久病多虚,在肺多实,在肾多虚。

1. **实喘**　外感实邪喘咳,多因风寒外束,舌苔薄白,脉象浮紧或浮数,恶寒无汗,头痛身痛,治宜发汗平喘,宜麻黄汤。若因邪热迫肺者,必见舌绛苔黄,或黄白兼见,脉象滑数或洪大有力,痰浓稠或色黄成块,身热,烦渴引饮。若寒包热者,郁热不甚,宜华盖散。若热甚见心烦口渴,脉浮洪者,宜大青龙汤。若邪热迫肺,喘咳,发热汗出,口干微渴者,宜麻杏石甘汤清肺解热;喘急不甚者,宜泻白散。若高热烦渴引饮,脉象洪大有力,舌苔白燥者,宜白虎汤。

麻黄汤(《伤寒论》):主治风寒外束,喘急咳嗽,恶寒无汗发热,头疼身痛,舌苔薄白,脉象浮紧。处方:麻黄 10 g,杏仁 10 g,桂枝 8 g,炙甘草 6 g,水煎,温服,卧取微汗。

华盖散(《局方》):主治风寒外束,肺有郁热,咳嗽喘急,口干,脉浮数。处方:麻黄 10 g,杏仁 10 g,桑白皮 10 g,紫苏子 10 g,陈皮 10 g,茯苓 10 g,甘草 6 g。水煎服。

大青龙汤(《伤寒论》):主治麻黄汤证兼见心烦口渴,脉浮洪有力,此风寒包热之证。处方:见外感风寒咳嗽重证。

麻杏石甘汤(《伤寒论》):主治热证喘急咳嗽,邪热迫肺,烦渴引饮,汗出,身无大热,舌苔白燥,脉洪数有力。处方:麻黄 10 g,杏仁 10 g,甘草 10 g,生石膏 30 g,水煎服。

泻白散(《小儿药证直诀》):主治热喘轻证,微热咳嗽,气喘口干,脉象浮数。处方:地骨皮 10 g,桑白皮 10 g,甘草 6 g,粳米适量,水煎服。

2. 虚喘 呼吸气促,声低息短,提气若不能升,吞气若不能降,若劳动重则加剧,以引长一息为快。喘促时轻时重,甚则气不能接续,通夜难眠。虚喘有阳虚、阴虚之别。

(1) 阳虚:或因水邪上干,或因肾虚不纳,肢冷溏泄,不思饮食,或气上冲胸,或起则头眩,或小便不利,甚则胫肿腹大,脉沉微弱无神,或脉伏欲绝。治以温补阳气为主。脾肾阳虚者,喘促头眩,大便不利,或手足微肿,宜用真武汤温阳化湿。肺脾两虚者,寒痰壅滞,喘咳痰多而稀,宜用苓甘五味姜辛夏杏汤温散寒饮。肾气不摄,喘逆大作者,宜用参赭镇气汤镇摄降逆。若脾肾阳虚重证,喘促气短,大便溏泄,四肢厥冷,脉沉欲绝,急用黑锡丹扶危救脱。

苓桂术甘汤(《伤寒论》):主治脾阳虚,水邪于肺,心下逆满短气,起则头眩,小便不利脉象沉紧。处方:茯苓 15 g,桂枝 10 g,白术 12 g,炙甘草 10 g。水煎服。

真武汤(《伤寒论》):主治脾肾阳虚,喘促头眩,小便不利,或手足微肿,脉沉弦或沉微。处方:茯苓 12 g,白芍 10 g,白术 12 g,制附片(先煎 1 h)12 g,生姜 10 g,水煎服。

苓甘五味姜辛夏杏汤(《金匮》):主治肺脾气虚,寒痰壅滞,喘咳痰多而稀,心悸呕恶,胸膈痞闷。处方:茯苓 12 g,炙甘草 6 g,干姜 6 g,五味子 5 g,细辛 3 g,法半夏 10 g,杏仁 10 g。水煎服。

参赭镇气汤(《医学衷中参西录》):主治肾虚不摄,喘逆大作,脉浮微数,按之即无。处方:党参 10 g,白芍 10 g,芡实 12 g,山药 12 g,代赭石 15 g,山茱萸 15 g,龙骨 15 g,牡蛎 15 g,紫苏子 8 g。水煎服。

黑锡丹(《局方》):主治喘促气短,大便溏泄,四肢厥冷,脉沉欲绝,虚脱危候。此方镇纳肾虚阳浮。处方：黑锡 60 g,硫黄 60 g,胡芦巴 30 g,补骨脂 30 g,茴香 30 g 沉香 30 g,广木香 30 g,炮附子 30 g,川楝子 30 g,肉豆蔻(煨) 30 g,肉桂 15 g。

制法和服法：先将黑锡和硫黄放在新铁锅中炒热结成砂子,放地上出火毒,研为极细末,余药也研成极细末,然后和匀再研至黑色光亮为度,用酒糊为丸,如梧桐子大,阴干,入布袋内搽令光莹,每服三四丸,空腹用淡盐汤或枣汤送下,急症可服至百丸(6～9 g),一方有阳起石 30 g,助阳温肾之力量更强。对肾虚有寒,及虚阳浮越的上实下虚证有效。若治阴火冲逆,真阳暴脱,痰鸣气喘的证候用人参 6 g 煎汤送服更好(市上有黑锡丹成药出售)。

(2)阴虚：阴虚肺燥的原因,张景岳说："肾水不能制火,所以克金,阴虚不能化气,所以病燥,故为咳嗽喘促。"阴虚的症状是每经轻微劳累或饥饿时,则易泄精大汗,妇女在月经后容易引起,多兼咽干口燥,咳嗽痰少,面赤烦躁,甚或咽喉生疮,声音嘶哑,脉多浮洪芤大或弦数无力。若脉往来弦强极大极数,为真阴虚极,此真脏脉见,治疗以养阴益血为主。若阴虚脉弱,宜用生脉散。若血虚肺燥,宜百合固金汤。有热者宜清燥救肺汤。肝肾虚衰,气不纳者,宜用薯蓣纳气汤,养阴敛镇。若阴阳俱虚者,宜崔氏八味丸。真元虚弱,阴阳两虚,喘息频作者,宜用河车大造丸、生脉散(《内外伤辨惑论》)。主治阴虚少气,气短倦怠,口干多汗,脉象虚弱。处方：沙参 15 g,麦冬 12 g,五味子 6 g。水煎服。

百合固金汤(赵蕺庵方)：主治血虚肺燥,喘咳咽干,脉象细数。处方：百合、当归、白芍、贝母、甘草、麦冬、生地、熟地、玄参、桔梗各 6 g。加减法：痰中带血者去当归、加阿胶、白及。

清燥救肺汤(《医门法律》)：主治阴虚有热,喘咳痰稠,口燥咽干,脉象细数有力。处方：桑叶 10 g,生石膏 20 g,甘草 3 g,芝麻 3 g(注：原方为火麻仁 3 g 研),阿胶(烊化兑服)2.5 g,麦冬、杏仁、沙参各 6 g,枇杷叶一片,水煎服。

薯蓣纳气汤(《医学衷中参西录》)：主治肝肾阴虚,自汗盗汗,咳喘痰稠,虚烦不寐,脉弦而数。处方：山药、熟地、龙骨各 15 g,枣皮、柿霜饼、白芍各 10 g,牛蒡子、紫苏子、甘草各 6 g。水煎服。

崔氏八味丸(《金匮》)：主治肝肾俱虚,咳喘痰多,脉沉细微,或面目四肢浮肿。处方：熟地 15 g,牡丹皮 10 g,山茱萸 12 g,山药 15 g,茯苓 12 g,泽泻

12 g,肉桂 3 g 制附片 12 g(先煎 1 h),加五味子更好。

河车再造丸(王恶山加减吴五求方):主治阴阳两亏,真元虚弱,喘息频作。处方:熟地 60 g,生地、枸杞子各 45 g,天冬、当归、牛膝、五味子、肉苁蓉、黄柏、锁阳各 22 g,杜仲 30 g,紫河车一具,各药研末蜜丸,每服 6～9 g,每日服二三次,温开水送下。(《龚志贤论杂病•哮喘证治》)

二、胡翘武

喘分虚实,虽古有明训,但在肺之实喘有表里之辨,表有寒热之殊,里有饮痰之异。其表里相兼、寒热混杂,或饮痰凝结等更不一而作,故实喘也非易治;肾之虚喘有阴阳之辨,阴虚又有肺脾肾之别,阳虚也有肺肾督之不同,其阴损及阳,阳损及阴,上损及下,下损及上等更为习见,故虚喘诚为难疗。一些经年累月,虚实一体者,其病因病机无不复杂错综,其辨治之难,不言而喻。然如能将喘证机因成竹在胸,识证辨析精细入微,选方择药恰到好处,亦能收到满意效果。

实喘开泄,审内外而驱邪为务。

虚喘补填,辨三脏而必佐镇纳。

久喘必瘀,活血络宜虫蚁搜剔。〔胡国俊.胡翘武辨治喘证经验举要[J].辽宁中医杂志,1997(9):7-8.〕

三、万友生

喘证,证象张口抬肩,呼吸急促,易出而难纳。

风寒喘。原因:风寒外束。证象:无汗而喘。治法:寒重麻黄汤,寒轻华盖散,寒夹饮小青龙汤。

风热喘。原因:风热郁肺。证象:汗出而喘。治法:麻杏石甘汤,继服加减泻白散清余热。

痰实喘。原因:恣食厚味。证象:痰声辘辘。热实,口渴、痰稠、便秘;寒实,痰白、凛寒、口不渴。治法:热实加味礞石滚痰丸;寒实加味桔梗白散。

气逆喘。原因:肺气上逆。证象:惟无痰声。治法:苏子降气汤。

肺虚喘。原因:咳血之后,阴液大伤,或气虚不能摄纳。证象:阴虚精神疲倦,咽干口燥,气虚则喘急,苦不接续,面色㿠白,少气。治法:五味子汤或补肺止喘汤。

　　肾虚喘。原因：纵欲，证象而赤足冷。治法：肾气丸，剧者兼服黑锡丹。（《方证医案选·诸病证治提要表》）

四、董建华

　　董建华对于本病常从复杂的证候中辨清虚实两纲，多以肃降肺气为法进行治疗，颇具特色，疗效显著，兹择要介绍如下。

　　1. 清化痰热、肃肺通腑法　董氏认为肺居上焦，以清肃下降为顺，壅阻为逆。若湿痰郁久化热或肺热素盛，痰受热蒸或素体痰湿内蕴，复感外邪化热，皆可导致痰热阻肺、肺失清肃上逆而为喘息。又肺与大肠相表里，肺气不能肃降下行，易使肠腑传导失司，大便秘而难行。腑气不通，又可使肺气不利，喘息更甚，故董氏治喘注重肃肺通腑。本法适用于痰热阻滞肺胃、肠腑传导失职所致喘急而红、胸闷炽热、痰黄而稠、大便干燥，舌苔黄腻脉象滑数者，药用桑白皮、杏仁、瓜蒌、枳实、莱菔子、冬瓜子、生薏苡仁、川贝母、黄芩等。痰多黏稠加生蛤壳、海浮石，口渴咽干加芦根、天花粉，腹胀腹满加枳壳、紫苏梗。

　　2. 肃肺降气、解痉活络法　外邪袭肺，经用宣散之法，则邪去喘平。若病邪逐步深入，肺金失于肃降，肺气郁闭而发喘咳之症。肺失肃降，必定引起相关脏腑气机失调，也可导致痰湿瘀血等病理产物内生。本法适用于肺气上逆，瘀血阻络所致喘憋气促、胸闷不舒、呼吸困难、面色唇甲青紫、舌质紫暗、脉弦细者。董氏常用紫苏子、杏仁、全蝎、川芎、地龙、枇杷叶、枳壳等。全蝎、川芎、地龙为其经验用药，具有解痉活络平喘之功。若气滞痰生加陈皮、清半夏、莱菔子；气郁化热加黄芩、桑白皮；伤及肺络，咳血咯血加白及、藕节、仙鹤草。

　　3. 燥湿化痰、降气平喘法　肺失肃降，不能通调水道，引起水液运行障碍，内聚而成痰湿，或素体痰湿偏盛，日渐积累，痰浊壅肺，肺气失降而见喘逆咳嗽，胸满窒闷，痰多色白而黏，咯吐不爽，舌苔白腻，脉滑。对于痰湿阻肺之喘，董氏运用燥湿化痰、降气平喘之法。药用陈皮、清半夏、茯苓、紫苏子、白芥子、瓜蒌、杏仁等。痰湿盛，胸闷纳呆明显加苍术、厚朴；喘急不能平卧加葶苈子、白果；脾气虚弱者加党参、白术。

4. 敛肺补肾、降逆化痰法　肺与肾为金水之脏,久病肺虚及肾,肺之气阴亏耗,不能下济于肾,肺肾俱虚,耗气精伤,气失摄纳,上出于肺,逆气上奔而为喘。此喘特点为喘促日久,动则喘甚,呼多吸少,气不得续。本证多为久病年老体弱,反复频繁发作,病深及肾所致。若慢性喘证,复感外邪引起急性发作,常因痰浊壅阻肺气,而致"上盛下虚"之候。临床上董氏常运用敛肺补肾、培补摄纳、降逆化痰之法治疗虚喘,以麦味地黄丸敛肺滋阴,补肾纳气,加紫石英、沉香以重镇降气而平喘。痰多气涌,咳逆不得卧加葶苈子、贝母、瓜蒌;阳不足加淡附片、肉桂;肾阴亏损加冬虫夏草、女贞子;虚喘兼见胃胀加枳壳、莱菔子。〔杨晋翔. 董建华从肃降论治喘证经验[J]. 中国医药学报,1990(5):55-56.〕

五、何任

喘证为临床常见之病症,指呼吸急促。《说文》所谓:"喘,疾息也。"其意思即是指一呼一吸极其快速,异于平人。喘证简称为喘,亦称喘逆、喘促、喘息、气喘等。古医籍论喘常与短气、逆气、上气合而言之。《金匮要略·肺痿肺痈咳嗽上气病脉证治》篇之"上气",即是指气息急促,喘息。

喘证之作,责在肺、肾。盖肺为气之主,肾为气之根。肺主出气,肾主纳气,阴阳相交,呼吸乃和。倘若出纳升降失常,喘疾即作。故而就喘证之病机言,其病主要在肺和肾。肺之宣肃功能正常,则吐浊吸清,呼吸调匀。肾司摄纳,有助肺纳气,保持肺气肃降之作用也。分而言之,肺主气者,外合皮毛,内为五脏华盖。若外邪袭表犯肺,或他脏病气上干,皆可使肺失宣降;肺气壅实,呼吸不利而喘;肺虚气失所主,亦可少气不足以息而为喘;若肾元亏虚,根本不固,摄纳失常,则气不归元,亦可气逆于肺而喘。此概言喘归肺、肾之意。

然则,余读《临证指南》,叶天士治伊某喘证案,谓:"肺位最高,主气,为手太阴脏,其脏体恶寒恶热,宣辛则通,微苦则降。若药气味重浊,直入中下,非宣肺方法矣。故手经与足经大异。当世不分手足经混治,特表及之。"对这段文字,徐灵胎眉批"独得"二字,加以赞赏。叶案根据肺为手太阴脏,脾是足太阴脏而指出"当世不分手足经混治"。诚然,喘证病在肺肾,而往往涉及肝脾,盖脾经痰浊(饮)上干,中气虚弱,土不生金,肺气不足;或肝气上逆乘肺,升多降少,虽无不与肺相关,但皆可以为喘。

第六章　历代名医医论医话

喘之辨证,余以为首先当明虚实。《内经》所谓"邪入六腑,则身热,不时卧,上为喘呼"以及"不得卧,卧则喘者,水气客之",此言喘之实也。又说"秋脉不收,则令人喘"以及"劳则喘息汗出",此言喘之虚者也。《医学心悟》云:"外感之喘,多出于肺;内伤之喘,未有不由于肾者。"亦要言不繁。临诊较简易之辨虚实方法:实喘者,气长而有余;虚喘者,息促而不足。实喘者,胸满声粗,此邪客于肺,上焦气壅所致;虚喘者,呼长吸短,此肾不纳气,孤阳无根所致。余数十年临诊中常以"胸满声粗"与"呼长吸短"结合四诊以辨喘之实虚,往往可得明确之诊断。首分喘之虚实固属重要,但病情错杂者,往往下虚上盛并见。实喘病久伤正,自肺及肾;或虚喘复感外邪,或夹痰浊,则病情虚实错杂,常多见邪气壅阻于上,肾气亏虚于下之证候。亦有病情甚重者,不仅肺肾俱虚,具有孤阳欲脱牵累及心,使心气、心阳亦同呈衰竭。阳气亏虚,不能鼓动血脉之运行,血行瘀滞者可见面色唇舌指甲青紫,喘汗不已而成脱象。此种亡阳亡阴之危候,亦非少见,不可不知。

喘证之治,余以为喘之由于客邪于肺,上焦气壅,呼吸不利,气盛脉实,滑数有力,皆实候也。通治总以疏利为是,如定喘汤。肺感风寒致喘,常用三拗汤;肺寒夹饮,肺脉水停,脉浮,则宜小青龙汤;肺热痰火证明显,则用麻杏石甘汤;肺气不降,浮肿而喘,则可以麻黄汤加桑白皮、茯苓之类;水病喘满,肾邪犯肺,则常以通阳泄浊法,用真武汤合四苓散。此外,痰喘必涤其源,气喘必平其气。前者温胆汤,后者用半夏厚朴汤等均为治实喘之常法、常方。倘见吸气短促,遇动则剧,气弱脉微,定其外无客邪,内无实热,皆为虚候。其肺虚金燥者,多用生脉饮;肾阴亏虚,肺受其烁则宜六味地黄汤加麦冬之类。肾阳虚气脱而喘,则参麦六味丸、金匮肾气丸酌情而用。肾不纳气,身动即喘,则加沉香、黑锡丹等以导火归元。其重证气欲脱者,则急宜接续真元,用人参、紫河车、五味子、紫石英之属。治喘大要如此。

《金匮要略》所谓"上气"前已叙过,即属喘证(并包括哮证)。于总论各证时,指出"上气"之证候"上气喘而躁,欲作风水"。又说:"上气面浮肿,肩息,脉浮大,不治。又加不利尤甚。"又在论肺痈肺实壅滞重证时指出:"肺痈喘不得卧,葶苈大枣泻肺汤主之。"此外,曾以咳嗽与气喘合论。如提到浊痰壅滞时,谓:"咳逆上气,时时吐浊,但坐不得眠,皂荚丸主之。"提到虚火咳逆时,说:"火逆上气,咽喉不利,止逆下气,麦门冬汤主之。"再如提到"肺胀",由于外邪内饮气壅证时说："咳而上气,此为肺胀,其人喘,目如脱状,脉浮大者,越婢加半夏汤主之。"对"肺脉"外邪内饮水积证时说"肺胀,咳而上气,烦躁而喘,脉浮者,心下有水,小青龙加石膏汤主之",等等。《金匮要略》所指出以上各条、各法、各方,亦多为余诊治喘证所常采用者。记之以供参考。(《何任医论集要·喘证漫语》)

六、杨少山

杨少山治疗喘证的经验:

1. **风寒束表,里热壅盛** 风为百病之长,最易侵袭人体致病,若调摄不当,如夏日贪凉,冬日受寒,感受寒邪,则最易随风邪侵袭肌表,腠理闭塞,郁而化热,肺气上逆,发为喘证。临床多表现为喘逆上气,胸闷胀或痛,息粗,鼻煽,咳而不爽,咯痰黏稠,伴有形寒,身热,烦闷,身痛,有汗或无汗,口渴,舌质红、苔薄白或燥黄,舌边红,脉浮数或滑。治以解表清里、化痰平喘为法,以麻杏石甘汤加减。

2. **痰热互结,肺失肃降** 临床多表现为喘咳气涌,肺部胀痛,痰多质黏色黄,或夹有血色,伴胸中烦闷,身热,有汗,口渴而喜冷饮,面赤,咽干,小便赤涩,大便或秘,舌质红、舌苔薄黄或腻,脉滑数。治以清热化痰、降气平喘之法,以《千金》苇茎汤加减。方中苇茎甘寒轻浮,善清肺热;瓜瓣(今多用冬瓜子)清热化痰,利湿排痰,能清上彻下,肃降肺气;薏苡仁甘淡微寒,上清肺热而排痰,下利胃肠而渗湿;以杏仁代替桃仁以加强其降气化痰平喘之功。

3. **痰湿阻滞,肺气不降** 痰湿之邪多从饮食不节而生,若过食生冷、肥甘,或因嗜酒伤中,脾失健运,水谷不归正化,反而聚湿生痰,痰浊上干,壅阻肺气,肺气不降,发为喘证。或因肝气郁滞,气机不畅,气停则痰凝,而致痰浊内生,阻于肺中,肺气不降,发为喘证。临床多表现为喘而胸满闷塞,咳嗽,痰多黏稠色白,咯吐不利,兼有呕恶,食少,口黏不渴,或伴情志不畅的表现,舌苔白腻,脉弦滑。治以祛湿化痰,降气平喘之法,以旋覆代赭汤加减。旋覆代赭汤出自《伤寒论》,功用:降逆化痰,益气和胃。原用于治疗胃虚痰阻气逆证,如嗳气等。杨少山认为旋覆代赭汤功用主要在降逆化痰上,不仅可用于降胃气,亦可以降肺气,痰浊化,逆气降,不仅胃气降,痞嗳可止,亦可使肺气降,喘嗽可愈,且临床疗效显著。〔杨磊.杨少山治疗喘证经验浅述[J].浙江

喘
证

七、李今庸

　　喘证的治疗,注意辨别者,唯"动则气喘"或"动则喘咳加甚"者,人们多谓之为"肾虚气喘",主以都气丸治之,殊不知肺实亦有"动则气喘"之证,以肺为贮痰之器,痰贮肺中,动则肺叶欲布而受碍,故亦为之喘,法宜祛痰调肺,以"三子养亲汤"合"皂荚子"为治。如久病突发喘气,兼见额上汗出者,为生气将脱之兆,为危险证候,宜本"急者治其标";原则,用"黑锡丹"镇纳浮阳以救之。

　　喘证的病位,主脏在肺和肾,与肝、脾、心有关。因肺为气之主,司呼吸,外合皮毛,内为五脏之华盖,若外邪袭肺,或他脏病气上犯,皆可使肺气壅塞,肺失宣降,呼吸不利而致喘促,或使肺气虚衰,气失所主而喘促。肾为气之根,与肺同司气之出纳,故肾元不固,摄纳失常则气不归元,阴阳不相接续,亦可气逆于肺而为喘。若脾虚痰浊饮邪上扰,或肝气逆乘亦能致喘,则为肝脾之病影响于肺。心气喘满,则发生于喘脱之时。(《国医大师李今庸医学丛书·李今庸临床医论医话》)

八、郭振球

　　实喘的辨证论治:

　　1. **风痰壅肺**　治宜宣肺平喘,用金沸草散。方由金沸草(旋覆花)、前胡、细辛、荆芥、甘草、半夏、姜、枣组成。治风伤肺经,喘咳多痰,头目昏痛。如满闷加枳壳、桔梗;方中荆芥辛轻发汗而散风以治风热上壅;前胡、旋覆花消痰而降气以治痰涎内结;半夏燥痰而散逆;甘草发散而和中;茯苓行水,细辛温经。盖痰必夹火而兼湿,故下气利湿而喘自平。

　　2. **风热肺胀**　治宜辛凉平喘,用越婢加半夏汤。方由半夏、石膏、生姜、大枣、麻黄、甘草组成。治咳而上气,此为肺胀,其人喘,目如脱状,脉浮大者。肺失清肃,气逆不降,故咳而上气;水饮内作,肺气胀满,故其人喘;水饮上泛,塞迫气道,故目如脱状;外有风邪,内蓄热饮,故脉浮且大。方中麻、石散水清热,姜、夏降逆涤饮,枣、甘安胃和中,共奏宣肺定喘之效。

　　3. **痰热壅肺**　治宜泻肺定喘,用加减泻白散、麻杏苡甘汤。加减泻白散,由知母、桑白皮、桔梗、青皮、陈皮、地骨皮组成。治咳而气喘,烦热口渴,胸膈不利。方中桑白皮甘益元气之不足,辛泻肺气之有余,除痰止嗽;地骨皮甘寒泻肺中之伏火,清肝肾之虚热,凉血退蒸。知、芩苦寒清热,桔梗载药上浮入肺,青、陈降气利气,合成泻肺之功。麻杏苡甘汤即麻黄、杏仁、薏苡仁、甘草四味组成。治痰湿郁于肺系症见咳喘痰稀。方中麻、杏宣肺定喘,薏苡仁渗湿豁痰,甘草和中,以泻肺经气分之火。(《中国现代百名中医临床家丛书·郭振球》)

九、王少华

王少华认为治喘证,应根据喘证的不同病期,分清在肺、在脾、在肾,辨别寒、热、虚、实,掌握标本缓急的不同,进行调治,方可获得满意疗效。

1. **急性发作其期:重在治肺,须分寒热** 肺主气,为司呼吸之囊籥,一旦肺气膹郁或肺气不足,则呼吸之气不利而为喘。肺主皮毛,且为娇脏,不耐邪侵,侵则必咳,必常有表证或肺热征象及胸胀气粗见症。对明显的寒热见证,如痰色的清稀与黄稠,面白怯寒喜温与面赤恶热喜凉,舌淡与红,口和与渴,脉迟与数等,其辨证固不难。但有部分病例无明显寒热见证,这对治疗的用温用凉,将无所适从。

2. **慢性迁延期:权衡虚实,标本兼治** 在慢性迁延期常表现为虚实并见。往往既有气短喘促,动则喘甚,神疲乏力,食少便溏,脉细弱等肺脾肾虚的表现,又有咳嗽痰多、苔腻等痰湿内蕴的症状。叶天士云"在肺为实,在肾为虚",此说是就肺与肾发病的临床表现相对而言,其实无论病在肺或在肾,它们有虚实之分或虚中夹实之证。

3. **临床缓解期:病在脾肾,培补为宜** 在喘息平定,寒热消退,病情稳定后,以及少数咳喘症状轻微或在休止期间,则采用"缓则治其本",因"脾为生痰之源""肾虚则水泛为痰""肾主纳气",脾肾亏虚,痰浊内生,肾虚不能纳气,故临床缓解期的治疗除了补肺外,重在培补脾肾。包括益肾、健脾、调肺气、养肺阴等,用汤剂或膏剂缓缓图治,作正本清源之计,治法上补虚为主,泻实为辅。常用培土生金法与金水相生法,选方六君子汤、金水六君煎、金匮肾气丸、生脉散、参蛤散等。

此外,王少华根据"精不足者补之以味"的指示,用紫河车粉治肾喘,每

第六章　历代名医医论医话

日 3 次,每次 1.5～3 g,这对固元扶正、改善症状方面,是有一定裨益的。〔王冠华,严志林,王少华,等.王少华教授辨治喘证经验[J].四川中医,2010,28(8):3-4.〕

十、周耀庭

周耀庭认为喘证标本虚实病因病机甚为复杂,并且夹杂咳嗽、咳痰症状,不能止于虚实之分,辨证治疗时还应全面分析病情、虚实标本兼顾。实证以祛邪化痰定喘为主;虚证则以扶正固本、纳气止喘为主;对于虚实夹杂者,当以补益与祛邪相结合。

治疗喘证要把握以下五个方面:第一是消除喘证的外因。除风寒以外,也还有暑热燥疫毒等外因,就需要根据不同的外因确立不同的治法。第二是化痰逐饮。痰饮是咳喘证中常见的内在因素,故化痰逐饮法也是治疗咳喘所常用。痰常分为湿痰、食痰、燥痰、顽痰等。顽痰主要特点是病程较长,痰少而黏,或白或黄;湿痰乃由脾弱不能化湿,湿困脾阳,运化失司,水湿凝聚而成;食痰是脾胃为乳食所伤,而出现积滞,脾胃运化失司,同时水谷不化而聚湿生痰。周耀庭在治疗时针对痰的性质选用不同的药物,如湿痰用半夏,食痰加用焦三仙,顽痰使用海浮石等,把化痰和治疗喘证相结合,均可起到很好的效果。第三是调整肺的宣发肃降功能失调。恢复肺的宣发肃降是治疗根本,治疗时把宣肺气和降肺气相结合,宣肺是降肺的前提,而宣肺的药物可和祛除外邪的药物相结合。周耀庭在临床治疗喘证时所选的宣肺气的药对主要有麻黄配杏仁,适合喘证痰多的患者;桑叶配杏仁,适用于表寒较轻且痰多的患者;麻黄配射干,针对喘证较重的患者。同时这些药物也能解除肺气郁闭的问题。而降肺气的药物最常用的是枇杷叶,枇杷叶性平和,实证虚证都可以用。其次也常用紫苏子、莱菔子、葶苈子,三药降肺气较枇杷叶为强。再次就用到旋覆花、代赭石。第四喘证病久必将影响到脾肾心三脏,致使证情复杂。治疗时要多关注三脏。第五以动静论病情。实喘在肺,则动亦喘,静亦喘,因外邪壅肺,肺气失宣降之司,故其喘不因动静增减。惟虚喘之源在脾肾,静则阴凝,气尚可纳,动则阳化,阴弱失纳,故症见动辄喘促是下元之虚、肾气不纳之据。〔张伟伟.周耀庭教授治疗喘证经验[J].中国医药导报,2012,9(20):107-108.〕

十一、李恩宽

喘病的病因不外乎外邪侵袭,饮食不当,情志所伤,劳欲久病。而其发病与肺、肾二脏关系最为密切,正如《类证治裁》所言:"肺为气之主,肾为气之根,肺主出气,肾主纳气,阴阳相交,呼吸乃和。若出纳升降失常,斯喘作焉。"故实喘多责之肺,虚喘多责之肾。喘病辨证要分虚实,实喘有风寒壅肺证,表寒肺热证,痰热郁肺证,痰浊阻肺证,肺气郁痹证五个证型;而虚喘则有肺气虚耗证,肾不纳气证,正虚喘脱证三者。

对于喘病治疗,李恩宽谨遵《临证指南医案》所述:"喘证之因,在肺为实,在肾为虚。"李恩宽揭此二语为提纲,其分别有四,大凡实而寒者,必夹凝痰宿饮,上干阻气,如小青龙、桂枝加朴杏之属也;实而热者,不外乎蕴伏之邪,蒸痰化火,有麻杏甘膏、《千金》苇茎之治也;虚者,有精伤气脱之分,填精以厚味之剂,必兼镇摄,肾气加沉香,都气入青铅,从阴从阳之异也,气脱则根浮,吸伤元海,危亡可立而待,思草木之无情,刚柔所难济,则又有人参、河车、五味、石英之属,急续元真,挽回顷刻,补天之治;更有中气虚馁,土不生金,则用人参建中。用药方面,则特别推崇仲景之法,故凡治喘病必加厚朴、杏仁二味药降气平喘,即《伤寒论》"喘家作,宜桂枝加厚朴、杏子佳"。〔刘缨红.李恩宽辨治喘证经验[J].湖北中医杂志,2015,37(2):26-27.〕

十二、付灿鋆

1. 治喘证首辨新久,分清虚实　喘证新病者常责之于肺,若病情反复发作,日久必波及于肾。正如《张氏医通》所言:"气实脉盛,呼吸不利,肺窍壅塞,右寸沉实,宜泻肺。虚喘者,先觉呼吸气短,两胁胀满,右尺大而虚,宜补肾。此肾虚证,非新病虚者乎。"

2. 善于辨痰论治喘证　《金匮要略》明确指出:"病痰饮者,当以温药和之。"在临证中,付灿鋆非常强调辨痰,若为痰液清稀易咳出者,当用温肺逐饮法,选方可取小青龙汤。参考《医学衷中参西录》"有外感之风寒内侵,与胸间之水气凝滞,上迫肺气作喘者,此《伤寒论》小青龙汤证也。当必效《金匮》之小青龙加石膏法,且必加生石膏至两许,用之方效。又此方加减定例,喘者去麻黄,加杏仁。"故付灿鋆又根据疾病寒热趋势,常于方中加苦杏仁、石膏等。

若见痰液黏稠,色黄不易咳出,宜宣肺逐饮法,方选越婢加半夏汤。如热象进一步加重,可选麻杏石甘汤或清热降逆汤加味。若见痰液多而易咳,宜降气化痰法,痰色白者选苏子降气汤,色黄者选苏子二陈汤。若痰液清稀易咳伴呼气困难为主者,则用辛开淡降法,方选二陈五苓散。病久痰液清稀易咳伴以吸气困难为主者,付灿鎏喜用温肾纳气化痰法。正如《医学心悟》所言:"若肾虚水泛,为痰为饮者,必滋其肾。肾水不足,则用六味;若命门真火衰微,寒痰上泛者,则用八味肾气丸,补火生土,开胃家之关,导泉水下流而痰饮自消矣。"临床选方以《金匮》肾气丸为主,可随症加入阿胶、胡桃、蛤蚧等化痰平喘之品。付灿鎏强调化痰一法为喘证治疗中的主要佐法,临证时还需结合辨证施治,灵活运用。

3. 强调从肾论治喘证 《医学心悟》指出:"夫外感之喘,多出于肺,内伤之喘,未有不由于肾者。"《医学衷中参西录》则有:"肾虚不能统摄其气化,致其气化膨胀于冲任之间,转夹冲气上冲,而为肾行气之肝木,至此不能疏通肾气下行,亦转随之上冲,是以吸入之气未受下焦之翕纳,而转受下焦之冲激,此乃喘之所由来,方书所谓肾虚不纳气也。"

付灿鎏指出,喘证凡病情反复发作,临证所见呼多吸少,心慌动悸,烦躁不安,脉沉细无力者,均可责之于肾。若以肾阳亏虚为主者,主要表现为喘累,活动后加重,畏寒肢冷,舌淡胖,脉沉、细、弱,常用温补肾阳法,选方金匮肾气丸。若阳虚伴见痰多清稀,下肢水肿者则以真武汤为妙。若以肾阴亏虚为主者,主要表现为咳喘咽干,眩晕耳鸣,五心烦热,舌红少津,脉细数者,当调以补肾阴法,选方以麦味地黄汤加蛤蚧。另外,也可见到肾阴阳俱虚者,当用阴阳双补法,方选麦味地黄汤加肉桂、附子等。另外,临床上还可见到喘证极度严重者,症见呼多吸少,心慌动悸,时或小便失禁,烦躁不安,面色黧黑,脉浮大无根,直似冲逆欲脱,是为喘脱。正如《医学衷中参西录》所言:"有肾虚不纳气,更兼元气虚甚,不能固摄,而欲上脱者,其喘逆之状恒较但肾虚者尤甚。"急当固肾救脱,付灿鎏选用张锡纯参赭镇气汤或来复汤。

4. 缓解期以疏肝健脾为主 付灿鎏认为,喘证内责之于伏痰,伏痰与肺、脾、肾三脏功能失调相关,肝与肺脾肾三脏关系密切。首先肝与肺在生理上共司气机升降,条畅气血。如肝气不得升发则肺气不得肃降,肺气上逆与伏痰搏击则可致喘。同时,肝藏血,主疏泄,脾统血,主运化,两者在生理上相互联系,病理上相互转变。如肝失疏泄,津液失布,凝而成痰;肝气横逆克脾土,脾失健运,则痰浊内生。另一方面,肝肾精血同源,如肝肾之阴素亏,虚火内生,上炎烁肺,肺气逆而上冲,发为喘证。付灿鋆在喘证缓解期或恢复期,强调疏肝理气,健脾豁痰,方选小柴胡汤合半夏厚朴汤。〔万鹏,陈泉,周德奇.付灿鋆主任中医师治疗喘证经验介绍[J].新中医,2011,43(6):157-158.〕

十三、刘石坚

老年喘证病因甚多,病机有寒、热、虚、实。实喘在肺,为外邪、痰浊、肝郁、气逆所致,邪壅肺气,宣降不利;虚喘在肺、脾、肾三脏。老年之咳喘多有反复发作,病程较长的特点,久病必虚,复加年岁已高,真气渐衰,故老年人之咳喘多为肺、脾、肾三脏虚衰使然。肺主气,虚则宣肃之令不行;脾主运化,虚则运化失职,湿聚为痰;肾主纳气,为气之根,虚则肾不纳气而致喘咳。

1. **风寒袭肺**　症见咳嗽,痰稀或白,或恶寒,舌淡、苔白,脉浮紧。治宜疏散风寒,宣通肺气。处方:紫苏叶、荆芥、桔梗、枳壳、白前各 10 g,苦杏仁 15 g,橘红(后下)、甘草、麻黄各 5 g。

2. **邪热壅肺**　症见喘咳,胸闷,痰多而黄,发热,口渴纳少,心烦不寐,舌淡、苔黄厚,脉浮数有力。治宜清热泻肺,平喘止咳。处方:麻黄、甘草各 5 g,石膏 20 g,天竺黄、苦杏仁各 10 g,黄芩、鱼腥草、瓜蒌、连翘,或葶苈子、莱菔子各 15 g,浙贝母 12 g。

3. **肺阴不足**　症见喘促气短,心悸,口干痰稀,夜不能寐,舌红、无苔或苔黄,脉细数。治宜敛肺宁心,养阴止咳。处方:橘红(后下)、五味子各 5 g,川贝母、百合、鱼腥草、麦冬、丹参、苦杏仁各 15 g,海蛤壳 25 g,北沙参、桑白皮各 20 g,石菖蒲 10 g。

4. **脾虚生痰**　症见喘促,气短胸闷,痰白而稠,胃纳差,易汗出,大便溏,舌淡、苔白腻,脉滑或缓而无力者。治宜健运脾胃,化痰止咳。处方:太子参、白术、苦杏仁、莱菔子、泽泻、百部、紫菀、茯苓各 15 g,甘草 5 g,陈皮 3 g,法半夏、石菖蒲各 10 g,厚朴(后下)8 g。

5. **肾不纳气**　症见咳嗽气促,痰多,动则更甚,精神不振,夜卧不宁,面色无华,舌干瘦,淡红或降,脉细数或虚大而涩。治宜益肾纳气,补肺定喘。

处方：橘红(后下)、五味子各 5 g,蛤蚧 1 对,磁石 20 g,天冬、白果、款冬花各 10 g,核桃仁、百部各 15 g。〔王文辉.刘石坚主任医师治疗老年喘证经验介绍[J].新中医,2008(7)：11.〕

十四、沈英森

喘证有虚实之分,然而因其反复发作,缠绵难愈,更兼本病多为老年患者,素体本虚,即使有壮实者,亦遵久病必虚之理,故临床上常以虚实错杂者多见。所谓实,则是肺金为痰浊阻塞、壅滞不宣;所谓虚,则是老年体弱、肾气虚损、肾水不足或久病体虚等,故治疗上应以滋补肾水及宣泄肺金为主。金水六君煎实为二陈汤加当归、熟地而成。二陈方为驱痰之剂。当归辛润,熟地寒润,景岳素有"张熟地"之称,运用熟地可谓驾轻就熟。熟地质重味甘,性静气薄,有"大补血衰、滋培肾水、填骨髓、益真阴、专补肾中元气"之功,对"诸阴亏损者"适用。当归味甘辛气温,气轻味重,可升可降,"佐以补则补,故能养营养血、补气生精、安五脏、强形体、益神志,凡有形虚损之病无所不宜"。

病情严重、气衰阳微、阴寒太盛、阴水泛滥,若投归、地,恐有寒湿凝聚、水气益甚、助桀为虐之嫌,故临床上若见形寒肢冷、痰多白色、眼胞及下肢水肿、腹胀纳呆,舌淡、苔白滑或腻,或寒邪阻滞肺络者,不是脾肾阳虚即为风寒壅肺,不宜用归、地,需分别用桂附温肾壮阳,驱散阴霾寒水,或用麻黄、紫苏子、白芥子、细辛等宣肺散寒,始能达到治喘之目的。

喘证不独与肺肾关系密切,与脾的关系亦不可忽视。脾主运化,运化若失司,上可凌肺,下可及肾。水湿停聚中焦,或为水气上逆,或为痰浊阻塞气机,影响肺之清肃,温运无权,精微难于及时输布,也可影响肾气之充盛。故治疗喘证,应不忘健脾,尤其出现脾阳不运之症状时,或健脾益气或健脾化湿,更为当务之急。〔沈英森.金水六君煎加减治疗喘证的体会[J].新中医,1986(8)：34-36.〕

十五、刘建秋

刘建秋认为实喘可以通过以下方法治疗。

1. **通腑泻热法**　临床施治以喘咳身热,大便干结,胸腹胀满,甚至疼痛拒按,口干、口苦,小便短赤,舌质红、苔黄腻,脉滑数有力为辨证要点。方用宣白承气汤加减,药用桔梗、生石膏、生大黄、苦杏仁、瓜蒌、紫苏叶等随症加减。

2. **通脉肃肺法** 临床施治以胸闷气喘,甚至喘息不得卧、心悸不宁、心烦自汗、心脏杂音为辨证要点。因心血瘀阻者,方用血府逐瘀汤加减,药用川芎、桃仁、红花、赤芍、柴胡、桔梗、牛膝、当归、生地、郁金等。因痰浊闭阻心脉者,方用瓜蒌薤白半夏汤合涤痰汤加减,药用瓜蒌、薤白、清半夏、胆南星、竹茹、人参、茯苓、甘草、陈皮、枳实等。因寒凝心脉者,方用枳实薤白桂枝汤合当归四逆汤加减,药用桂枝、细辛、薤白、瓜蒌、当归、赤芍、枳实、厚朴等。

3. **活血化瘀法** 临床施治以喘促不安、胸胁刺痛、痛处固定拒按、舌紫暗、脉沉涩,或有外伤史为辨证要点。方用复元活血汤加减,药用桔梗、苦杏仁、当归、川芎、桃仁、红花、柴胡、枳壳、香附、延胡索、三七粉等。

4. **宣肺散寒法** 临床施治以喘息、气促、痰多、舌苔薄白、脉浮紧为辨证要点。方用麻黄汤合华盖散加减,药用麻黄、紫苏叶、陈皮、半夏、苦杏仁、紫苏子、紫菀、白前、前胡、细辛、生姜等。

5. **理气消痰法** 临床施治以喘促、咳嗽、痰多色白、胸满呕恶、舌苔白腻、脉滑为辨证要点。方用二陈汤合三子养亲汤加减,药用半夏、陈皮、厚朴、苍术、茯苓、紫苏子、莱菔子、白芥子、苦杏仁、旋覆花、党参、细辛等。

6. **清肺降逆法** 临床施治前者以喘咳上气、形寒身热、口渴、舌边红、脉浮数为辨证要点。方用麻杏石甘汤加减。药用麻黄、苦杏仁、生石膏、甘草、黄芩、桑白皮、半夏、款冬花等。后者以喘咳气涌、一身尽热、痰色黄黏稠、舌质红、苔黄、脉滑数为辨证要点。方用桑白皮汤加减,药用桑白皮、苦杏仁、清半夏、黄芩、浙贝母、栀子、黄连、瓜蒌、前胡、地龙等。

7. **泻肺行水法** 临床施治以咳嗽气喘、胸胁饱满、咳唾引痛、舌苔白、脉滑为辨证要点。方用葶苈大枣泻肺汤加减,药用葶苈子、川椒目、桑白皮、瓜蒌、苦杏仁、茯苓、猪苓、泽泻、甘遂、大戟、大枣等。

对于虚喘,主要通过补肺益气法、补肾纳气法和扶阳固脱法。临床施治以喘促短气、自汗、少气乏力、舌质淡、脉弱为主要辨证要点。方用生脉散合补肺汤加减,药用党参、黄芪、炙甘草、麦冬、五味子、北沙参、百合等。临床施治以喘促日久、动则喘甚、呼多吸少,或见汗出身冷为辨证要点。属肾气虚及肾阳虚者,方用《金匮》肾气丸合蛤蚧散加减,药用附子、肉桂、山茱萸、紫河车、熟地、当归、蛤蚧等。属肾阴虚者,方用六味地黄丸加减,药用熟地、山茱萸、茯苓、泽泻、麦冬、五味子、北沙参等。临床施治以喘促日久、动则喘甚、呼多吸少,或见汗出身冷为辨证要点。属肾气虚及肾阳虚者,方用金匮肾气丸合蛤蚧散加减,药用附子、肉桂、山茱萸、紫河车、熟地、当归、蛤蚧等。属肾阴虚者,方用六味地黄丸加减,药用熟地、山茱萸、茯苓、泽泻、麦冬、五味子、北沙参等。临床施治以喘逆剧甚、张口抬肩,甚至不能平卧,或有心悸胸闷,或有汗出不止、脉浮大中空等为辨证要点。方用参附汤合蛤蚧粉加减,药用人参、黄芪、炙甘草、山茱萸、五味子、蛤蚧、龙骨、牡蛎、人参等。〔董高威,李竹英.刘建秋教授治疗喘证十法[J].中医杂志,2017,58(10):827-829.〕

十六、郑小伟

1. **化痰降逆,温肾纳气** 喘证的发病机制主要在肺和肾,肺的宣肃功能正常,则吐浊吸清,呼吸调匀;肾主摄纳,有助于肺气肃降,故有"肺为气之主,肾为气之根"之说。且肺与肾为金水之脏,病久则肺损及肾,表现为肺实肾虚的"上实下虚"证。此证特点为喘促日久,动则喘甚,呼多吸少,气不得续,多为久病年老体弱,反复发作所致。临床上郑小伟常以苏子降气汤为代表方,并根据上盛下虚的主次分别处理。上盛为主加用黛蛤散、白芥子、莱菔子;下虚为主加用杜仲、川续断、补骨脂。胸闷气急则考虑用瓜蒌、广郁金、降香;若痰饮凌心,心阳不振,血脉瘀阻,致面、唇、爪甲、舌质青紫,脉结代者,可加用活血化瘀之丹参、桃仁、红花、生地等。

2. **清热化痰,宣肺通腑** 郑小伟认为肺居上焦,以清肃下降为顺,壅阻为逆。若素体脾胃虚弱,痰湿内蕴,或痰火素盛,痰受热蒸,痰火交阻于肺,肺气上逆,发为喘逆。又肺与大肠相表里,肺气不能肃降下行,易使肠腑传导失司,大便秘而难行。腑气不通,又反可致肺气不利,喘息更甚。本法适用于痰阻肺胃、肠腑传导失职所致面红、痰黄而稠、大便干燥、舌苔黄厚腻者。药用浙贝母、杏仁、瓜蒌、枳实、厚朴、桑白皮、化橘红、生薏苡仁、金银花、野荞麦根、鱼腥草等。痰多黏稠加海浮石、竹沥半夏,口渴咽干加枸杞子、天花粉。

3. **宣肺降气,活血解痉** 外邪袭肺,经用宣散之法,则邪去喘平。若病邪逐步深入,肺金失于宣降,肺气郁闭而致喘咳之症。肺失宣降,病久可影响肝脾及肾,导致痰湿瘀血等病理产物内生阻络。郑小伟认为"久病入络",治宜宣肺降气,活血通络。此法运用于肺气上逆,瘀血阻络所致喘憋气促、胸闷不舒、呼吸困难、唇甲青紫、舌质紫暗有瘀斑者,常用炒紫苏子、杏仁、全蝎、制蜈蚣、制天虫、广地龙、丹参、川芎等为其经验用药,具有活血通络、解痉平喘之功。若气滞痰盛加竹沥半夏、广郁金、化橘红,咳血、咯血可加仙鹤草、藕节、白及等。〔石镇东,郑小伟.郑小伟教授治疗喘证经验[J].河南中医,2008(4):25.〕

十七、谢君国

谢君国认为喘证不仅有外感、内伤之分,有寒、热、虚、实之别,而且与脾胃在生理病理上息息相关。故治疗喘证不能拘泥于治肺治肾,而应注意顾及脾胃。在治疗喘证主要从以下几个方面。

1. **温脾化饮治寒** 喘痰和饮都是人体病理产物,稠浊者为痰,清稀者为饮;痰从火化,饮从寒凝。脾阳虚衰,水湿失运,则蓄积而成为饮证。饮邪迫肺,可使肺气上逆而为喘。症见:喘咳胸满,甚则不能平卧,痰清稀如水或夹有白沫,口不渴或渴喜热饮,腹部胀满,喜温喜按,或饮入易吐,呕吐清水痰涎,大便溏薄,喘咳日久则面目水肿,舌质淡,苔白滑,脉弦细而滑。治宜温运脾阳,蠲饮平喘。方用苓桂术甘汤加味。处方:茯苓、桂枝、白术、半夏、炙麻黄、干姜、细辛、五味子、葶苈子、甘草。

2. **清胃泻热疗热喘** 饮食不节,特别是多食膏粱厚味,积而不化,既影响脾胃运化功能,变生痰浊,又可积食化热,熏蒸清道,影响人体气机的升降,皆可使肺失宣肃而作喘。症见:喘急面赤,胸闷炽热,痰黄而稠,或虽白而黏,咯吐不利,口干心烦,或见汗出,小便短赤,舌质红,苔黄而干,脉滑数或洪数。治宜清泻胃热、宣肺平喘。方用白虎汤加味。处方:生石膏、知母、桑白皮、黄芩、杏仁、鱼腥草、黄连、瓜蒌仁、地龙、甘草。

3. **健脾益气平虚喘** 脾为生痰之源,肺为贮痰之器。脾失健运则聚湿生痰,痰浊上壅于肺,气道被阻,肺气失降,则气逆而喘。久病喘证,肺气虚衰,肺虚则夺母气以自养,可使脾气更虚,终致脾肺气虚,喘促愈甚。症见:喘促无力,咳声低弱,咯痰稀薄,气短声怯,面白神疲,自汗畏风,食欲不振,大便溏薄,舌质淡,舌体胖大,苔白,脉象虚弱。治宜健脾益气,祛痰平喘。方用六君子汤加味。处方:党参、茯苓、白术、黄芪、五味子、陈皮、半夏、浙贝母、白芥子、炙甘草。

4. 降胃通腑定实喘 中土为升降之枢。若胃气逆满,中枢不利,肺之呼吸出纳道路不物;或因脾胃不和,痰饮阻滞,火盛腑实,气机升降失常,皆可致肺之气逆为喘。症见:喘促气逆,胸闷气急,痰黄黏稠,胸脘胀满,大便秘结,或情志抑郁,或发热呕逆,纳少神疲,舌质红,苔黄,脉弦数或滑数。治宜清泻胃热,宣肺平喘。方用白虎承气汤加味。处方:生大黄、瓜蒌皮、杏仁、生石膏、半夏、厚朴、枳实、紫苏子、莱菔子、甘草。〔夏小军,谢君国. 谢君国主任医师从脾胃论治喘证经验介绍[C]//甘肃省中医药学会会员代表大会,甘肃省针灸学会会员代表大会暨学术研讨会,2006.〕

十八、李士懋

国医大师李士懋提出喘证的治疗,无论虚实寒热关键在于理顺气机,而理顺气机的要点,可总括为宣、降、纳三法,因为肺气以宣为用,以降为顺,以纳为益。李士懋辨治三阳喘证特色有如下特色。

1. 太阳喘证 太阳病为表阳证,太阳病喘证除呼吸困难外多伴有发热、头身疼痛等症。其多发生于各种急性呼吸系统疾病初期或慢性呼吸系统疾病急性发病初期。外邪袭表,正气向上、向外抵御外邪,导致肺的宣降失司而喘。解太阳病喘时,由于邪气、素体正虚的不同,疾病的愈向亦不同。

2. 阳明喘证 阳明之病多属热证、实证,阳明喘证多由邪热炽盛上传于肺而致喘,从而阳明喘证临床表现除呼吸困难还应有口渴、腹胀、大小便不通、烦热、脉数等症。喘单纯见于阳明证较少,多与太阳或少阳或太阴合病,故临床治疗应具体分析,脉症结合,指导临床用药。

3. 少阳喘证 少阳病证的发病因素可为外感亦可太阳未解内传。此证型可见于各种肺系疾病各期,多与他经合病或痰饮及瘀血,是喘证中最常见的证型。因弦主肝胆病,故少阳枢机不利化热可见弦数脉。喘证在表时,若未及时治疗,可传变为半表半里证即少阳喘证。也可由厥阴喘证自里达表传变而成。常见脉弦,往来寒热,经气不畅,枢机不利所致。可用小柴胡汤,和解少阳,疏调气机,以平少阳喘。〔韩晓清,白仲艳,杨阳,等. 国医大师李士懋

教授平脉辨证治疗三阳喘证经验[J].中华中医药杂志,2018,33(11):4071 4974.〕

十九、张喜奎

张喜奎认为喘证多为本虚标实,虚实夹杂,治当扶正达邪。五脏六腑皆可令人喘,但无非肺病,首应辨病论治,并强调应与辨证论治相结合。辨病喜用黄芪、麻黄、五味子。辨证首辨病变性质,实喘主要辨寒、热、风、痰、郁、瘀,虚喘主要辨气虚、阳虚、气阴两虚;次辨病变程度,可分为轻、中、重度,并据病情调整扶正达邪的药物及药量。因本病在传变过程中肺、脾、肾三脏的病变常相互夹杂,难以截然分开,故常须三脏同调,随证治之。〔庄秀辉.张喜奎教授辨治喘证经验[J].中医临床研究,2015,7(35):42 - 43.〕

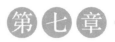

历 代 医 案

第一节　古代名医医案

一、许叔微案

案1　戊申正月,有一武弁在仪征,为张遇所房。日夕置于舟艎板下,不胜跧伏。后数日得脱,因饱食解衣扪虱以自快,次日遂作伤寒。医者以因饱食伤而下之,一医以解衣中邪而汗之。杂治数日,渐觉昏困,上喘息高。医者怆惶,罔知所指。予诊之曰:太阳病下之,表未解,微喘者,桂枝加厚朴杏子汤,此仲景法也。医者争曰:某平生不曾用桂枝,况此药热,安可愈喘?予曰:非汝所知也。一投而喘定,再投而濈濈汗出。至晚,身凉而脉已和矣。

医者曰:予不知仲景之法,其神如此。岂诳惑后世也哉!人自寡学,无以发明耳。(《伤寒九十论·桂枝加厚朴杏子汤证》)

案2　有豪子病伤寒,脉浮而长,喘而胸满,身热头疼,腰脊强,鼻干不得眠。予曰:太阳阳明合病证。仲景法中有三证:下利者葛根汤;不下利,呕逆者加半夏;喘而胸满者麻黄汤也。治以麻黄汤,得汗而解。

【许叔微按】　或问传入之次第,自太阳、阳明、少阳、太阴、少阴、厥阴,何哉?说者谓:阳主生,故足太阳水传足阳明土,土传足少阳木,为微邪。阴主杀,故太阴土传少阴水,水传足厥阴木,为贼邪。少阴水传厥阴木,安得为贼也?故予以为不然。

《素问·阴阳离合论篇》云:太阳根起于至阴,结于命门,名曰阴中之阳。阳明根起于厉兑,名曰阴中之阳。少阳根起于窍阴,名曰阴中之少阳。太阴根起于隐白,名曰阴中之阴。少阴根起于涌泉,名曰阴中之少阴。厥阴根起于大敦,名曰阴之绝阴。大抵伤寒,始因中之气得之于阴,是以止传足经者,是阴中之阳,阳中之阴,亦自然之次第也。故此篇因黄帝问三阴三阳之离合,岐伯自圣人南面而立,前曰广明而推之,且以太阳为开,阳明为阖,少阳为枢,太阴为开,厥阴为阖,少阴为枢,六经不得相失,则其序有授矣,不特此也,以六气在天而考之，厥阴为初之气，少阴为二之气，太阴为三之气，少阳为四之气，阳明为五之气，太阳为六之气，此顺也。逆而言之，则太阳而后阳明，阳明而后少阳，少阳而后太阴，太阴而后少阴，少阴而后厥阴。伤寒为病，在气则逆而非顺，自太阳而终厥阴也。（《伤寒九十论·太阳阳明合病证八十四》）

二、朱丹溪案

案1 一子二岁患痰喘，见其精神昏倦，病气深，决非外感，此胎毒也。盖其母孕时，喜辛辣热物所致，勿与解利药，因处以人参、连翘、芎、连、生甘草、陈皮、芍药、木通，煎，入竹沥，数日安。

案2 妇人，六七个月痰嗽喘急不卧，专主肺。北柴胡一钱，麻黄二钱，石膏二钱，桑白皮一钱，甘草半钱，黄芩一钱半，一汗而愈。后服五味子、甘草、桑皮、人参、黄芩。（《丹溪治法心要》卷二）

三、罗天益案

己未岁初秋越三日，奉召至六盘山，至八月中，霖雨不止，时承上命治不邻吉歹元帅夫人，年逾五旬，身体肥盛。因饮酒吃潼乳过度，遂病腹胀喘满，声闻舍外，不得安卧，大小便涩滞。气口脉大两倍于人迎，关脉沉缓而有力。予思霖雨之湿，饮食之热，湿热大盛，上攻于肺，神气躁乱，故为喘满。邪气盛则实，实者宜下之，故制平气散以下之。

平气散：青皮（去白）、鸡心槟榔各三钱，大黄七钱，陈皮（去白）五钱，白牵牛二两（半生半炒，取头末一半）。上为末，每服三钱，煎生姜汤一盏调下，无时。一服减半，再服喘愈。止有胸膈不利，烦热口干，时时咳嗽，以加减泻白散治之。

《内经》曰：肺苦气逆，急食苦以泻之。故白牵牛苦寒，泻气分湿热，上攻喘满，故以为君。陈皮苦温，体轻浮，理肺气；青皮苦辛平，散肺中滞气，故以为臣。槟榔辛温，性沉重，下痰降气，大黄苦寒，荡涤满实，故以为使也。

加减泻白散：知母、陈皮（去白）各五钱，桑白皮一两，桔梗、地骨皮各五钱，青皮（去白）、甘草、黄芩各三钱。上㕮咀，每服五钱，水二盏，煎至一盏，去渣，温服，食后，数服良愈。

华佗云：盛则为喘，减则为枯。《活人书》云：发喘者气有余也。凡看文字,须要晓会得本意。且盛而为喘者,非肺气盛也;喘为气有余者,亦非肺气布余也。气盛当认作气衰,有余当认作不足。肺气果盛又为有余,当清肃下行而不喘焉。以火入于肺,衰与不足而为喘焉。故言盛者非言肺气盛也,言肺中之火盛;言有余,非言肺气有余也,言肺中之火有余也。故泻肺用苦寒之剂者,非泻肺也。泻肺中之火,实补肺气也,用者不可不知。(《卫生宝鉴》卷十二)

四、虞抟案

东阳一羽士,年五十余,素有喘病,九月间得发热恶寒证,喘甚,脉洪盛而似实。一医作伤寒治,而用小柴胡汤加枳壳、陈皮等药。六日后欲行大承气。一医曰:不可,当作伤食治,宜用枳实导滞丸。争不决,召予视之。二医皆曰:脉实气盛,当泻。予为诊后,晓之曰:此火盛之脉,非真实也。观其气短不足以息,当作虚治。乃用补中益气汤加麦门冬、五味子,入附子三分,煎服。二帖脉收敛,四帖而病轻减,六帖病痊安。(《医学正传》卷之二)

五、汪机案

程福仁,体肥色白,年近六十。痰喘声如拽锯,夜不能卧。居士诊之,脉浮洪,六七至中或有一结,曰:喘病脉洪可治也。脉结者,痰凝经隧耳,宜用生脉汤加竹沥。服之至十余帖,稍定。患者嫌迟,更医服三拗汤,犹以为迟,益以五拗汤,危矣。其弟曰:汪君王道医也,奈何欲速至此?于是复以前方服至三四十帖,病果如失。(《石山医案·附录》)

六、《名医类案》

案1 丹溪治一人,贫劳,秋深浑身热。手足疼如煅,昼轻夜重。服风药愈痛,气药不效。脉涩而数(涩为少血,为瘀,数则为热)。右甚于左,饮食如常,形瘦,盖大痛而瘦,非病也。用苍术、酒黄柏各一钱半,生附一片,生甘草三分,麻黄五分,研桃仁九个,煎,入姜汁令辣,热服(一起仍用温散,湿热非温散不行故耳)。四帖去附子,加牛膝一钱,八帖后,气喘痛略减。意其血虚,因多服麻黄,阳虚被发动而上奔,当补血镇坠,以酸收之。以四物倍川芎、芍药,加人参二钱,五味十二粒,与二帖,喘定。三日后,脉减大半,涩如旧,仍痛,以四物加牛膝、参、术、桃仁、陈皮、甘草、槟榔、生姜,五十帖而安。后因鱼重复痛,食少,前药加黄芪三分,二帖而愈。

案2 一人五七月间喘不得卧,主于肺,麻黄、石膏各二钱,柴胡、桑白皮各一钱,甘草五分,黄芩一钱半,服之,一汗而愈。后以五味、甘草、桑白皮、人参、黄芩,遂安。

案3 一人痰多喘嗽,用白术、半夏、香附、苍术各一两,黄芩、杏仁各半两,姜汁糊丸服。

案4 一人日病喘不得卧,肺脉沉而涩,此外有风凉湿气遏内,热不得舒。以黄芩、陈皮、木通各钱半,麻黄、苏叶、桂枝各一钱,黄连、干生姜各五分(姜、连并用妙),甘草些少。

案5 一人体虚感寒,发喘难卧,以苍术、白术、麻黄、防风、炒片芩各五分,半夏、枳壳各一钱,桂枝、木通、炙甘草各三分,姜二片,同煎,研杏仁五枚。此方半夏为君,兼解表三方,前一方为热多而设,后一方为寒多而设也。

案6 浦江吴辉妻孕时足肿,七月初旬,产后二日洗浴,即气喘,但坐不得卧者五个月(产后元虚气喘,岂能至五月耶)。恶寒,得暖稍宽,两关脉动,尺寸皆虚无,百药不效。朱以牡丹皮、桃仁、桂枝、茯苓、干姜、枳实、厚朴、桑皮、紫苏、五味、瓜蒌实,煎汤服之,一服即宽,二三服得卧,其病如失。盖作污血感寒治之也。

案7 滑伯仁治一人,肺气焦满。病得之多欲善饮,且殚营虑,中积痰涩,外受风邪,发则喘喝,痰咳不自安。为制清肺泄满、降火润燥、苦辛之剂,遂安。

案8 沈宗常治庐陵人,胀而喘,三日食不下咽矣。视脉无他,问何食饮,对以近食羊脂。沈曰:得之矣。脂冷则凝,温熨之所及也。温之,得利而愈。

案9 天台李翰林,有莫生患喘疾求医。李云:莫生病日久,我当治之。乃取青橘皮一片展开,入江子(江子即巴豆也)一个,以麻线系定,火上烧烟尽存性,为末,生姜汁、酒一钟呷服之,到口便定。实神方也。

案10 程明祐治张丙,患中满气喘,众医投分心气饮、舟车丸,喘益甚。一医曰:过在气虚,以参、芪补之,喘急濒死。程诊之,曰:病得痰滞经络脏腑,否寒生膜胀。投滚痰丸,初服腹雷鸣,再服下如鸡卵者五六枚,三服喘定气平。继以参苓平胃散出入,三十日复故。所以知丙得之痰滞经络者,切其脉沉而滑,痰候也。

案 11 虞恒德治一羽士,年五十余,素有喘病,九月间得发热恶寒症,喘甚,脉洪盛而似实,此洪盛脉,恐为寒药所激而然,一医作伤寒治,而用小柴胡汤加枳壳、陈皮等药,六日后欲行大承气。一医曰:此伤食也。宜用枳实导滞丸。争论不决。虞视之,二医皆曰:脉实气盛当泻。虞曰:此火盛之脉,非真实也。观其短气不足以息,当作虚治。《金匮》云:病人无寒,然而短气不足以息者,实也。此以虚治,当以意逆,不可徒执古人之法也。何以故?正亦因有寒热也,而用补中益气汤加麦冬、五味,入附子三分煎服,二帖脉收敛,四帖而病减轻,六帖痊安。

案 12 汪古朴治一妇,形肥而长,血色紫淡,产后病喘不能卧,消谷善饥,汗出如洗。楼全善云:产后喘极危,多死也,而况汗出如洗乎?其得生处全在消谷善饥。汪诊视,曰:此阴虚阳亢,当合东垣、丹溪两法治之。遂以升阳滋阴之剂,旬余而愈。

案 13 汪石山治一人,体肥色白,年近六十,痰喘声如拽锯,夜不能卧。汪诊之,脉浮洪,六七至中或有一结。曰:喘病脉洪,可治也。脉结者,痰碍经隧耳,宜用生脉汤加竹沥服之。至十余帖,稍定。患者嫌迟,更医,服三拗汤,犹以为迟,益以五拗汤,危矣。于是复以前方,服至三四十帖,病果如失。

案 14 平江沈伯宁家丰,好内厚味,每年到四九月内必发气喘,抬肩吐痰,脉沉涩而细数。诸医用平肺之药,数年不愈,如此者六七年。用人参生地黄膏,和当归、牛膝、肉苁蓉、枸杞子、五味、知母、黄柏、天麦二冬、元参,末,丸如梧子大,每空心吞百丸,以救肾虚;又用阿魏、黄连、山楂、沉香、牛黄、辰砂、胆星、陈皮、神曲,糊丸梧子大,临卧姜汤送三四十丸,以治厚味。服讫,复用琼玉膏,二剂而安。

案 15 一中年男子,久喘,每发时不食数日,声撼四邻,百治不效。脉寸沉伏,关滑。遂于未发时用人参、白术、当归、地黄姜汁制之,瓜蒌实、陈皮、茯苓、黄芩、黄连,干姜些少,煎汤,下青礞石丸,将发时先用神效沉香丸下之,次于前药中加杏仁、枳实、苏叶,倍瓜蒌实,煎服,一月后症减十分之八。后遂守此方,渐安。后凡治数人,以此法加减之,皆效。

案 16 江应宿治朱万里子,年十七岁,因服砒毒,杂进解毒药,并多服泥水,大吐后发喘,抬肩耸体,手足爪甲黑色,气不相续,频死复苏,饮食难进,六昼夜不得眠。时六月中旬,邀宿诊视,脉促而面赤。曰:胃火冲逆。用葱煮麻黄五圣汤,一匕而愈。所谓火郁发之也。(《名医类案》卷三)

七、薛己案

案1 一妇人伤风寒作喘,或用表散,愈而再患。仍用前药,其症益甚,饮食少思,胸腹不利。此因脾肺气虚也,予先用六君子汤加桔梗渐愈,又用补中益气汤全愈。

案2 一妇人患前症,属命门火虚,不能生脾土,用补中益气汤、八味地黄丸而瘥。后复患,其喘益甚,用前药不应,遂用黑锡丹二服喘止。仍用前二药,而诸症瘥,凡属邪气有余者,其症易识,治效亦速。其属元气不足者,变症不一,效非可以旦夕期也。(《校注妇人良方》卷六)

案3 一男子,年逾四十,喘咳胁痛,胸满气促,右寸脉大。此风热蕴于肺也,尚未成疮,属有余之症。予欲以泻白散治之。彼谓肺气素怯,不然予言,乃服补药,喘嗽愈甚。两月后,复请视之,汗出如油,喘而不休。此肺气已绝,安用治?后果殁。夫肺气充实,邪何从袭?邪气既入,则宜去之。故用泻白散,所以泻肺中之邪气也。邪气既去,则真气自实矣。(《外科心法·肺疽》)

八、孙文垣案

案1 张五桥先生令政,郑都谏春寰公令姊也。痰喘不能伏枕,且咳嗽甚则吐痰涎碗余乃止。以旋覆花汤为主治之。旋覆花、紫苏子各一钱,半夏一钱五分,厚朴、桂皮、粉草各三分,茯苓、陈皮、桑白皮、葶苈子各八分,姜三片,水煎服。临卧以养正丹二十粒白汤送下。两帖,痰嗽喘各减十之七,乃去葶苈子,加白芥子、萝卜子,二帖而瘥。(《孙文垣医案》卷二)

案2 少司空凌绛泉翁,年已古稀,原有痰火之疾,因正月上旬,为令孙大婚过劳,偶占风寒,内热咳嗽,痰中有血,血多而痰少,痰坚不易出,鼻流清水,舌生芒刺,色焦黄,语言强硬不清,大小便不利,喘急不能睡,亦不能仰,惟坐高椅,椅前安棹,棹上安枕,日惟额伏枕上而已。市医环治半月不瘳,敦予诊之。两手脉浮而洪,两关滑大有力。知其内有积热痰火,为风邪所闭,且为怒气所加,故血上逆。议者以高年见红,脉大发热为惧。予曰:此有余症,诸公认为阴虚,而为滋阴降火,故不瘳。法当先驱中焦痰火积热,然后以地黄补血等剂收功,斯不失先后着也。翁以予言为然。用瓜蒌、石膏各三钱,橘红、半夏曲、桑白皮、前胡、杏仁、酒芩、紫苏子,水煎,临服加入萝卜汁一小酒盏,一剂而血止。次日诊之,脉仍浮而洪大,尚恶寒。予曰:古云伤风必恶风,伤寒必恶寒,此其常也。只因先时失于清散,表中之热未彻,竟用滋阴之剂,又加童便收敛,降下太速,以致风寒郁而不散,故热愈甚也。改以定喘汤,一剂而喘急减半,再剂热退而不恶寒。复为诊之,两手浮体已无,惟两关之脉甚鼓指,此中焦痰积胶固已久,不可不因其时而疏导之。以清中丸同当归龙荟丸共二钱进之。其夜大便所下稠黏秽积甚多。予忆朱丹溪有云:凡哮喘火盛者,以白虎汤加黄连、枳实有功。此法正绎翁对腔剂也。与十剂,外以清中丸同双玉丸夜服,调理而安。(《孙文垣医案》卷二)

案3 甲午仲秋下旬,黄源金先生以中馈病急,谒予于市,貌甚惨,步立栗然,语其症,怔怔言涩于吻,不胜其忧。执族医尺一白予云:病自仲夏吐血二碗余,初以芩、连、枝、柏、生地、芍药大寒之剂投之,一帖而止,未几则咳嗽彻昼夜。后师谓咳自吐血后,当以滋阴降火之治。逾两月,尽其法而罔效,反加喘促,泄泻,辰巳二时发热,烦躁,师告技穷,谓喘咳乃火刑肺金,泄泻乃脾胃已惫。保脾则火愈炽而喘咳增加;滋阴则泄泻绵绵而元气下脱。经书所记,嗽而下泄上喘者死,此症之谓也。似无可奈何矣,语竟泪潸潸下。予观其忡忡之状,心不觉惕然动也。市去渠宅五里许,即步去一视,观其面青,喘从抬肩撷项,息息连身而倒,胁背俱疼,日夜不得伏枕,脉之左涩右寸关滑大,诊毕,顾金兄犹泪盈眦,予抚其背曰:毋泪,尚可生也。适徐仲子同视,诘予曰:症若此,夫子曰可生何也? 予曰:是非汝所知也,第观予治,俟奏功当语汝。遂以紫菀、茜根、牡丹皮、桃仁、益元散、桑白皮、茯苓、桔梗、瓜蒌仁、桂枝、白前,水煎,临服加韭菜汁半酒杯。服后背胁痛止,泻减半,乃得睡,但咳而声哑不除。次以杏仁、桔梗、紫菀、甘草、白前、五味子、瓜蒌、干姜、款冬花、半夏曲、通草,水煎服,服后声渐开,泻全止,惟嗽尚多。再以半夏曲、桔梗、茯苓、陈皮、甘草、杏仁、桑白皮、白前、苡仁、白芍、牡丹皮,水煎。后以丹溪治咳吐方,用泻白散加青皮、人参、白茯苓、五味子,调理痊愈。次年诞一子。是役也,徐仲子之功居多,盖金为徐仲子友也。徐仲子治疾多奇中,乃笃信予而推穀之。初投剂，人多置议，仲子独赞之曰：其必有见也，人人辟易，彼许可生，安得不望生哉？故金任之不二。功成，余明甫、查仲修问予曰：病起于吐红、发热、烦躁、喘咳皆是火邪，前后之师滋阴降火，药法亦未爽，然而病转增剧，其故何也？予答曰：医不难于用药而难于认病。余明甫、查仲修曰：市人议先生治疾多不循方，每每师心。金之役，人皆视为火症而用寒凉，先生独用温药，虽成功，小人窃为先生恐。予曰：病原于火，其势之剧，以治之太峻致然。夫血之初来，势如涌泉，安能一吐遂尽？必有余血伏于经络，思不及此，而以大寒之剂一帖而止。夫大寒之剂岂能止血，适以凝其血耳。血凝经络，滞于气道，气滞血凝，日甚一日。气滞又复生痰，痰与瘀血两滞经络，则肺气不利，故咳嗽声哑。不加察而为消瘀化痰，导血归经，又以滋阴苦寒之剂施之，则痰瘀愈凝而气道愈不利也，久则胃寒脾弱，反增泄泻，昼夜喘促不能卧矣。书云：上热未除，中寒复生，而为阴盛格阳之症，故咳而呕吐，予故始以桂枝、干姜之类温其胃，以桃仁、韭汁、丹皮、茜根之类活其血而消其瘀，故喘止而泻除。东垣曰：脾胃喜温而恶寒，信不欺也。古谓药不贵执方，而贵合宜，方即兵家之阵图，匠氏之规矩也。图可授人，而不能授人斗；匠可授人规矩，而不能授人巧。此岳武穆对宗留守云，运用之妙存乎一心也。予游方之外，亦不失方之内，惟不失方，窃谓知方。知方合法，岂区区能哉？观古人治虚怯之疾，即不治之症，亦能延之三五载。乃今治虚怯者，不半载而竟殒逝，犹驾言曰：殆今之天元运气使然，故人多不寿，愚谓天元运气，则人人皆如是乎？何予母八十有六，予父逾八望九，予伯母今九十有五，予表伯汪春元东台之父年九十余，强健不啻少壮。不思速夭之由，皆为滋阴降火之误，而反归咎于天，天何尤哉？缘滋阴降火之法起于丹溪，继而王节斋、何大英之流倡而和之，以成其风，此当今之大弊而人未之警也。我师祖汪石山先生揭而指之，惜乎未有继其言者，一齐众楚，故滋阴之祸，流而迄今，敝以继敝，无已时也，二三子其识之，徐仲子其闻之乎？仲修又问：先生何以认是症为中寒而非阴虚之火，而又认其喘为瘀血也。

予曰：脉与症皆可考。《脉经》云：涩为气滞，气滞且血凝。盛吐之后，大寒之药一帖而止，其未尽之余血为寒凉所凝，滞于气道为喘。书云，从前来者为本，从后来者为标。兹用活血消瘀之剂治其本，以温热暖胃之剂治其标，故泻止而喘定也。若夫阴虚火动之脉，乃细数之候，今脉滑大，非阴虚之脉，阴虚喘嗽之症,潮热于夜,两颊皆红,今热在辰巳阳分,而面色带青,由是以知其非阴虚之火,乃误用寒凉激其火而上行也。《经》曰:水流湿,火就燥,中气既寒,火愈不能下矣,正如雨骤雷烈则电光之火愈炽,日出而电光自息也。且阴虚火动,火起九泉,皆自足下涌泉穴起以渐上升,今膝下冷而上身热,两尺脉又弱,盖由咳而气升。《经》曰:形寒饮冷则伤肺。肺气为寒药壅遏不得下降,故咳而吐酸。《丹溪纂要》云:阴气在下,阳气在上,喘咳呕吐,泻白散加人参、茯苓、五味子、青皮。故不从河间,而用诸呕吐酸,皆属于火之治。况今岁次甲午,为湿土司运,八月建酉,水土衰败之时。《内经》曰:毋违时,毋代化。且脾恶湿,湿多则泻,湿则生痰。前后之师不考运气月令,一概而用滋阴降火之剂,助湿生痰,安望其痰之愈也。《丹溪纂要》云:实脾土,燥脾湿,是治痰之本也。遵而用之,如鼓应桴,予故曰:医不难于用药而难于认病,有以也。(《孙文垣医案》卷三)

案4 程菊泉,暑月患喘嗽,咳咳连声,浓痰滚滚,行动则喘促不宁。夜分口渴,胸膈胀闷,两寸脉滑而数,两关弦。此肺有宿痰,胆有郁火。《内经》云:火郁发之。又云:风寒外来者可发。用紫苏子、半夏曲、杏仁各一钱,石膏二钱,款冬花、桑白皮各八分,桔梗、枳壳各五分,麻黄三分,服下无进退。改以杏仁、陈皮、人参、贝母、款冬花、麦门冬各七分,薏苡仁一钱五分,桔梗、知母各五分,五味子十一粒,桑白皮一钱,陈皮六分,服下痰减大半,胸膈仍不舒,口仍干,脚仍热。前方减去款冬花、五味子,加枳壳、葶苈子两帖全安。(《孙文垣医案》卷四)

案5 族侄仲木内人,贤淑妇也。不育多郁,腹胀,左胁不能侧卧,亦不能仰卧,仰侧卧即气涌。每午夜背心作胀,气喘,吐痰,发热,必起坐令人揸摩,久之始定。面有浮气,右寸关脉滑大有力,此气郁食积痰饮症也。盖忧思伤脾,思则脾气结,气结不行,则五谷之津液皆凝聚为痰,故喘急作胀。先与定喘汤二帖,而无进退。继用核桃肉五钱,杏仁三钱,人参、桑白皮各七分,水煎服之,气喘乃定。惟腹中胀急,改用橘红、半夏曲、木香、白豆仁、郁金、萝卜子、姜连、香附、茯苓四剂,大便痰积随下,腹胀尽消而愈。(《孙文垣医案》卷四)

案6 陈觉宇丈,常山县人也。年四十有三,体肥患痰火,十年多矣。每月必一发,或劳心过度则二发,吐痰身热,吼喘,饮食不进,不能倒头而睡,合目则乱语,而赤头痛,遍身痰气走动,牵扯作痛,必俟吐出痰后则耳始不鸣,目始不泪。素服风痰药南星、半夏之类不效,后服参芪亦仅止四五个月。诊其脉两寸洪滑,两尺沉微,殆上盛下虚之候,法当清上补下。以橘红、贝母、茯苓、甘草、桔梗、杏仁、前胡、钩藤、天麻、酒芩、枳壳水煎服之,夜进七制化痰丸,再以八味丸加人参、麦门冬、五味子、空心服之,半年而瘳。(《孙文垣医案》卷四)

案7 一妇,先伤风发热,咳嗽二日,乃分娩,热尚未退,又食鸡汁肉等太早,咳嗽发热愈盛,已八日矣。胸膈胀痛,头痛口渴,大便秘,咳出之痰色黑而臭,小水短少,胁下扯痛,气逆而喘不得卧,左胁不能着席,汗出不止,症甚危急。予以瓜蒌五钱,紫苏子一钱,枳壳、酒芩各六分,前胡、桔梗各五分,粉草三分,生姜三片,水煎饮之,胸膈之痛减半,气喘稍定。次日再进前药,大便用蜜枣导之,热尽退,痛尽减,诸症寻愈。(《孙文垣医案》卷四)

九、孙一奎案

案1 许学士治一妇,年五十余,素有痰嗽,忽一日大喘,痰出如泉,身汗如油,脉浮而洪,似命绝之状。予适在彼,速用麦门冬四钱,人参二钱,五味子一钱五分,煎服一帖,喘定汗止,三帖后痰亦渐少。再与前方内加瓜蒌仁一钱五分,白术、当归、芍药、黄芩各一钱,服二十余帖而安。此实麦冬、五味、人参之功也。如自汗兼腹满脉沉实而喘者,里实,宜下之。(《赤水玄珠》第七卷)

案2 予族兄六旬有余,素有喘症,或唾吐血痰,平居时则不喘,稍行动则气促喘急,以黄柏知母滋肾丸,空心服七八十丸,其症大减,此黄柏、知母能泄冲脉之火者,如此效也。(《赤水玄珠》第七卷)

案3 治一妊娠气喘痰甚,诸药不效,素有带下,始于目下有浮气,两月其面亦然,此气虚而有痰饮也,用六味丸料数剂而愈。(《赤水玄珠》第二十一卷)

案4 一产妇,喘促自汗,手足俱冷,常以手护脐腹。此阳气虚脱,用参附汤四剂而愈。(《赤水玄珠》第二十三卷)

十、李中梓案

案1 社友孙芳其令爱,久嗽而喘,凡顺气化痰、清金降火之剂几于遍尝,绝不取效。一日喘甚烦躁,余视其目则胀出,鼻则鼓扇,脉则浮而且大,肺

胀无疑矣。遂以越婢加半夏汤投之,一剂而减,再剂而愈。(《医宗必读》卷之九)

案2 太学朱宁宇在监时,喘急多痰,可坐不可卧,可俯不可仰,惶急求治。余曰:两尺独大而软,为上盛下虚。遂以地黄丸(按:即六味地黄丸)一两,用桔梗三钱、枳壳二钱、甘草一钱、半夏一钱,煎汤送下,不数剂而安。(《医宗必读》卷之九)

案3 太学邹中涵,久困痿喘,痰中时或带血,服清金保肺、降火滋阴无益。余曰:阳强而阴弱,本于中气不足,而虚炎干清肃之司也。若血家之药投,在上苦腻膈,在下苦滑润矣。中涵曰:胸中滞闷,已非朝夕,肠胃近滑泄矣。遂煎参术膏,日暮同二陈汤服,喘嗽咸宁。(《里中医案·邹中涵喘嗽》)

十一、缪希雍案

案1 缪仲淳曰:甲申夏,佣妇因郁火痰喘身热,手拳目张,半月不眠食。按其胃口不痛,诸医疑其虚也。或云中暑,百药试之,痰喘滋急。以皂角末嚏鼻通窍,痰上逆如沸。延杨石林诊之,请呕吐之。先大夫曰:病久矣,虚甚,可奈何?石林曰:《经》云,上部有脉,下部无脉,其人当吐,不吐则死。即以盐汤吞之,去白痰数碗,喘定。先大夫曰:何以药之?石林曰:吐即药也。待其熟寝,勿服药,以养胃气。夜半,啜粥二碗。诘旦,投六君子汤,数剂而起。石林者,里中博雅士,不行术而精医者也。(《续名医类案》卷十)

案2 缪仲淳治陆作先乃正,咳嗽饱胀痰喘,水火不通,眠食俱废。人参君、白芍臣、苏子炒研极细,佐枇杷叶三大片、茯苓使,二服得眠,大小便通,啖粥。(《续名医类案》卷十一)

十二、王仲坚案

案1 一人患喘急,不得卧,面色赤,两尺浮虚,昼静夜剧,凡投苏子降气之属皆不应。余检《内经》示之曰:不得卧,卧而喘,是水气之客也。夫水者,循津液而流也。肾者水藏,主津液,主卧,主喘也。今肾虚水泛,逼越心火上游,故喘面赤也。巴戟、肉桂、人参、白术、茯苓、甘草、陈皮、山楂、附子、黄柏、砂仁。

案2 一人水气射肺,气喘不止,小便短少,用郁李仁丸为汤:郁李仁一钱、葶苈子一钱、苏子一钱、橘红八分、防己八分、赤茯苓六分、紫苏叶五分,生

姜二片同煎,两剂而愈。(《东皋草堂医案·喘》)

十三、吴鞠通案

案1 癸亥二月初十日,徐,二十六岁,癸亥二月初十日。酒客脉弦细而沉,喘满短气,胁连腰痛,有汗,舌白滑而厚,恶风寒,倚息不得卧。此系里水招外风为病,小青龙去麻、辛证也。姜半夏六钱,桂枝六钱,炒白芍四钱,旋覆花(包煎)三钱,杏仁泥五钱,干姜三钱,制五味一钱五分,炙甘草一钱,生姜五片。煮三杯,分三次服。(《吴鞠通医案》卷三)

案2 乙酉五月十六日,高,五十二岁。脉弦痰饮喘咳,与小青龙去麻、辛,加广皮、枳实。姜半夏六钱,桂枝五钱,小枳实五钱,广皮三钱,炙甘草三钱,五味子二钱,白芍三钱,干姜二钱。煮三杯,分三次服,二剂。十八日,已见小效,汗多,加净麻黄根三钱。二十日,病减者减其制,去桂枝、枳实各二钱。二十四日,服前药汗少,惟善嚏,周身酸痛。于原方减干姜一钱,加杏仁三钱,防己三钱。(《吴鞠通医案》卷三)

案3 癸亥二月初十日,金氏,二十六岁。风寒夹痰饮为病,自汗恶风,喘满短气,渴不多饮,饮则呕。夜咳甚,倚息不得卧。小青龙去麻、辛,加枳实、广皮,行饮而降气。桂枝六钱,茯苓块六钱,广皮二钱,小枳实二钱,炒白芍三钱,半夏六钱,炙甘草三钱,干姜三钱,制五味一钱五分,生姜三片,甘澜水八杯,煮取三杯,分三次服。

十一日。昨用小青龙,咳虽稍减,仍不得寐。今日用葶苈大枣合法。桂枝木八钱,半夏六钱,小枳实二钱,苦葶苈三钱(炒香),炙甘草三钱,炒白芍四钱,干姜五钱,五味子二钱,大枣肉五钱,广皮三钱。水八杯,煮取三杯,分三次服,渣再煮一杯服。

十二日,用小青龙逐饮兼利小便,使水有出路。杏仁泥五钱,桂枝五钱,小枳实二钱,干姜二钱,炒白芍二钱,生薏仁五钱,半夏五钱,白通草一钱五分,生姜三片,制五味一钱五分,炙甘草一钱。煮成两杯,分二次服,渣再煮一杯服。十三日,脉稍平,病起本渴,大服姜、桂渴反止者,饮居心下,格拒心火之渴也。仍以蠲饮为主,微恶寒,兼和营卫。茯苓块三钱,桂枝六钱,小枳实一钱五分,炒白芍三钱,大枣肉二钱,杏仁泥四钱,半夏六钱,炙甘草一钱五分,广陈皮三钱,制五味一钱五分,干姜三钱,生姜三钱。煮成二杯,分二次服,渣再煮一杯服。十四日,咳则胁痛,不惟支饮射肺,且有悬饮内痛之虞,兼逐胁下悬饮。姜半夏八钱,桂枝六钱,苏子霜二钱,旋覆花三钱(包煎),杏仁泥四钱,干姜四钱,小枳实二钱,广陈皮二钱,广郁金三钱,青皮二钱,生香附三钱,制五味一钱五分,生姜五钱。煮三碗,分三次服,渣再煮一碗服。

十五日,咳止大半,惟胸胁攻痛,肝胃不和之故。切戒恼怒,用通肝络法。姜半夏六钱,桂枝尖三钱,干姜三钱,广郁金三钱,旋覆花三钱(包煎),苏子霜三钱,降香末三钱,归须二钱,生香附二钱,青皮二钱。头煎两杯,二煎一杯,分三次服。(《吴鞠通医案》卷三)

案4 庚寅十月十六日,潘,二十九岁。痰饮喘咳,脉弦。姜半夏六钱,桂枝五钱,广橘皮三钱,白芍三钱,小枳实三钱,炙甘草三钱,干姜二钱,五味子二钱。煮三杯,分三次服。

十八日,喘稍定而不寐,与胃不和则卧不安,饮以《灵枢》半夏汤,喘止能寐,伏饮未除。姜半夏二两,秫米二合,甘澜水八杯,煮取三杯,分三次服。廿四日,左脉弦甚,所谓单弦饮澼也。久饮受风因而大喘不寐,与半夏汤,喘止能寐,伏饮未除。姜半夏六钱,桂枝三钱,小枳实三钱,干姜三钱,云苓块五钱,炙甘草三钱,广皮三钱,炒於术三钱。煮三杯,分三次服。(《吴鞠通医案》卷三)

案5 己丑正月十一日,鲁氏,七十二岁。痰饮喘咳,倚息不得卧,左畔更不能着席,胁下有饮,水在肝也。加逐肝中之饮,与小青龙法。姜半夏六钱,桂枝四钱,广橘皮三钱,旋覆花三钱(包),小枳实四钱,香附三钱,五味子一钱五分,干姜四钱,炙甘草二钱。煮三杯,分三次服。

十四日,痰饮喘咳,倚息不得卧。前与小青龙法,痰少活,右手今日脉结,块痰所致。重与利肺气为要。姜半夏六钱,苦桔梗五钱,杏仁五钱,云苓块五钱,小枳实四钱,旋覆花三钱(包煎),广皮三钱,苏子霜三钱,生姜汁二匙(冲)。煮三杯,分三次服。十八日,痰饮喘咳,倚息不得卧,脉结。前与利肺气治结脉法,兹结脉已愈,但自觉冷气上冲,当伐其冲气。云苓块一两,桂枝六钱,广橘皮三钱,姜汁三匙(冲),小枳实四钱,姜半夏六钱,干姜四钱,甘澜水煮三杯,分三次服。(《吴鞠通医案》卷三)

案6 黄氏,四十岁。痰饮误补,喘而脉洪,汗出。先与大青龙去麻、辛而安。(《吴鞠通医案》卷四)

十四、陈修园案

案1 喘病之因,在肺为实,在肾为虚,今察诊色脉,系上实下虚之证,以致耳声作响,喘不得息。然积年宿病,非旦夕可收全功,缓以图之,庶克有济,方列后。熟地黄八两,山茱萸四两,阿胶四两,龟板四两(炙),怀牛膝三两,白茯苓四两,远志二两(去心用),五味子二两,左牡蛎四两,制秋石二两。上药蜜丸,如梧桐子大,早服盐汤送下三钱,临卧服威喜丸二钱,淡姜汤下。(《南雅堂医案》卷二)

案2 素有痰饮,脾、肺、肾三经受伤已久,上则肺虚不能降气,中则脾虚不能运气,下则肾虚不能纳气,是以喘促不得卧,肢肿腹胀,虚惫极矣。证候已属非轻,治上恐无济于事,宜急就中下图之,姑拟方列下。干地黄三钱,牛膝一钱,怀山药二钱,白茯苓二钱,五味子八分,沙苑蒺藜一钱,补骨脂一钱,麦门冬一钱(不去心),左牡蛎三钱(槌碎),胡桃肉二钱,紫石英一钱。上方同煎至八分服,早时另服黑锡丹一钱,盐汤送下。(《南雅堂医案》卷二)

案3 诊得脉浮紧,气喘促,舌白,不思饮,遍体俱肿,肤色鲜明,小便闭,始有身热,为外风所搏,未经汗泄,系水湿之邪,与风气夹而走窜经隧,是以势来迅速,倘喘促增剧,恐为难治,先以开鬼门、洁净府为法。麻黄五分,杏仁三钱(去皮尖),赤茯苓三钱,大腹皮一钱五分,苏子二钱,薏苡仁三钱,紫背浮萍一钱五分,紫菀八分,桂枝木五分,椒目五分(炒研)。水同煎服。(《南雅堂医案》卷四)

案4 面色青晦,头汗淋漓,痰喘不止,齿垢唇焦,脉形洪大,系少阴真津不足,阳明邪火有余,气火上逆而为喘,证候已属危险,防有厥脱之变,宜急救少阴以清阳明,必候汗止喘定方佳,拟用玉女煎、生脉散合剂。大生地三钱,炒人参二钱,石膏二钱,五味子五钱,麦门冬二钱,桑白皮一钱五分,川贝母一钱五分,炙甘草八分,牛膝一钱,上药用陈粳米一撮,煮汤代水煎服。(《南雅堂医案》卷六)

案5 气粗痰喘,舌干色绛,齿燥唇干,脉形细数,无形邪热,熏蒸于膻中,有形浊痰,阻塞于肺胃,兼之正气内虚,津液枯涸,恐有闭厥之变,亟宜清热化痰,以治其标,扶正存阴,以救其本,倘能喘平神清,庶有转机。羚羊角五分,杏仁二钱,玄参二钱,代赭石三钱,鲜生地二钱,川贝母二钱,竹沥一杯,葶

苈子五分,枇杷叶二钱,茅根三钱,沉香五分,姜汁两匙。上药水同煎服,另服滚痰丸二钱。(《南雅堂医案》卷六)

案 6 湿邪袭肺,清肃无权,湿夹热而生痰,火载气而上逆,此喘息痰嘶所由作也,脉小而涩数,舌干口腻,阴津暗伤,元气益虚,防作喘汗。枇杷叶二钱,川石斛二钱,沙参二钱,苏子八分,象贝母二钱,冬瓜子一钱五分,桑皮一钱五分,杏仁二钱,沉香五分,射干五分,竹沥两杯,姜汁半匙,芦根三钱。水同煎服。(《南雅堂医案》卷六)

十五、李冠仙案

案 1 包式斋……越二年又因伤风,某医仍肆意发散,致喘不能卧者三日,又请予治,曰此与前症无异,彼昏不知,子何毫无记性耶!曰:因伊在舍诊病,偶贪顺便,不意至此。予曰:无他,仍服前方(编者按:都气丸加胡桃肉三钱。)可也……而式斋则夜仍喘不能卧,惟下半夜稍平耳。余曰:异哉!何药之灵于当年而不灵于此日哉?细诊脉象,上部大,下部小,实属肾气不纳,毫无他疑,静思良久,因问昨何时服药,曰:晚饭后。予曰:是矣。今可于晚饭前服药,当必有效。次日问之,则喘定气下,一夜安眠矣。伊问何故,曰:药本纳气归肾,饭后服药,为饭阻不能直达于肾,故上半夜全然无效,下半夜药性渐到,故稍平也。今于饭前服药,腹中空空,药力直达肾经,然后以饭压之,肾气岂有不纳者哉。嘱其多服数帖,后加十倍为丸常服。并嘱偶有外感,不可任医发散,其症乃不复发。盖尝览《石室秘录》,陈氏假托乱方,直至岐伯、雷公、华佗、仲景,古之圣神无不毕集,可谓怪诞。至其方药议论亦甚平平,而大其制,一药必数两,方必一二斤,万难取法。惟其主意先分治法,则群书罕见,可称独得之奇。如教包式斋饭前服药,即内饿治法下治法也。是故医书汗牛充栋,而除《内经》《难经》、仲景《伤寒》《金匮》二书,无可疵议,其余则各有所偏,亦各有所得。惟在学者之知所取,而勿尚其偏而已。然则不读书固不可,而读书亦岂不贵善读哉!

案 2 包式斋患尿血二年未瘳,后觅予调治而愈。盖肾亏人也偶然伤风,某医发散太过,转致喘不能卧者屡日,急乃延予,予曰:咳出于肺,喘出于肾,肺肾为子母之脏,过散伤肺,母不能荫子,则子来就母,而咳变为喘,肾虚人往往如此。今已肾气上冲,脉来上部大下部小,而犹以为风邪未尽,更加发散,无怪乎喘不能卧也。与以都气全方,加紫衣胡桃肉三钱,纳气归肾,一药而愈。

案3 张伟堂二兄,吾乡南张榜眼公嫡派,先居城南塞上。太夫人患疟,服凉药太多,病剧。其戚严嘉植素信予荐诊,知其本体虚寒,始以温解,继以温补而愈。一嗣迁居扬州十余载不相往来,道光五年十二月十七日,忽接严嘉兄信,据云伟堂病已垂危,诸医朝至以为暮必死,暮至以为朝必死,既如此,何敢复以相累。但病者忽忆当日母病系兄挽救,思得一诊,虽死瞑目,务恳屈降,死生均感等语。因其言直谅不欺,二十日,渡江下,昼到张府,即上楼诊视,见其痰涌气急,坐伏茶几,一人两手扶其头,不能俯仰,十余日不得一卧矣。人事昏沉,不能言语,诊其脉滑数而大,虽已空象,而尺部尚觉有根。遍阅诸方,自八月服起,皆作外感治,尽用发散消导,月余后想觉人虚,易而为补,总以人参为主。后想因痰多气阻,又改用化痰;又或疑外感,加用疏解。

现在诸医皆云不治,无药可用。惟一朱医与伟堂至好,一日数至,以二陈汤作丸与服,见症愈坏,束手流泪而已。予乃曰:此肾气上冲症也。诸气以下行为顺,今肺不清降,肾反上冲,气降则痰降,气升则痰升,故痰涌气急,不能俯仰,且其脉象甚数,似杂湿热阴虚,湿热不化,亦随肾气而上冲,若能纳气归肾,气降痰降,湿热亦降,可以安卧,可以调理,症虽重无妨也。于是用六味为君,以都气法,原本六味,而六味地黄,古称为治痰之圣药,又称为下焦湿热之圣药,有三善焉,皆合乎此症,故特用之。大熟地八钱、山萸肉四钱、怀山药四钱、粉丹皮三钱、福泽泻三钱、云茯苓三钱,外加北沙参四钱、杏仁泥三钱,以润肺降气,胡桃肉三钱以助纳气,福橘皮一钱,取其顺气而不燥。开方后予往候九峰先生,因即止宿,次日复请予至门。严嘉翁迎出,服药如何?曰:差不多。若有不豫色。然予心窃疑之,至厅坐定,予问曰:药吃坏耶,何吾兄之怏怏也?曰:药并未服,正以远劳吾兄,又不服兄药,故不快耳。予闻未服药,心转定。因问何不服药?曰:朱先生坚称熟地不可服故耳。伊家闻予至,又请上楼诊脉,太夫人曰:昨方因有熟地不敢服,今恳另定良方。予曰:熟地乃此症要药,吾方君药,舍此更有何法,且闻所请先生不少,朝称夕死,夕称朝死,无药可治,今服熟地不合,亦不过死,况予尚许君家不死耶。

此症服熟地则生,不服则死,服与不服,悉听君家,予无他方。下楼予即欲行,严嘉兄曰今已将午,不及到镇,饭后兄仍住九峰先生处,明早动身可也。予唯唯。嘉兄又曰:此地有好浴堂,陪兄去一浴何如?予曰:甚好。正欲偕行,忽一人出告曰:老爷过矣,请严大太爷勿他往。嘉兄彷徨欲止,予笑曰:予诊脉未久,岂有死在顷刻而不知者耶。此不过痰厥,片时即苏,其尺脉根本尚在,保无虑也。转拉嘉翁出浴,浴罢而归,曰:醒久矣。时有伊戚邹翁亲闻予言,进告太夫人曰:伊言如此有准,其药尚不可服耶。半晌其侄出,问今日如服先生方,可肯在此住宿否?予曰:服吾方,吾敢在此,不服吾方,吾不敢在此也。又半晌其侄出,向曰:如服熟地不合,可有解药否?予笑曰:今日如此谨慎,何不慎之于当初耶?药中佐使已解在内,不必过虑。盖诳之也。然后其家始肯依方制药,而尚止服一半,服后气痰渐平,已觉能俯,乃又进一半,觉痰与气随药而降并能仰矣。

迁延太甚已二鼓,后复请予看脉,脉亦渐平。伟堂并能说话,谓予曰:药真如神,但尚不能平卧,君能令我卧则快甚矣。予曰:惜君家不肯早服予药耳,昨肯服药,今日安眠矣。虽然,明日保君酣睡无虑也。次日依方再进,傍晚服药,旋即能卧,卧则熟寐,三更始寤。以后予用药无复敢赞一词,而予总本初方,略为加减,地黄则始终未减分毫,八剂后其症大痊。余乃辞归,次年复请调理,煎方、膏方悉本原方,盖伟堂素嗜虾油,每食不撤,其湿热甚重,因热生痰,因痰致咳,所用辛散,既诛伐无过,所用人参亦助热锢痰,因咳致喘,肾气上冲,犹以二陈丸治痰,岂不去题千里乎?惟六味地黄三补可葆肾气,三泻兼治湿热,于伟堂最宜。况痰之本在肾,肾安痰亦自减也。伟堂从此与予交好,不啻骨肉,太夫人及合家见予亦如至亲,予每至扬必主其家,虽九峰先生处不许复往。伟堂尝谓予曰:吾命由君活,不敢日忘之。盖极情重人也。予自诊病以来,无不死中求活,而人情每过辄忘,如伟堂者岂可多得哉。

予尝谓伟堂曰:君经大病久病,所伤实多,不能徒恃药饵,我有八字赠君,君能守之,可以永年。曰:不动肝气,不劳心神。伟堂唯唯。至八年精神有复元之象,不意忽高兴办运,且办至一万数千之多,以数万之家资办二十万之业,必期获利,奈值汉阳滞消,其盐二载始轮,卖至十年,冬轮卖价又大跌,予尝曰:伟堂不可发病,发则不救。十二月初一,偶有微感,稍见痰咳,忽于初三日接汉信盐价亏至七折,其船又有淹消,一急而喘,遂不能卧。初四日急请予,适予在浒关,儿辈知我至好,飞信寄予,予初六日得信,即辞主人而行,初八日回镇,则初七日之讣音至矣。闻其三日内频呼冠仙救我,至死犹呼余不置。呜呼!其病当不治,然如此良友不得令我一握手一尽心,而竟溘然长逝,岂不痛哉！予初十日渡江往唁，抚棺哭，泪出痛肠，遂挥泪书一联，悬诸灵右，曰：
药有缘五载中未尝忘我，千呼不至九泉下何以对君。(《仿寓意草·喘证》)

十六、徐大椿案

案1 松江王孝贤夫人，素有血证，时发时止，发则微嗽，又因感冒变成
痰喘，不能着枕，日夜俯几而坐，竟不能支持矣。是时有常州名医法丹书，调
治无效，延余至。余曰：此小青龙证也。法曰：我固知之，但弱体而素有血
证，麻、桂等药可用乎？余曰：急则治标，若更喘数日，则立毙矣。且治其新
病，愈后再治其本病可也。法曰：诚然。然病家焉能知之？治本病而死，死
而无。如用麻、桂而死，则不咎病本无治，而恨麻、桂杀之矣。我乃行道之人，
不能任其咎，君不以医名，我不与闻，君独任之可也。余曰：然，服之有害，我
自当之，但求先生不阻之耳。遂与服，饮毕而气平就枕，终夕得安。然后以消
痰润肺、养阴开胃之方以次调之，体乃复旧。法翁颇有学识，并非时俗之医，
然能知而不能行者，盖欲涉世行道，万一不中，则谤声随之，余则不欲以此求
名，故毅然用之也。凡举事一有利害关心，即不能大行我志，天下事尽然，岂
独医也哉！

【**雄按**】风寒外束，饮邪内伏，动而为喘嗽者，不能舍小青龙为治。案中
云感冒，是感冒风寒，设非风寒之邪，麻、桂不可擅用，读者宜有会心也。(《洄
溪医案按·痰喘》)

案2 观察毛公裕，年届八旬，素有痰喘病，因劳大发，俯几不能卧者七
日，举家惊惶，延余视之。余曰：此上实下虚之证。用清肺消痰饮，送下人参
小块一钱，二剂而愈。毛翁曰：徐君学问之深，固不必言，但人参切块之法，
此则聪明人以此玄奇耳。后岁余，病复作，照前方加人参煎入，而喘逆愈甚。
后延余视，述用去年方而病有加。余曰：莫非以参和入药中耶？曰：然。余
曰：宜其增病也。仍以参作块服之，亦二剂而愈。盖下虚固当补，但痰火在
上，补必增盛，惟作块则参性未发而清肺之药已得，力过腹中，而人参性始发，
病自获痊。此等法古人亦有用者，人自不知耳，于是群相叹服。

【**雄按**】痰喘碍眠，亦有不兼虚者。黄者华年逾五旬，自去冬因劳患喘，
迄今春两旬不能卧，顾某作下喘治，病益甚。又旬日，迓余视之，脉弦滑，苔满
布，舌边绛，乃冬温薄肺，失于清解耳，予轻清肃化药治之而痊。至参不入煎，

欲其下达，与丸药嚼化，欲其上恋，皆有妙义，用药者勿以一煎方为了事也。又有虚不在阴分者。余治方啸山，今秋患痰喘汗多，医进清降药数剂，遂便溏肢冷，不食碍眠，气逆脘疼，面红汗冷。余诊之，脉弦软无神，苔白不渴，乃寒痰上实，肾阳下虚也。以真武汤去生姜，加干姜、五味、人参、厚朴、杏仁，一剂知，二剂已。又治顾某体肥白，脉沉弱，痰喘易汗，不渴痰多，啜粥即呕，以六君去甘草，加厚朴、杏仁、姜汁、川连，盖中虚痰滞也，投匕果痊。(《洄溪医案按·痰喘亡阴》)

十七、《柳选四家医案》

案1 动则气喘，言则亦然，是下虚也，宜其俯仰不适矣。至于脘中拒按，隐隐作疼，筑筑而跳，脉息中部太弦，必有湿热痰浊交阻于胃，失下行为顺之常，未便独以虚治。川贝、陈皮、茯苓、白芍、牛膝、海蛇、荸荠。另，水泛资生丸。

【诒按】此必夹有痰饮，阻于中脘，宜从饮门用意。

再诊：俯仰自如，渐通之兆。所见言动之气喘，脘腹之拒按，已日轻一日，大妙事也。动气攻筑，独不能除，且兼气坠少腹，卧则可安，此则非胃气之能降，而实脾气之不升也。香砂六君丸合雪羹，加神曲。另，资生丸。

【诒按】立论精当明了，惟用药尚不甚得力。(《柳选四家医案·评选继志堂医案》)

案2 气喘痰升，胸痞足冷，是中下阳虚，气不纳而水泛也，已进肾气汤，可以通镇之法继之。旋覆代赭汤去姜、枣，合苏子降气汤去桂、前、草、姜，加薤白、车前、茯苓、枳壳。

【诒按】于肾气后续进此方。更加旋、赭以镇逆，薤白以通阳，用意极为周到。(《柳选四家医案·评选继志堂医案》)

第二节　近代名医医案

一、张锡纯案

案1 邻村泊庄高氏女，年十六七，禀赋羸弱，得外感痰喘证，投以《金匮》小青龙加石膏汤，一剂而愈。至翌日忽似喘非喘，气短不足以息，诊其脉如水上浮麻，不分至数，按之即无。愚骇曰：此将脱之证也。乡屯无药房，他处取药无及，适有生山药两许，系愚向在其家治病购而未服者，俾急煎服之，下咽后气息既能接续，可容取药，仍重用生山药，佐以人参、萸肉、熟地诸药，一剂而愈。(《医学衷中参西录·山药解》)

案2 邻村刁马村刁志厚，年二十余，自孟冬得喘证。迁延百余日，喘益加剧，屡次延医服药，分毫无效。其脉浮而无力，数近六至，知其肺为风袭，故作喘。病久阴虚，肝肾不能纳气，故其喘浸剧也。即其脉而论，此时肺中之风邪犹然存在，欲以散风之药祛之，又恐脉数阴虚，益耗其阴分。于是用麻黄三钱，而佐以生山药二两，临睡时煎服，夜间得微汗，喘愈强半。为脉象虚数，不敢连用发表之剂，俾继用生山药末八钱煮粥，少调白糖，当点心用，日两次，若服之觉闷，可用粥送服鸡内金末五分，如此服药约半月，喘又见轻。再诊其脉，不若从前之数，仍投以从前汤药方，又得微汗，喘又稍轻，又服山药粥月余全愈。(《医学衷中参西录·临证随笔》)

案3 邻村武生李杏春，三十年余，得外感痰喘证，求为诊治。其人体丰，素有痰饮，偶因感冒风寒，遂致喘促不休，表里俱无大热而精神不振，略一合目即昏昏如睡，胸膈又似满闷，不能饮食，舌苔白腻，其脉清而濡，至数如常。投以散风清火利痰之剂，数次无效。继延他医数人诊治，皆无效。迁延日久，势渐危险，复商治于愚。愚诒一老医皮隆伯先生，年近八旬，隐居渤海之滨，为之介绍延至，诊视毕，曰："此易治，小青龙汤证也。"遂开小青龙汤原方，加杏仁三钱，仍用麻黄一钱。一剂喘定。继用苓桂术甘汤加天冬、厚朴，服两剂全愈。

愚从此知小青龙汤之神妙。自咎看书未到，遂广阅《伤寒论》诸家注疏，至喻嘉言《尚论篇》论小青龙汤处，不觉狂喜起舞，因叹曰："使愚早见此名论，何至不知用小青龙汤也。"从此以后，凡遇外感喘证可治以小青龙汤者，莫不投以小青龙汤。而临证细心品验，知外感痰喘之夹热者，其肺必胀，当仿《金匮》用小青龙汤之加石膏，且必重加生石膏方效。迨至癸巳，李杏春又患外感痰喘，复求愚为诊治，其证脉大略如前，而较前热盛。投以小青龙汤去麻黄，加杏仁三钱，为其有热，又加生石膏一两。服后其喘立止。药力歇后而喘仍如故，连服两剂皆然。此时皮姓老医已没，无人可以质正，愚方竭力筹思，将为变通其方，其岳家沧州为送医至，愚即告退。后经医数人，皆延自远方，服药月余，竟至不起。

愚因反复研究，此证非不可治，特用药未能吻合，是以服药终不见效。徐灵胎谓"龙骨之性，敛正气而不敛邪气"，故《伤寒论》方中，仲景于邪气未尽者，亦用之。外感喘证服小青龙汤愈而仍反复者，正气之不敛也。遂预拟一方，用龙骨、牡蛎（皆不煅）各一两以敛正气，苏子、清半夏各五钱以降气利痰，名之曰从龙汤，谓可用于小青龙汤之后。

甫拟成，适有愚外祖家近族舅母刘媪得外感痰喘证，迎为诊治，投以小青龙汤去麻黄，加杏仁，为脉象有热，又加生石膏一两，其喘立愈。翌日喘又反复，而较前稍轻。又投以原方，其喘止后迟四五点钟，遂将从龙汤煎服一剂，其喘即不反复而脱然全愈矣。因将其方向医界同仁述之。

有毛仙阁者，邑中宿医，与愚最相契，闻愚言医学，莫不确信。闻此方后，旋为邑中卢姓延去。其处为疫气传染，患痰喘者四人已死其三，叟年过六旬，得病两日，其喘甚剧。仙阁投以小青龙汤去麻黄，加杏仁、生石膏，服后喘定。迨药力歇后，似又欲作喘，急将从龙汤煎服，病遂愈。（《医学衷中参西录·用小青龙汤治外感痰喘之经过及变通之法》）

案4 钱慕韩，愚之同乡也。其妇人于仲冬得伤寒证，四五日间，喘不能卧，胸中烦闷异常，频频呼唤，欲自开其胸。诊其脉浮洪而长，重按未实，舌苔白厚。知其证虽入阳明，而太阳犹未罢也（胸中属太阳）。此时欲以小青龙汤治喘，则失于热。欲以白虎汤治其烦热，又遗却太阳之病，而喘不能愈。踌躇再三，为拟此方（编者按：馏水石膏饮），取汽水轻浮之力，能引石膏上升，以解胸中之烦热。甘草甘缓之性，能逗留石膏不使下趋，以专其上行之力。又少佐以麻黄解散太阳之余邪，兼借以泻肺定喘，而胸中满闷可除也。汤成后，俾徐徐分六次服之。因病在上焦，若顿服，恐药力下趋，则药过病所，而病转不愈也。服至三次，胸间微汗，病顿见愈，服至尽剂，病愈十之八九。再诊其脉，关前犹似浮洪，喘息已平，而从前兼有咳嗽未愈，继用玄参一两，杏仁（去皮）二钱，蒌仁、牛蒡子各三钱，两剂全愈。（《医学衷中参西录·治伤寒方》）

案5 妇人年二十余。动则自汗，胸胁满闷，心中怔忡。其脉沉迟微弱，右部尤甚。为其脉迟，疑是心肺阳虚，而询之不觉寒凉，知其为大气下陷也。其家适有预购黄芪一包，且证兼自汗，升、柴亦不宜用，遂单用生黄芪一两煎汤，服后诸病皆愈。有习医者董生捷亭在座，疑而问曰："《神农本草经》黄芪原主大风,有透表之力,生用则透表之力益大,与自汗证不宜。其性升而能补,有膨胀之力,与满闷证不宜。今单用生黄芪两许,而两证皆愈,并忪仲亦愈,其义何居?"答曰:"黄芪诚有透表之力,故气虚不能逐邪外出者,用于发表药中即能得汗。若其阳强阴虚者,误用之则大汗如雨,不可遏抑。惟胸中大气下陷,致外卫之气无所统摄而自汗者,投以黄芪则其效如神。至于证兼满闷,而亦用之者,确知其为大气下陷,呼吸不利而作闷,非气郁而作闷也。至于心与肺同悬胸中,皆大气之所包举,大气升则心有所依,故忪仲自止也。"董生闻之,欣喜异常曰:"先生真我师也。"继加桔梗二钱,知母三钱,又服两剂,以善其后。(《医学衷中参西录·治大气下陷方》)

案6 罗金波,天津新旅社理事,年三十四岁,得肺痨喘嗽病。病因:数年之前,曾受肺风发咳嗽,治失其宜,病虽暂愈,风邪锢闭肺中未去,致成肺痨喘嗽证。证候:其病在暖燠之时甚轻,偶发喘嗽一半日即愈,至冬令则喘嗽连连,必至天气暖和,时始渐愈。其脉左部弦硬,右部濡滑,两尺皆重按无根。诊断:此风邪锢闭肺中,久而伤肺,致肺中气管滞塞,暖时肌肉松缓,气管亦随之松缓,其呼吸犹可自如;冷时肌肉紧缩,气管亦随之紧缩,遂至吸难呼易而喘作,更因痰涎壅滞而嗽作矣。其脉左部弦硬者,肝肾之阴液不足也。右部濡滑者,肺胃中痰涎充溢也。两尺不任重按者,下焦气化虚损,不能固摄,则上焦之喘嗽益甚也。欲治此证,当先宣通其肺,俾气管之郁者皆开后,再投以滋阴培气,肺肾双补之剂以拔除其病根。处方:麻黄钱半,天冬三钱,天花粉三钱,牛蒡子(捣碎)三钱,杏仁(去皮,捣碎)二钱,甘草钱半,苏子(炒捣)二钱,生远志(去心)二钱,生麦芽二钱,生杭芍二钱,细辛一钱。共煎汤一大盅,温服。

复诊将药煎服两剂,喘嗽皆愈,而劳动时仍微喘。其脉左部仍似弦硬,右部仍濡,不若从前之滑,两尺犹虚,此病已去而正未复也。宜再为谋根本之治法,而投以培养之剂。处方:野台参三钱,生赭石(轧细)八钱,生怀山药一两,熟怀地黄一两,生怀地黄一两,大云苓片二钱,大甘枸杞六钱,天冬六钱,净萸肉五钱,苏子(炒捣)三钱,牛蒡子(捣碎)三钱。共煎一大盅,温服。方解:人参为补气主药,实兼具上升之力。喻嘉言谓:气虚欲上脱者专用之,转气高不返。是以凡喘逆之证,皆不可轻用人参,惟重用赭石以引之下行,转能纳气归肾,而下焦之气化,遂因其壮旺而固摄。此方中人参、赭石并用,不但欲导引肺气归肾,实又因其两尺脉虚,即藉以培补下焦之气化也。效果:将药连服十余剂,虽劳动亦不作喘。再诊其脉,左右皆调和无病,两尺重按不虚,遂将赭石减去二钱,俾多服以善其后。(《医学衷中参西录·虚劳喘嗽门·肺痨喘咳》)

二、马培之案

案1 秦左。实喘治肺,虚喘治肾,肺主出气,肾主纳气。衰年下元虚乏动则气喘,宜用填补,所谓上实下虚,上病则下治也。熟地、怀山药、磁石、山萸肉、车前子、炙龟板、茯苓、五味子、破故纸、核桃肉、怀牛膝。(《内科名家医案精选导读》)

案2 广东陈左。脉象弦大,左寸沉濡,关部沉滑,气虚寒客下焦;狐疝多年,劳则坠胀作痛;太阴脾有湿痰,冬时则气升喘咳,痰湿旁流于络,臂痛作肿。拟温肺化痰,兼纳肾气,先治其嗽。法半夏、炙甘草、橘红、黑料豆、姜、沉香、杏仁、苡仁、紫菀、白果、冬术、旋覆花、茯苓。

二诊 外寒引动内痰,肾气上浮,咳而微喘,胸膺不畅,喉际作痒。昨投温肺纳肾,逆气略平,仍昨法中加以宣畅。前胡(蜜炙)、苏子、橘红、白果、炙款冬花、茯苓、紫菀、姜、炙甘草、法半夏、旋覆花、杏仁、枳壳、桂枝。

三诊 脾有积湿,变饮生痰,渍之于肺,夜来则气升痰上,咳而作喘足跗浮肿,肺气不降,拟三子养亲加味主之。苏子、杏仁、苡米、白芥子、法半夏、茯苓、莱菔子、姜、款冬花、炙甘草、橘红。

四诊 进三子养亲,痰嗽较减,气逆较平,唯足肿未退,脉弦缓滑。脾湿不清,前法加减。原方加桑皮。

五诊 连日咳减痰稀,胸膺亦畅,唯夜分咳时尚难平卧,脉弦缓滑。肺虚寒伏,积饮不清,肾气少藏,拟温肺饮主之。法半夏、白前、瓜蒌仁、茯苓、橘红、炙甘草、桂枝、杏仁、苏子、炮姜、款冬花、旋覆花。

六诊 寒痰喘嗽已愈八九,足肿未退,右少腹气疝坠胀,仍宜养肺为主,理气佐之。参须、款冬花、云茯苓、橘红、法半夏、桂枝、瓜蒌仁、炙甘草、白前、苏子、干姜炒黑、杏仁。(《内科名家医案精选导读》)

三、丁甘仁案

陈左。脉象虚弦而数,舌光苔黄。不能平卧,卧则气逆而喘,心中懊憹恍惚，似中无所主之象。口干不多饮，此少阴阴分早亏，肝阳夹冲气逆肺，肺失清肃之令，咳嗽咯痰不爽，肺燥津液不布为痰也。书云：喘之病在肺为实，在肾为虚喘也。颇虑喘极而汗脱，急宜纳气归肾为主，清燥救肺佐之。甘杞子三钱，生牡蛎四钱，青龙齿三钱，南沙参三钱，朱茯神三钱，炙远志一钱，竹沥半夏钱半，川石斛三钱，川贝母二钱，瓜蒌皮三钱，甜光杏三钱，水炙桑叶、皮(各)钱半。枇杷叶露六两，真珠粉、真猴枣各一分，二味冲服。

二诊 气逆渐平，心悸恍惚，夜寐不安。舌质红绛，脉象虚弦。少阴阴阳两亏，津少上承，肝阳冲气易于上升，心肾不得交通。再宜填补肾阴，以柔肝木，俾得水火既济，阴平阳秘则诸恙渐愈。大生地四钱，甘杞子三钱，生牡蛎六钱，青龙齿三钱，朱茯神三钱，五味子四分，怀山药三钱，川石斛三钱，大麦冬二钱，真珠粉(冲服)二分，甜光杏三钱，炒枣仁三钱，西洋参钱半，川贝母二钱，琥珀多寐丸(包)钱半。(《丁甘仁医案续编·喘证》)

第三节　现代名医医案

一、萧龙友案

喘证由外感或内伤，致肺失宣降，肺气上逆或气无所主，肾失摄纳，以致现呼吸喘促，甚则张口抬肩，不能平卧。先生治疗喘证，虽随证用药各有不同，但喜用灵磁石，取其潜阳纳气、重镇安神之效。补肾则多用熟地，以肉桂心研拌，滋补肾水而引入下焦，不使水气上犯。

案1 牟某，女，63岁。

初诊(1951年9月19日) 据述患喘咳已一月有余，痰邪甚重，肝气亦旺，气串作痛，夜眠不安，法当疏肝理气，兼去风邪。

空沙参三钱，桑枝叶各三钱，灵磁石五钱(先煎)，西防风三钱，知母、贝母各三钱，云茯苓四钱，法半夏三钱，苦杏仁三钱(去皮、尖)，嫩白前三钱，土炒杭芍四钱，真郁金三钱，制乳香、制没药各三钱，冬瓜子四钱，生甘草二钱，生藕节五枚，生梨皮一具。

二诊(1951年9月20日) 服前方已能安眠，惟仍作喘咳，气串作痛，右半身肩臂胁肋为甚，风邪化热，肝火亦旺，仍当依前法加减再进。

　　台党参三钱,苦杏仁三钱(去皮尖),苦桔梗三钱,生杭芍四钱,射干三钱,制乳香、制没药各三钱,真郁金三钱,冬瓜子五钱,橘子络二钱,制香附三钱,首乌藤六钱,生桑枝四钱,灵磁石五钱(先煎),西防风三钱,当归须三钱,生甘草二钱,生藕节五枚,生姜一片。

案2　张某,男,58 岁。

初诊(1950 年 6 月 2 日)　素有肺虚之证,劳则气喘,近又因过劳牵发。肢体倦怠乏力,胃纳不甘,呛咳无痰,大便干结,小便黄短,午后发热,而不见汗,此乃阴分太虚之象,法当从本治。

　　台党参四钱,嫩白前三钱,野百合四钱,炙百部四钱,川贝母三钱,苦杏仁三钱(去皮尖),灵磁石六钱(先煎),桑寄生六钱,朱茯神四钱,酥鳖甲四钱,香青蒿三钱,天花粉四钱,淡苁蓉五钱,盐黄芩、柏各三钱,甘草梢三钱,冬瓜子八钱,生茅根一两。

二诊(1950 年 6 月 5 日)　据述服前方尚安,惟病由劳累而得,故肢体格外劳乏,疲软无力,脚背微肿,乃气虚之故,午后仍发热,而不见汗,可见阴阳俱虚,仍当从本治,宜加意安养,不可过劳。

　　台党参四钱,抱木茯神四钱,地骨皮四钱,桑寄生五钱,土炒冬术三钱,淡苁蓉五钱,香青蒿三钱,酥鳖甲四钱,苦桔梗三钱,野百合四钱,金狗脊(去毛)四钱,西秦艽二钱,酒黄芩二钱,生甘草二钱,生茅根五钱。

三诊(1950 年 6 月 8 日)　脉较前略有神,惟尚弱耳,此乃中气不足之征,故肺虚微喘,两腿脚午后发肿,肢体发热而出汗,阴阳两虚,仍当治本,更宜小心安养。

　　生芪皮四钱,台党参四钱,地骨皮四钱,嫩白前三钱,炙百部三钱,桑寄生五钱,朱茯神四钱,野百合四钱,泔浸苍术三钱,金狗脊(去毛)三钱,醋香蒿三钱,酥鳖甲四钱,当归身三钱,杭白芍四钱,生甘草二钱,生藕节五枚。

四诊(1950 年 6 月 11 日)　药后尚安,惟内热未清,动则呛咳气喘,胃纳仍钝,食物不甘,午后肢体发热有汗,两腿足仍肿,便干溲黄,法当清养,更宜节劳。

　　生黄芪三钱,台党参三钱,盐砂仁三钱,知母、贝母各三钱,醋青蒿三钱,酥鳖甲四钱,生熟稻芽各三钱,焦鸡内金二钱,宣木瓜四钱,桑寄生五钱,朱茯神四钱,野百合四钱,灵磁石五钱(先煎),杭白芍四钱,生甘草三钱,生藕节三枚。

五诊(1950 年 6 月 13 日) 依前方加：天花粉三钱,浮小麦五钱,冬瓜皮五钱,减醋青蒿、酥鳖甲,再进。

案 3 吴某,女,37 岁。

初诊(1950 年 6 月 22 日) 脉见沉涩,舌苔薄黄,据述肺经素虚,中气短促,稍劳则喘,每月经期前数日,夜眠往往惊醒而大叫,此乃肝胃有热之故,食物不甘,胸次作痛,腹部胀满不静,安卧则静,此乃虚怯之象,法当从本治。

生黄芪三钱,台党参三钱,焦冬术三钱,苦杏仁(去皮、尖)三钱,真郁金三钱,苦桔梗三钱,制乳香、制没药各三钱,全当归四钱,小川芎三钱,醋香附三钱,首乌藤一两,九节菖蒲五分,赤苓、赤芍各三钱,灵磁石(先煎)五钱,干生地(砂仁二钱,炒研拌)四钱,大腹皮三钱,生甘草二钱,生藕节五枚。

二诊(1950 年 6 月 25 日) 药后病无出入,惟劳乏太过,说话过多,致中气不足,故时作呛咳,两胁肋作痛,此肝络有损之征,宜节劳安养,勿使成怯症也。

生黄芪四钱,台党参四钱,苦桔梗三钱,苦杏仁(去皮、尖)三钱,知母、贝母各三钱,制乳香、制没药各三钱,北五味二钱,野百合四钱,炙百部四钱,嫩白前三钱,盐菟丝三钱,抱木茯神四钱,泔浸生於术三钱,杭巴戟三钱,生甘草三钱,鲜荷叶一角(带梗五寸)。

案 4 陈某,男,58 岁。

初诊(1952 年 3 月 29 日) 据述患哮喘已多年,稍一劳乏则喘咳不止,时有背部作痛,痰白而多,兼有胃痛之疾,痛无定时,上得嗳气,下出虚恭则安,病由肝郁而起,嗣则肝肾两虚,不得休息,致成此候,治当从本治,为日已久,恐未能收速效也。

灵磁石五钱(先煎),生箭芪四钱,台党参四钱,焦冬术三钱,制乳香、制没药各三钱,甘枸杞四钱,真郁金三钱,天花粉四钱,云茯苓四钱,山茱萸三钱,干生地(砂仁二钱,研拌)五钱,生甘草二钱,生荸荠五枚(捣)。

二诊(1952 年 4 月 1 日) 药后病无出入,惟痰阻经络,故胃部牵扯及后脊背皆痛,痰出不易,当以理气豁痰为治。

台党参四钱,知母、贝母各三钱,天花粉四钱,制乳香、制没药各三钱,真郁金三钱,云茯苓四钱,橘子络三钱,丝瓜络三钱,甘枸杞三钱,甘菊花三钱,细生地四钱,大麦冬三钱,霍石斛四钱,苦杏仁(去皮、尖)三钱,生甘草二钱,生藕节五枚,生梨皮一具。

三诊(1952年4月10日)　据述药后各病皆轻,惟稍一劳动尚作喘,舌心干燥,大便不畅,当依前法加减再进。

灵磁石四钱(先煎),台党参四钱,云茯苓四钱,知母、贝母各三钱,天冬、麦冬各三钱,干地黄四钱,霍石斛四钱,甘枸杞四钱,甘菊花三钱,天花粉四钱,真郁金三钱,淡苁蓉四钱,制乳香三钱,北五味二钱,生甘草二钱,生荸荠五枚(捣),生藕节五枚。

四诊(1952年4月30日)　患者自津来函,按所述病情,处方酌服。

灵磁石五钱(先煎),台党参四钱,生於术三钱,炒枳壳三钱,火麻仁四钱,天花粉四钱,杭巴戟四钱,淡苁蓉四钱,郁李仁三钱,苦杏仁(去皮、尖)三钱,苦桔梗三钱,真郁金三钱,甘枸杞三钱,甘菊花三钱,盐黄柏三钱,知母、贝母各三钱,生甘草二钱,干地黄(砂仁三钱,研拌)五钱,生藕节五枚。

案5　马某,男,25岁。

初诊(1952年9月27日)　述今年二月,忽得痰喘之病,业经治愈,近日又发,喉际不舒,痰为阻塞,汩汩有声,胁间牵及后背均觉胀痛,痰白而胶,内热感风之象,卧则痰更甚,胃纳不佳,小溲色黄,法当清化。

灵磁石五钱(先煎),空沙参四钱,苦杏仁(去皮、尖)三钱,苦桔梗三钱,西秦艽三钱,知母、贝母各三钱,天花粉四钱,制乳香、制没药各三钱,姜竹茹二钱,金狗脊(去毛)三钱,云茯苓四钱,橘子络三钱,真郁金三钱,天水散四钱,六神曲四钱(二味同布包),生藕节五枚,生梨皮一具。

二诊(1952年9月30日)　药后尚安,痰已活动,色亦变黄,惟喉际尚发痒,此乃感风化热未尽之象,故鼻塞胃钝,法当清肺胃以为治。

灵磁石四钱(先煎),南沙参四钱,嫩白前三钱,西防风二钱,老苏梗三钱,苦杏仁(去皮、尖)三钱,盐砂仁二钱,六神曲四钱(布包),天花粉四钱,金狗脊(去毛)三钱,知母、贝母各三钱,云茯苓四钱,北细辛一钱,甘草梢二钱,生藕节五枚,生梨皮一具。

三诊(1952年10月4日)　药后各病皆轻,惟喉际尚痒,夜眠呼呼不畅,甚则作喘,此乃痰邪为患,两肋亦不舒,胃纳仍钝,仍从本治。

台党参四钱,苦杏仁(去皮、尖)三钱,苦桔梗三钱,老苏梗三钱,西防风三钱,西秦艽二钱,炙麻黄一钱,生石膏五钱(先煎),嫩白前三钱,云茯苓四钱,

橘了皮二钱,淡竹茹二钱,天花粉四钱,知母、贝母各二钱,生甘草二钱,生藕节五枚。(《萧龙友医集·喘证》)

二、吴佩衡案

李某,男,年四旬余。

初诊 患痰饮咳喘病已八九年,中西医屡治未愈。脉左弦右滑,两尺弱,心脉细短,肺脉滑大,按之则空,舌苔白滑而腻,面色青黯,目下浮起如卧蚕。咳痰气喘而短,胸闷痰滞,头疼目眩。食少无神,畏食酸冷,渴喜热饮而不多,小便短赤,咳时则遗。入夜难眠,行卧艰难,值阴雨天寒尤甚。此由脾肾阳虚,饮邪内泛,脾不运化,寒湿水饮上逆犯肺则作痰作咳;肾虚不纳,则短气喘息而遗溺;痰湿阻遏,清阳不升,浊阴不降,肺肾之气不相接,遂成痰饮咳喘之证。拟方小青龙汤加减主之。

附片 20 g,北细辛 4 g,麻茸 3 g,干姜、法半夏各 15 g,五味子 1.5 g,甘草 3 g。

次日复诊 头疼、咳痰稍减,痰较易咯,乃照原方分量加倍。服后痰多咳吐如涌,胸闷减,喘息较平。2 剂后,头痛若失,喘息平其大半。3 剂后,稍能食,行卧已较轻便,唯痰多,气仍短,小便转长而色仍赤。盖湿痰饮邪得阳药运行,在上由咽喉气道而出,在下则随小便而去,乃病退之兆,仍照前方加减治之:

附片 100 g,北细辛、半夏各 10 g,干姜 40 g,上肉桂 10 g(研末,泡水兑入),茯苓 30 g,桂尖 20 g,五味子 3 g,甘草 10 g。

2 剂后,喘咳平,痰已少。3 剂后,胸闷气短均愈,饮食倍增,弦滑之脉已平,腻苔已退。唯精神未充,苓桂术甘汤加附子、黄芪:附片 150 g,黄芪 30 g,茯苓、桂尖、白术各 20 g,甘草 10 g。连进 10 剂,遂得痊愈。

【点评】 吴氏用小青龙汤加附子,减去白芍,意其碍阳。初诊方各药包括附子的剂量均系平剂小量,得效后,附子则一再加大剂量,不以病减而减量,与大毒治病,十去其六之旨相比,另备一格。(《经典火神派医案点评·肺系疾病》)

三、程门雪案

陶某,男,65 岁。

初诊(1958 年 7 月 14 日) 短气,动则喘促,色不华。舌质淡,苔薄白,脉虚细。肾气大亏,虚冲上逆,症势严重。姑拟益气养营,而纳虚冲。

吉林参(另煎,冲)一钱半,紫衣胡桃(打)三枚,紫石英(打)四钱,大熟地四钱,酒洗白归身二钱,枸杞子二钱,山茱萸二钱,五味子六分,炒补骨脂一钱半,坎炁粉(包煎)二钱。

4剂。

【按】喘者气从少腹上冲,谓之"冲气",是由于肾气大虚,虚气不能纳守于下,加以中气亦虚,中无砥柱,则奔冲于上,而为短气喘促,以年老及肾虚者较为常见。治法以温肾纳气、补中守气为本,可酌配补肺降气法,以治其标。古人认为虚喘之证,"根于肾,关于脾,出于肺""气生于脾,降于肺,纳于肾",所以治疗年老、虚弱之喘,必须重视脾肾两脏。程氏治肾虚咳喘,常用七味都气丸、黑锡丹、肾气丸、全鹿丸等方加减。本案以吉林参、当归补气和营;熟地、山茱萸、枸杞子以补肾精;石英、胡桃、五味、补骨脂、坎炁等则为温肾纳气之要药。如有虚汗,可加重人参用量,以防虚脱;如面容苍白,虚肿复起,可用桂、附、胡芦巴、黑锡丹等以温肾阳而平冲固脱,皆为程氏常用之法。(《程门雪医案·虚喘》)

四、牟永昌案

崔某,男,48岁,栖霞哨上村人。

初诊(1958年12月10日) 患喘咳病已八九年,时轻时重,曾治疗多次,均无效。1周前因外感风寒而病情加重。症见喘逆上气,胸闷短气,咳引胁胀,心烦腹胀,不得平卧,呼吸不利。舌淡,苔薄白略滑,脉沉微紧。处方:

桂枝10 g,制白芍10 g,厚朴10 g,制杏仁10 g,橘红10 g,炙甘草10 g,生姜3片,大枣4枚。

水煎服。

二诊(1958年12月31日) 服药2剂,喘咳、胸闷、短气诸症悉减,患者告云:"病去大半。"脉沉缓。予原方3剂续服。

三诊(1958年12月16日) 脉见和缓,胸闷息,惟劳作则见微喘。

守方3剂。

四诊(1958年12月20日) 患者欣言告云:"前后共服药8剂,病就全好了。"

【按】喘证是以呼吸困难、不得平卧为特征,可涉及多种急慢性疾病,是肺部疾病的主要证候之一。对此，《素问·脏气法时论篇》有"肺病者，喘咳逆气"之记，《素问·至真要大论篇》有"诸气膹郁，皆属于肺""诸痿喘呕，皆属于上"之论。本案患者除喘咳症外，尝见"咳引胁胀"，此即《素问·大奇论篇》"肺之壅，喘而两胠满"之谓也；"腹胀"，乃《素可·示从容论篇》"咳喘者，是水气并阳明"之意也。

桂枝加厚朴杏子汤，方出《伤寒论》第18条："喘家作，桂枝汤加厚朴、杏子佳。""喘家"，即伴有喘息的患者。宿有喘病，复因外感风寒而引发宿疾，喘息发作。方中以桂枝汤解肌开腠而祛风寒之邪；加厚朴、杏仁降气平喘，化痰导滞，为表里兼治之法。并以宽胸通腑之功，兼治胸闷短气，咳引胁满，腹胀之候。橘皮味辛而温，《本草求真》谓其"主脾肺，调中快膈，导痰消滞""同补剂则补，同泻剂则泻，同升剂则升，同降剂则降，各随所配，而得其宜"。故同桂枝则开腠解肌，助阳化气；同生姜既可散寒解表，又可祛痰化饮；同杏仁则止咳平喘，润肠除胀；同厚朴则降逆平喘，行气宽胀；同芍药、甘草、大枣，益气养阴，则胸中"大气"（宗气）得充，五脏之阴得养，胁胀、脉紧之症可解。橘皮去内层橘白者名橘红，功与陈皮同。永昌公用橘红，盖因其性较橘皮燥烈，其祛痰化饮之功较胜。于是，药仅8剂，而收卓效。《医宗己任编》云："夫立方各有其旨，用方必求其当。""古人立一方，必有一旨。若近来医方，见某病即用某药，一方中必下数十味，真是一纸为账矣。"永昌公告云："此乃经方应用之要也。"公复云："仲景用方，随病以决药，辨证而论治。方简者，药仅一味，《伤寒论》有'咽痛者，可与甘草汤'；药多者，有《金匮要略》之鳖甲煎丸，药用二十七味以治癥瘕、疟母。诚如清程芝田《医法心传》所云'药方虽多，总不出古方之范围'。"（《牟永昌诊籍纂论·喘证》）

五、姚贞白案

黄某，男，70岁。

初诊 病已月余，初起畏寒，身困，头眩，咳嗽，痰吐泡沫，继之咳嗽加重，痰凝气滞，动则胸满喘促，心悸气短，夜不能卧，面、足微浮。大便溏，小便清。曾服杏苏饮、二陈汤、麻辛附子汤，用过四环素、土霉素、氨茶碱，注射青、链霉素均无效。诊见舌苔白润，脉浮滑而弦。证属表寒外束，痰饮内滞。治宜温肺散寒，止咳定喘，小青龙汤加味：

麻黄、桂枝、法半夏各9g,细辛3g,炒杭芍9g,五味子3g,杏仁9g,川厚朴6g,生甘草3g,生姜3片,大枣3枚。

二诊 服药2剂,咳嗽稍平,白痰仍多,自觉心悸,气短,胸闷,肢冷,恶寒。面足尚浮,夜难入睡,饮食少,二便如前。脉濡滑,苔薄白润。此表寒解后,阳虚脾弱,肺风痰饮未净,仿《金匮》治痰饮法,投苓桂术甘汤加味。

白茯苓18g,桂枝9g,白术12g,生甘草3g,法半夏9g,广陈皮6g,生姜2片,大枣3枚。

三诊 服药2剂,咳已稀,痰涎减,思饮食。但神倦思睡,动则喘促,面足仍现轻度水肿。脉濡缓,两尺沉细,舌白淡。此属痰饮渐消,高年心肾阳虚作喘,用真武汤加味,服10余剂后,症遂平缓。处方:

川附片30g(开水先煨透),白术12g,白茯苓15g,广陈皮6g,炒杭芍9g,生甘草3g,生姜3片,大枣5枚。

【按】 此案咳喘,3次调方,皆用经方。始以小青龙汤加厚朴、杏仁散寒开表,治肺为主;继以苓桂术甘汤合二陈汤温肺化痰,理脾为重;终以真武汤加味温阳固本,收功在肾,层次分明,思路清晰。(《经典火神派医案点评·肺系疾病》)

六、何任案

案1 实喘——小青龙汤。

朱某,50岁。

初诊(1974年3月8日) 素有水饮之证(西医诊为老年性慢性支气管炎),近日复受表邪,喘而不得卧,小便少,脉浮,苔白。以小青龙汤加茯苓治之,未尽2剂而喘平。

【按】 此人原有水饮,复受外邪引动,表邪内饮,发而为喘。本方解表而行散水饮,表里之邪散,喘满即平。此实喘之常治法也。

案2 虚喘——黑锡丹。

谢某,60岁。

初诊(1970年10月31日) 气促痰多,胸满喘急,头部冷汗,四肢不温,舌淡,脉沉细。自购"平喘丸"久服无效。治予散寒温镇之法,投《局方》黑锡丹18g,每日6g,温水分次送吞。3日服完,气喘已平。

【按】本例气促痰多,胸满喘急,一因痰浊上壅,肺气不能宣降;二因下元不固,气失摄纳。肾阳虚,卫外之阳不固,则头部冷汗;阳虚不能温养于外,则四肢不温;舌淡,脉沉细,皆为阳气虚弱之证。黑锡丹治元阳虚弱、肾不纳气之喘息,确具良效。

案3 虚喘——人参蛤蚧散。

余某,女,27岁。

初诊(1974年9月4日) 肺结核有年,咳嗽喘促亦久,烦热,痰中带红,面色不华,且脸肿,体质瘦弱,脉虚苔白,以定喘扶羸为法。

红参片4.5 g,杏仁6 g,知母6 g,炙甘草6 g,茯苓12 g,川贝6 g,桑白皮9 g,白术9 g,橘红4.5 g,另蛤蚧1对(焙研细末,每日2次,每次3分吞)。

3剂。

【按】久咳伤肺,肺虚气逆,为喘促脸肿。参、术、苓、草,扶元益气;杏仁、桑白皮以降肺气,蛤蚧纳气定喘。病已由肺及肾,治亦肺肾兼顾。从整个方义来看,以治本为主,治标为辅,特别是参蚧并用,更加强益肺气纳肾气的作用。方用罗谦甫《卫生宝鉴》人参蛤蚧散化裁而定,对补肺益气、化痰定喘有一定疗效。

案4 寒喘——覆杯汤。

黄某,女,48岁。

初诊(1971年12月31日) 咳嗽痰少,张口抬肩,双手扶握椅背而喘,痛苦不已,苔白脉紧。此寒喘也,以麻黄12 g,生甘草6 g,肉桂5 g,川贝母6 g,煎服2剂。

服1剂证轻,2剂尽而喘嗽平。

【按】本案苔白脉紧,显系寒喘。该方名覆杯汤,系何任读《医心方》所得。该方专治"咳嗽上气,呼吸攀绳,肩息欲死"。病者见症颇似之,故投而速效。

案5 痰饮喘证——苓桂术甘汤。

张某,男,62岁。

初诊(1972年12月4日) 脾肾虚寒,痰水上凌,咳嗽喘促,腰酸肢冷,心悸便溏,脉迟,苔薄,当以温药和之。

云茯苓15 g,川桂枝4.5 g,白术12 g,炙甘草6 g,淡附片4.5 g,姜夏6 g,

补骨脂 12 g,五味子 4.5 g。

3 剂。

二诊(1972 年 12 月 8 日) 药后喘咳见减,便已成形,腰酸,苔白,仍以原意进治。

淡附片 4.5 g,茯苓 12 g,川桂枝 4.5 g,白术 12 g,炙甘草 6 g,姜夏 6 g,干姜 6 g,补骨脂 12 g,七味都气丸 18 g(包煎)。

5 剂。

【按】苓桂术甘汤治痰饮,自是《金匮要略》成法。本案的痰饮,由于脾肾虚寒,伴见腰酸肢冷,仅用苓桂术甘,当然不能胜任,故合附子理中汤去参加补骨脂,才合病机。姜、味合用,一散一收,配伍半夏以奏镇咳、平喘、除痰之效。此亦即《金匮要略》苓甘五味姜辛汤去细辛、杏仁。药三进而见效,复方加七味都气丸以标本同治。

案6 实中夹虚喘证——小青龙汤合雪梨膏。

朱某,男,28 岁。

初诊(1973 年 10 月 25 日) 夙有喘哮,作则端坐,痰薄白,有闭窒感,苔中微剥,以温平并养阴为治。

川桂枝 6 g,地龙 6 g,北沙参 9 g,五味子 6 g,麦冬 12 g,橘红 4.5 g,炙麻黄 4.5 g,姜夏 9 g,杏仁 9 g,旋覆花 9 g(包),川贝母 3 g(研吞)。

5 剂。

二诊(1973 年 11 月 7 日) 药后喘哮见平,痰亦少,苔微剥,纳尚欠展,原意进出。

川桂枝 6 g,姜夏 9 g,炙麻黄 4.5 g,代赭石 9 g,地龙 6 g,五味子 6 g,北沙参 9 g,麦冬 12 g,旋覆花 9 g(包),陈皮 4.5 g,川贝母 3 g(研吞)。另配雪梨膏 240 g。

7 剂。

【按】本例哮喘用小青龙汤加减,但患者"苔微剥",显示气阴不足,因此方中不用细辛,恐其辛燥劫肺,气阴更伤,这是医者防微杜渐的精神所到处。由此而加入沙参、麦冬、川贝之清养肺气,旋覆、杏仁、橘红之肃肺化痰,又是对小青龙汤一加一减的适应部分。地龙平喘有显效,有扩张支气管的作用。复诊方加赭石合旋覆花以肃降肺气,雪梨膏以清润肺气,更能善于考虑到体

虚病实的支气管哮喘患者。(《中国百年百名中医临床家丛书·何任》)

七、李克绍案

冯某,男,36 岁,济南黄河大桥人。

初诊(1993 年 10 月 9 日) 近 10 日喘咳,自觉有痰难咯,时心慌、头痛,每活动即易汗出,近来常盗汗。透视有轻度肺气肿。舌淡红,水滑苔,脉沉迟。先益肺气行痰,盗汗暂从缓治。处方:

生黄芪 12 g,半夏 9 g,橘红 9 g,茯苓 9 g,干姜 6 g,炙甘草 6 g,五味子 6 g,紫苏梗 6 g。

3 剂,水煎服。

二诊(1993 年 10 月 18 日) 有喉鸣音,苔滑腻,脉缓大。处方:

清半夏 9 g,橘红 9 g,茯苓 9 g,炙甘草 6 g,炙桑白皮 9 g,炒白果 9 g,麻黄 3 g,马兜铃 12 g。

3 剂,水煎服。

三诊(1993 年 10 月 21 日) 服药平安,舌脉同前。处方:

半夏 9 g,生白芍 15 g,干姜 9 g,五味子 9 g,细辛 5 g,桂枝 6 g,炙甘草 6 g,炒杏仁 9 g,麻黄 3 g,炒白果 9 g。

3 剂,水煎服。

四诊(1993 年 10 月 24 日) 喘已显效,口仍微干,水滑苔,根部微黄,脉右三部缓滑。仿从龙汤方。处方:

干姜 9 g,桂枝 6 g,麻黄 3 g,五味子 9 g,细辛 3 g,白芍 12 g,生龙骨 15 g,生牡蛎 15 g,半夏 9 g,炒紫苏子 3 g,沉香 9 g,甘草 6 g。

4 剂,水煎服。(《李克绍医案讲习录·李克绍医案精选》)

八、裘沛然案

案 1 孔君,男,38 岁。

主诉:喘咳 15 年,咳嗽气促近 1 个月。现病史:患者自小有过敏性鼻炎史,经常鼻塞流涕,常因闻到异常气味或感受风寒而出现鼻塞、喷嚏、流涕。在 23 岁时,冬天感受风寒,鼻炎发作较甚,并引发咳喘,咳痰色白而黏稠,胸闷气促,经抗生素等多种中西药物治疗,病情得以缓解。嗣后患者每于春秋冬三季发病,缠绵难愈,往往历时 1～2 个月,严重时常需输液吸氧才能控制。近 3 年来,患者发作频繁,一年四季均作,轻时咳喘不停,重时则需住院治疗。1 个月前感受风寒,鼻塞流涕,咳嗽痰多,胸闷气促,动则汗出,口服抗生素疗效不显,并伴面色㿠白,畏寒肢冷,心悸神疲。大便尚正常。舌偏红,苔薄,脉细软。诊治:营卫不和,肺失宣降。治当调和营卫,宣肺降气,平喘止咳,佐以祛风通窍。处方:

陈辛夷 9 g,淡黄芩 20 g,北细辛 12 g,净麻黄 15 g,生甘草 18 g,生地 30 g,川雅连 9 g,青防风 15 g,桃仁、杏仁各 15 g,川桂枝 15 g,赤芍、白芍各 15 g,香白芷 12 g,诃子肉 15 g。

10 剂。

效果:患者服药 5 剂后即咳喘大减,鼻窍也通,流涕明显减少,再服 5 剂后,咳嗽咳痰已除,胸闷气促亦消,鼻流清涕也无,汗出肢冷显减,胃纳增,精神佳,心悸也明显好转。复诊时因疗效颇佳故嘱其再服 7 剂,以巩固疗效。半年后随访,患者情况一直良好,咳喘基本无发作,感冒现象明显减少,即使感受风寒,咳嗽、气喘、鼻塞、流涕均较轻,患者仅服上方数剂即能控制。

【按】患者除有喘息性支气管炎外,还有过敏性鼻炎史,两者互为因果,近年来症情加重,发作频繁。裘沛然抓住营卫不和、肺失宣降的关键,因营卫不和,故时有汗出,常感风寒之邪,继之又鼻塞流涕,咳嗽咳痰,气急胸闷,亦即肺失宣降。方中桂枝、白芍调和营卫;麻黄、杏仁、细辛、甘草宣肺止咳,化痰平喘,尤其是细辛、甘草、麻黄用量颇大,乃裘沛然用药之独到经验,量大力专,以蠲除痰饮之邪;黄芩清肺热,除咳痰;防风、白芷、辛夷祛风邪,通鼻窍;诃子敛肺止咳,与麻黄同用,一散一收,以取相反相成之功;川连、生地、赤芍、桃仁清心养阴活血,既除心悸、胸闷之苦,与麻、桂等药相配而反佐之。

案 2 王童,女,8 岁。

主诉:咳喘 3 年,剧咳、气促 1 周。现病史:患者幼时有奶癣。近 3 年来,咳嗽频作,一年中仅七八两月不咳,余时则时轻时剧,用抗生素能控制。最近 1 周,晨起及入夜咳嗽剧作,并伴痰鸣气急,咳痰色白,有时带黄,有时咳剧则吐,甚至连饭也吐出,应用青链霉素疗效不显,而转来求治中医。苔薄白,脉滑。诊治:痰浊恋肺,肺失肃降。治当化痰降气为先。处方:

芫花 3 g,葶苈子 9 g,玉蝴蝶 3 g,冬瓜子 15 g,龙胆草 6 g,淡黄芩 30 g,嫩白前 9 g,北细辛 6 g,炙兜铃 9 g,制半夏 9 g,生姜 6 g。

5 剂。

效果:服药期间曾呕吐 2 次,呕出痰涎较多,咳呛明显减轻,晨起咳嗽也较前减轻,气急虽亦减轻,但喉间仍有痰声,续服上方再加小川连 4.5 g。7 剂后晚上已不咳,仅晨起略有咳嗽,喉间痰鸣声已大减,吃药不妥时仍有呕吐,但较前减轻许多,仍宗上方,再进 7 剂,咳喘完全消失。半年后随访,患者仅感冒一次,而且较轻,只有鼻塞、流涕、咽痛,至于咳喘毫无出现,这是以前未有过的现象。

【按】患儿反复咳嗽已达 3 年之久,每年咳嗽时间长达 10 个月,符合慢性支气管炎的诊断,咳嗽剧烈时可听到喉中的痰鸣音,呼吸急促困难。该病的治疗宗旨是化痰止咳以平喘。裘沛然用药采用辛开苦降之法,用葶苈子、白前以止咳化痰;用玉蝴蝶、冬瓜子清肺润肺,定喘消痰;用龙胆草、黄芩、马兜铃清肺降气,平喘止咳;加细辛宣散郁热,使表邪解除;半夏、生姜止呕化痰。而其方以芫花为君,用以峻泻逐水。此药为历代名家治喘要药,近人多不了解,本方取其温经祛痰而止咳,宣肺逐饮而化痰。

案 3 姜君,男,62 岁。

初诊(1976 年 7 月 10 日) 主诉:咳嗽、气喘近 3 个月。现病史:今年春末,不慎感冒,出现咽痛、咳嗽,当时未予重视,继而咳痰不畅,出现气喘,不能平卧而求医,经中西药物治疗均无效,而转向裘沛然求治。诊时咳嗽阵作,咳痰质黏不畅,胸闷气促,夜间不能平卧,需枕三个枕头方能入睡,咽喉疼痛,口稍渴,心烦,大便尚畅。苔薄白而腻,质稍红,脉细带数。诊治:久咳伤肺,肺气不足,肺阴亏损,气火上逆,又兼痰湿内盛。治宜补肺养阴,止咳化痰,泻火平喘。处方:

炙兜铃 12 g,净麻黄 9 g,制半夏 9 g,淡子芩 18 g,寸麦冬 9 g,百部 12 g,川贝 4.5 g(冲),牛蒡子 9 g,淡干姜 9 g,北细辛 6 g,京玄参 15 g,炙紫菀 9 g,龙胆草 9 g,玉蝴蝶 4.5 g。

7 剂。

效果:服上药 7 剂后,气喘平,咳嗽止,咳痰消,咽痛亦极微,再服上方 5 剂,服后病痊愈。

【按】患者因感冒引起咽痛、咳嗽及气急,病程长达 3 个月,系支气管炎。

该患者外邪未清,痰浊恋肺,肺阴已虚,气火夹痰上逆,故裘沛然在治疗上用麻黄、细辛、干姜温肺散邪,化痰平喘;用黄芩、龙胆草、马兜铃清肺降气,平喘止咳;用半夏、紫菀、川贝粉化痰止咳;用百部润肺止咳,消痰定喘;百部与玉蝴蝶相配,则润肺止咳之功倍增;玄参、麦冬均能滋阴,而玄参入肾偏清,麦冬入肺偏滋,一清一滋,金水相生,养阴润肺之功增强;牛蒡子辛苦寒,辛能散邪,苦能泻火,入肺经,能宣肺解毒而利咽;牛蒡子与玄参相配,解毒利咽之功大大增加。裘沛然用药既考虑与证相符,同时更注重药物间的配伍,配伍合理,能提高疗效,取得较为满意的效果。

案4 顾君,女,78岁。

初诊(1995年4月9日) 主诉:咳嗽、气喘5年,加重2周。现病史:患者有慢性支气管炎病史5年余,平时常有咳嗽、气急,咳痰不畅,秋冬季节症状加重,往往因感冒或劳累引发。近2年来,病情呈加剧趋势,常服抗生素、解痉平喘药、止咳化痰药等中西药物,严重时加用激素,才得暂时缓解。2周前患者因感受风寒,咳喘又作,咳嗽日夜不止,气急胸闷,不能平卧,夜间只能端坐而寐,咳痰白黏而不爽,服西药头孢拉定、硫酸特布他林及中药小青龙汤口服液无效。患者形神俱疲,端坐呼吸,烦热不安,大便偏溏。舌苔白腻,舌质红,脉濡无力。诊治:肺脾两虚,痰湿内盛,肺失宣肃。治宜止咳平喘,宣肃肺气,佐以补益肺脾。处方:

葶苈子12g,大枣5枚,光杏仁15g,生麻黄9g,淡黄芩24g,北细辛6g,生甘草12g,生黄芪30g,紫丹参18g,炙紫菀15g,炙紫苏子12g,降真香9g,川雅连6g,左牡蛎30g(先煎)。

7剂。

效果:患者服上药3剂后即咳止喘平,咳痰较前畅快,哮鸣音亦明显减少,7剂服完后,咳喘全除,咳痰基本消失,两肺听诊仅呼吸音粗糙,未闻及干湿啰音,患者已能下床,外出短距离行走。1个月后再次感冒,咳喘及他症与前相同,再予上方,仍服7剂,诸症均除。

【按】《素问·咳论篇》云:"五脏六腑皆令人咳,非独肺也。"清代医家陈修园深得经意,其云:"咳不拘于肺,亦不离于肺。"肺主气,有宣发肃降之功,外邪袭肺,宣肃失常,或咳或喘。而久咳患者,可以波及他脏,或他脏有病,殃及肺金,其中最常见者是脾,脾虚失健,痰湿内蕴,痰湿浸淫于肺,外内相合,胶结难解,致咳喘迁延不愈。故临床多见本虚标实,肺脾合病。本案乃肺脾两虚,痰湿内盛,肺失肃降,治宜肺脾兼顾,标本同治。药用黄芪、甘草、大枣健脾补肺,葶苈、芩连苦寒泄肺,麻黄、细辛宣发肺气,兼能止咳平喘,牡蛎一味咸寒,软坚以化顽痰。生甘草用至 12 g,乃取和中缓急止咳作用,此先生用药独到之处,易被常人忽视。(《国医大师裘沛然治疗疑难危急重症经验集·临床治验》)

九、张磊案

案 1 王某,男,3 岁,赊湾卫生院住院患者。

初诊(1975 年 6 月 7 日) 患者因玩耍落入水中,当即捞出,此时虽是初夏,但水仍寒凉。次日即发生喘证,经大队卫生所治疗无效,遂来赊湾卫生院住院治疗。经用肾上腺素、麻黄素、氨茶碱等均无效。经病房主治医生同意,邀我诊治,诊见患儿张口抬肩,胸部高耸,面色发绀,喘声粗而响,促而迫,体温 37.5℃。遂疏麻杏石甘汤加华劳子与服。处方:

麻黄 4.5 g,杏仁 6 g,生石膏 15 g,甘草 3 g,华劳子 4.5 g。

水煎服。

患儿午后开始服药,至夜间喘平,次日玩耍如常,病若失。

【按】肺主皮毛,实属水寒之气所遏,以致毛窍闭塞,热气内郁,肺失宣降而作喘。选用麻杏石甘汤以辛凉宣泄,清热平喘,更加华劳子以下气定喘。药后肺气得宣、得降、得清,故一药而愈。

案 2 邵某,男,68 岁,郑州北郊农民。

初诊(1977 年 3 月) 气短闷喘已 2 年,近来加重,稍活动即喘促难支,曾服许多宽胸理气之品,非但不轻而且加重,每日靠气管喷雾以维持现状,1977 年 3 月就诊于余。苔薄白,质正红,脉象空豁,此为肾不纳气之候。处方:

熟地 30 g,山茱萸 12 g,生山药 21 g,茯苓 12 g,牡丹皮 9 g,泽泻 9 g,肉桂 6 g,制附子 9 g,五味子 12 g,党参 30 g,神曲 9 g,陈皮 9 g。

2 剂,水煎服。

因山茱萸缺货,以枸杞子代之。

二诊 上方服后,喘闷大轻,服第一剂即不需用气管喷雾了,饮食亦增,遵上方继服 3 剂。

三诊 熟地 30 g,山茱萸 12 g(因缺货仍以枸杞子代之),生山药 21 g,茯苓 9 g,牡丹皮 9 g,泽泻 9 g,肉桂 6 g,制附子 6 g,五味子 12 g,党参 30 g,神曲 9 g,麦冬 9 g,炙甘草 9 g。

嘱服 3 剂以巩固之。

【按】肺为气之主,肾为气之根,今肺肾气虚,以致肺失其主,肾失其纳,故以补肾纳气为治,宽胸理气之品,非本病所宜,亦正是"喘生休耗气"之理。

案 3 李某,女,65 岁,南下街市民。

初诊(1990 年 9 月 7 日) 患喘证冬轻夏重已十多年,发作时以喘闷气逆为主,只轻微咳嗽,症见:舌质红,苔黄腻,脉沉弦。此乃肺有郁热,失于宣肃之象。处方:

麻黄 10 g,杏仁 15 g,生石膏 30 g,炒紫苏子 10 g,当归 10 g,云苓 10 g,旋覆花 12 g,黄芩 10 g,甘草 6 g。

水煎服。

上药连服 9 剂,喘闷已除。

【按】患者喘证 10 年,冬轻夏重,属于热喘,由邪热郁肺,失于宣肃所致,治以麻杏石甘汤加味,清肺宣肺,降气平喘,收效甚佳。(《疑难病治验辑录·喘证》)

十、刘献琳案

案 1 边某,男,49 岁,工人。

初诊(1993 年 11 月 13 日) 主症:咳喘 10 余日,胸闷憋气,轻度痰鸣,痰少色白,鼻塞涕清,舌质略红,苔薄白,脉弦滑。辨证:风邪袭肺,痰浊内阻。治法:疏风宣肺,利气平喘。处方:三拗汤合杏苏散加减。

麻黄 10 g,杏仁 10 g,紫苏叶、紫苏子各 10 g,半夏 12 g,云苓 15 g,陈皮 10 g,前胡 10 g,桔梗 10 g,枳壳 10 g,紫菀 10 g,款冬花 15 g,射干 10 g,甘草 6 g。

水煎服。

二诊(1993 年 11 月 16 日) 服药 3 剂,咳喘大轻,憋气、痰鸣消失,舌淡红,苔薄白,脉弦滑。惟鼻塞流涕,遇风加重。

上方加党参 15 g,荆芥穗 10 g,细辛 3 g,诃子 10 g。继服 4 剂,痊愈。

案 2 李某,女,72 岁。

初诊(1994 年 1 月 10 日) 主症:反复咳喘 20 余年,冬季易发,曾多次在山东省某医院胸透、拍胸部 X 线片,报告为"慢性支气管炎、阻塞性肺气肿"。刻下:咳嗽,喘息,胸闷憋气,动则喘甚,痰白,量少,质黏,鼻塞涕清,喉中痰鸣,全身乏力,心慌失眠,纳呆,两腿抽筋,舌淡红,苔薄黄腻,脉浮滑。辨证:风寒袭肺,痰热内阻。治法:宣肺散寒,化痰清肺平喘。处方:小青龙加石膏汤合生脉散、四子降气汤加减。

炙麻黄 10 g,桂枝 10 g,白芍 10 g,半夏 10 g,干姜 10 g,细辛 4.5 g,五味子 10 g,生石膏 30 g,鱼腥草 30 g,蚤休 30 g,紫菀 15 g,款冬花 15 g,紫苏子 15 g,莱菔子 15 g,白芥子 10 g,葶苈子 20 g,党参 30 g,麦冬 15 g,大枣 5 枚,甘草 6 g。

水煎服。

二诊(1994 年 1 月 16 日) 服药 6 剂,咳喘、痰鸣减轻,痰稀易出,心慌轻,睡眠好,仍纳呆,两腿抽筋,舌淡红,苔薄黄腻,脉浮滑。

上方去葶苈子、鱼腥草、蚤休,加茯苓 15 g,陈皮 10 g,改白芍 20 g,水煎服。

三诊(1994 年 1 月 22 日) 服药 6 剂,喘息憋气除,纳食转好,两腿未再抽筋,仍时咳嗽,痰少色白,舌淡红,苔薄白腻,脉弦细滑。上方继服 1 剂痊愈。(《山东中医药大学九大名医经验录系列——刘献琳》)

十一、崔玉衡案

敬某,男,70 岁。

初诊(2000 年 3 月 2 日) 主诉:胸闷气喘 5 年余,加重 5 日。

现病史:患者既往有肺源性心脏病病史 5 年余,时作胸闷气喘,动则加重。5 日前受凉后再次出现胸闷气喘加重,不能平卧,咳嗽,咳吐黄黏痰,胸痛,纳差,乏力,腹胀,下肢水肿,大便 3 日未排。刻诊:形体丰腴,面色红赤,声音重浊,桶状胸,口唇紫绀,舌质红,苔黄腻,脉弦实有力。诊断:喘证之痰热阻肺邪实气逆。治法:清热化痰,泻肺平喘。方药:

全瓜蒌 18 g,清半夏 12 g,胆南星 12 g,黄连 6 g,丹参 20 g,鱼腥草 30 g,杏仁 12 g,炙桑白皮 15 g,地龙 13 g,南沙参 15 g,北沙参 15 g,葶苈子(布包) 30 g,百部 15 g,川贝母 6 g,浙贝母 6 g。

8剂,每日1剂,水煎服,分早晚2次温服。

二诊(2000年3月10日) 服药后咳嗽、胸闷气喘均已明显减轻,大便通畅,每日1次,下肢水肿大减,自感病愈八九,咳吐白黏痰。

上方诸药减量,加陈皮12 g、甘草6 g,8剂,水煎服,另嘱核桃1至2个,早晚嚼服。

随访:2个月后,患者服上药后除感动则气喘,时有微咳外,余无所苦。

【按】本案患者咳嗽、胸闷气喘伴有吐黄黏痰,面红目赤,为痰热壅塞肺部,肺气不利,不能助心行血,心脉瘀滞,则出现口唇紫绀之象。患者发病日久,肺、脾、肾俱虚,水液运化失常,则肢体肿胀。本证是在素体气虚痰湿内盛的基础上有受外邪感染,痰热相合,肺气不通,急则治其标,以小陷胸汤为主,配合鱼腥草、胆南星、桑白皮、杏仁、地龙、百部、川贝、浙贝母、地龙等药宽胸涤痰,清热消炎,待痰热去则肺气清,咳喘可除,加南沙参、北沙参以防热盛伤阴之弊,丹参活血化瘀以通心脉,葶苈子一味,具有泻肺平喘、强心利尿的作用,对于肺源性心脏病之喘咳、水肿甚为合适,崔玉衡在急性期一般用20～30 g,并未见明显不良反应,二诊患者病情好转,根据病情变化,减轻诸方药量,加陈皮理气化痰,核桃补肾纳气,调理服用,尽剂而愈。(《崔玉衡临证经验荟萃·喘证》)

十二、李济仁案

李某,男,12岁。

初诊(1988年12月1日) 患者自幼体胖,素体欠安,动则气促。时届冬令,冒雨感寒。初起发热恶寒,头痛鼻塞,继则咳逆气喘,喉中痰鸣,日甚一日,终至鼻翼煽动,倚息不得卧,咳吐痰饮,稀薄色白,面青唇暗,四肢欠温,舌质暗淡,苔薄白,脉沉。心率100次/min,律齐,无杂音,两肺听诊有湿啰音及哮鸣音。化验检查血白细胞$7.5×10^9$/L,中性粒细胞百分比72%。胸透两肺纹理增多。诊断:喘证(风寒袭肺型)。治法:散寒,宣肺,平喘。处方:

麻黄5 g、细辛5 g、炙紫菀10 g、法半夏10 g、射干9 g、款冬花12 g、炙兜铃12 g,煎药时,待水沸后加生姜3片,红枣5枚。

二诊 3剂药后,外邪已净,咳喘好转,稍能平卧,四肢转温。惟喉中痰鸣音依然,痰浊未清。

上方加炒葶苈子、杏仁各 10 g,丁地龙 12 g,以祛痰利肺、平喘。

三诊 连投散寒、宣肺、平喘之剂后,喘证悉除,虑其年幼体亏,肾气未充,予平时常服胎盘丸、六味地黄丸以乎补肾中阴阳,增强体质。随访 2 年,疗效巩固。

【按】 喘证虽为临床常见之病,但欲获良效,确为不易,尚需全面权衡标本缓急。本案患者虽为年幼质亏之体,病发时却喘甚难卧,若不急治其标则病难速愈。故以祛痰平喘为先,标除后缓图其本,予胎盘丸、六味地黄丸平补肾阴肾阳,待肾气充沛,体质增强,病愈岂能复萌。(《国医大师李济仁·验案撷英》)

参考文献

［1］王洪图.内经［M］.北京：人民卫生出版社,2011.

［2］龚廷贤.万病回春［M］.北京：人民卫生出版社,2007.

［3］朱橚.普济方［M］.北京：人民卫生出版社,2018.

［4］俞震.古今医案按［M］.北京：人民卫生出版社,2007.

［5］叶天士.叶选医衡［M］.北京：人民军医出版社,2012.

［6］陈士铎.石室秘录［M］.北京：中国中医药出版社,2019.

［7］刘士廉.医学集成［M］.北京：中国中医药出版社,2015.

［8］张景岳.景岳全书［M］.太原：山西科学技术出版社,2006.

［9］陈自明.妇人大全良方［M］.北京：中国医药科技出版社,2018.

［10］王肯堂.证治准绳［M］.北京：人民卫生出版社,2014.

［11］陈士铎.本草新编［M］.北京：中国中医药出版社,2008.

［12］胡濙.卫生简易方［M］.北京：人民卫生出版社,1984.

［13］唐容川.血证论［M］.北京：中国医药科技出版社,2018.

［14］张锡纯.医学衷中参西录［M］.北京：学苑出版社,2007.

［15］楼英.医学纲目［M］.北京：中国中医药出版社,1998.

［16］张璐.张氏医通［M］.北京：人民卫生出版社,2006.

［17］程国彭.医学心悟［M］.北京：中国中医药出版社,2021.

［18］王旵.全生指迷方［M］.北京：中国中医药出版社,2020.

［19］皇甫中.明医指掌［M］.北京：中国中医药出版社,2006.

［20］吴谦.医宗金鉴［M］.北京：人民卫生出版社,1973.

［21］郑钦安.医法圆通［M］.北京：中国医药科技出版社,2016.

［22］徐春甫.古今医统大全［M］.北京：科学出版社,1998.

［23］王孟英原著,周振鸿重按.回春录新诠［M］.长沙：湖南科学技术出版社,1982.

［24］佚名.神农本草经［M］.北京：中国中医药出版社,2020.

［25］张仲景.金匮要略［M］.北京：中国医药科技出版社,2018.

［26］巢元方.诸病源候论［M］.北京：中国医药科技出版社,2011.

［27］孙思邈.备急千金要方［M］.北京：中国医药科技出版社,2011.

［28］王焘.外台秘要［M］.沈阳：辽宁科学技术出版社,2007.

［29］何梦瑶.医碥［M］.北京：中国中医药出版社,2009.

［30］张仲景.伤寒论［M］.北京：人民卫生出版社,2005.

［31］皇甫谧.针灸甲乙经［M］.北京：人民卫生出版社,2017.

［32］陈无择.三因极一病证方论［M］.北京：人民卫生出版社,2007.

［33］王怀隐.太平圣惠方［M］.北京：人民卫生出版社,1959.

［34］佚名.太平惠民和剂局方［M］.北京：人民卫生出版社,2007.

［35］赵佶.圣济总录［M］.北京：中国中医药出版社,2018.

［36］朱丹溪.丹溪心法［M］.北京：人民卫生出版社,2005.

［37］危亦林.世医得效方［M］.北京：人民卫生出版社,2006.

［38］许叔微.普济本事方［M］.北京：中国中医药出版社,2007.

［39］张子和.儒门事亲［M］.上海：上海科学技术出版社,1959.

[40] 李梴.医学入门[M].北京：人民卫生出版社,2010.

[41] 董宿.奇效良方[M].天津：天津科学技术出版社,2005.

[42] 秦景明.症因脉治[M].上海：上海科学技术出版社,2009.

[43] 林珮琴.类证治裁[M].北京：人民卫生出版社,2005.

[44] 蔡柏蔷,李龙芸.协和呼吸病学[M].2版.北京：中国协和医科大学出版社,2011.

[45] 王叔和.脉经[M].北京：中国医药科技出版社,2011.

[46] 孙思邈.千金翼方[M].北京：中国医药科技出版社,2017.

[47] 窦材.扁鹊心书[M].北京：中国中医药出版社,2015.

[48] 罗天益.卫生宝鉴[M].长沙：湖南科学技术出版社,2014.

[49] 周之干.周慎斋遗书[M].北京：中国医药科技出版社,2016.

[50] 绮石.理虚元鉴[M].长沙：湖南科学技术出版社,2014.

[51] 龚信.古今医鉴[M].北京：中国中医药出版社,1997.

[52] 孙一奎.医旨绪余[M].北京：中国中医药出版社,2009.

[53] 李用粹.证治汇补[M].北京：人民卫生出版社,2006.

[54] 叶天士.临证指南医案[M].北京：中国中医药出版社,2008.

[55] 喻嘉言.寓意草[M].北京：中国医药科技出版社,2020.

[56] 怀远.古今医彻[M].上海：世界书局,1912.

[57] 吴瑭.温病条辨[M].北京：中国医药科技出版社,2016.

[58] 顾松园.顾松园医镜[M].郑州：河南科学技术出版社,1986.

[59] 高世栻.医学真传[M].北京：中国中医药出版社,2015.

[60] 孙志宏.简明医彀[M].北京：人民卫生出版社,1984.

[61] 丹波元坚.杂病广要[M].北京：人民卫生出版社,1983.

[62] 石芾南.医原[M].上海：上海中医药大学出版社,2011.

[63] 王庆其,李孝刚,邹纯朴,等.国医大师裘沛然咳喘病诊疗方案及学术经验探析[J].江苏中医药,2017,49(4)：12-17.

[64] 魏伟超,吴伟,王创畅.邓铁涛五脏相关理论在慢性阻塞性肺疾病治疗中的应用[J].中医杂志,2017,58(23)：2068-2070.

[65] 张家铭.颜德馨教授治喘经验介绍[J].新中医,1994,增刊：2-3.

[66] 吴银根.慢性阻塞性肺疾病(COPD)中医辨证治疗要点[C].第十一次全国中西医结合防治呼吸系统疾病学术研讨会论文集,2010.

[67] 王丽华.洪广祥运用宗气理论治疗慢性阻塞性肺疾病稳定期的经验继承与临床研究[D].南京：南京中医药大学,2012.

[68] 李素云,吴其标.曹世宏教授论治慢性阻塞性肺疾病经验选粹[J].中医药学刊,2002,20(1)：28-29.

[69] 薛晓明,蔡宏瑜,王鹏.王鹏辨治慢性阻塞性肺病经验举隅[J].山西中医,2012,28(7)：7-8.

[70] 张杲.医说[M].北京：中国中医药出版社,2009.

[71] 王纶.明医杂著[M].北京：人民卫生出版社,2007.

[72] 赵献可.医贯[M].北京：人民卫生出版社,2005.

[73] 陈士铎.辨证玉函[M].上海：上海科学技术出版社,1989.

[74] 陈修园.时方妙用[M].北京：人民卫生出版社,2007.

[75] 费伯雄.校注医醇賸义[M].上海：上海科学技术出版社,1963.

[76] 陈士铎.辨证录[M].北京：人民卫生出版社,1996.

[77] 陈修园.医学实在易[M].北京：中国中医药出版社,2016.

[78] 谢映庐.谢映庐医案·附一得集[M].上海：上海科学技术出版社,1962.

[79] 赵兰才.武维屏治疗虚喘经验[J].北京中医,2001(6):6-8.

[80] 郭永红,王辛秋,杨少琴,等.晁恩祥慢性阻塞性肺疾病辨治特色[J].北京中医药,2018,37(1):54-56.

[81] 狐启贵,刘良丽.益气活血化痰法联合无创辅助通气治疗慢阻肺急性加重期呼吸衰竭[J].中国实验方剂学杂志,2013,19(20):303-306.

[82] 何德平,林琳,吴蕾.中医药对慢阻肺呼吸衰竭机械通气患者作用的临床研究[J].新中医,2006,38(11):42-43.

[83] 葛洪.肘后备急方[M].北京:中国中医药出版社,2016.

[84] 朱肱.类证活人书[M].天津:天津科学技术出版社,2012.

[85] 刘完素.素问病机气宜保命集[M].北京:中国中医药出版社,2007.

[86] 苏颂.本草图经[M].北京:学苑出版社,2017.

[87] 寇宗奭.本草衍义[M].北京:中国医药科技出版社,2019.

[88] 丹波康赖.医心方[M].北京:人民卫生出版社,1993.

[89] 沈括,苏轼.苏沈良方[M].北京:中国医药科技出版社,2019.

[90] 王衮.博济方[M].上海:上海科学技术出版社,2003.

[91] 王璆.是斋百一选方[M].上海:上海科学技术出版社,2003.

[92] 严用和.严氏济生方[M].北京:中国中医药出版社,2012.

[93] 萨谦斋.瑞竹堂经验方[M].上海:上海科学技术出版社,1959.

[94] 韩懋.韩氏医通[M].北京:人民卫生出版社,1989.

[95] 兰茂.滇南本草[M].昆明:云南科学技术出版社,2004.

[96] 陈嘉谟.本草蒙筌[M].北京:中医古籍出版社,2009.

[97] 龚廷贤.寿世保元[M].太原:山西科学技术出版社,2006.

[98] 张洁.仁术便览[M].北京:中国中医药出版社,2015.

[99] 傅山.大小诸证方论[M].北京:学苑出版社,2009.

[100] 汪讱庵.本草易读[M].北京:人民卫生出版社,1987.

[101] 吴仪洛.本草从新[M].北京:中国中医药出版社,2013.

[102] 吴仪洛.成方切用[M].北京:人民卫生出版社,2007.

[103] 王子接.绛雪园古方选注[M].北京:中国中医药出版社,2007.

[104] 陈杰.回生集[M].天津:天津科学技术出版社,2013.

[105] 陶弘景.名医别录[M].北京:中国中医药出版社,2013.

[106] 苏敬.新修本草[M].太原:山西科学技术出版社,2013.

[107] 李珣.海药本草[M].北京:人民卫生出版社,1997.

[108] 王好古.汤液本草[M].北京:中国中医药出版社,2008.

[109] 刘文泰.本草品汇精要[M].上海:上海科学技术出版社,2005.

[110] 李杲.珍珠囊药性赋[M].上海:锦章图书局,1920.

[111] 李时珍.本草纲目[M].北京:人民卫生出版社,2005.

[112] 汪昂.本草备要[M].北京:人民卫生出版社,2017.

[113] 赵学敏.本草纲目拾遗[M].北京:中国医药科技出版社,2020.

[114] 张志聪.本草崇原[M].北京:中国中医药出版社,2008.

[115] 杨时泰.本草述钩元[M].太原:山西科学技术出版社,2009.

[116] 周岩.本草思辨录[M].北京:学苑出版社,2008.

[117] 张秉成.本草便读[M].太原:山西科学技术出版社,2015.

[118] 严洁,施雯,洪炜.得配本草[M].北京:人民卫生出版社,2007.

[119] 张宗祥.本草简要方[M].上海:上海书店,1985.

[120] 郝传铮.生金散在慢性阻塞性肺疾病中的应用[J].南通医学院学报,2002,22(4):434.

[121] 童亚西.舒肺汤治疗慢性阻塞性肺疾病急性加重期疗效观察[J].中国中医急症,2012,21(7):1188.

[122] 宋欠红,叶勇,李琴,等.鱼金方对慢性阻塞性肺病急性加重期炎性介质(IL-8、TNF-α)的影响[J].云南中医中药杂志,2011,32(9):14-15.

[123] 蒋立峰,马鸿斌.益肾通肺汤治疗慢性阻塞性肺疾病30例临床观察[J].河南中医,2008,28(6):41-42.

[124] 何春凝.保肺汤联合西医综合疗法治疗慢性阻塞性肺疾病合并肺间质纤维化的疗效观察[J].四川中医,2017,35(8):80-82.

[125] 傅慧婷,窦丹波,杨军,等.泽漆化痰方治疗慢阻肺痰浊阻肺证及对气道黏液高分泌的影响[J].中国中医急症2015,24(3):415-417.

[126] 魏志青.愈肺宁方在慢性阻塞性肺疾病稳定期患者中的应用价值[J].中外医疗,2009,4:134-137.

[127] 艾宗耀,嵇冰,王楠,等.平喘固本颗粒对稳定期慢性阻塞性肺疾病患者免疫功能的影响[J].江西中医药,2012,43(4):30-32.

[128] 张毅,李娟,李金田,等.芪蛭皱肺颗粒对COPD模型大鼠血气分析及IL-4细胞因子表达的影响[J].中国中医基础医学杂志,2016,22(1):57-58.

[129] 孙玉姣,李祎群,李莉.淫羊藿苷对慢性阻塞性肺疾病模型的抗炎和抗氧化作用[J].湖北中医药大学学报,2015,17(4):4-7.

[130] 汤森,胡建军,刘多,等.山腊梅提取物对慢性阻塞性肺病大鼠炎症细胞、C反应蛋白、白细胞介素-8水平的影响[J].中国老年学杂志,2016,36:26-28.

[131] 王相海,唐共珂.川芎嗪对慢性阻塞性肺疾病急性加重期患者炎症因子和血清肌酐的影响[J].中国临床医生杂志,2018,46(12):1426-1428.

[132] 杜飞,贺刚,陈代刚,等.灯盏花素对慢性阻塞性肺疾病模型大鼠气道重塑的影响[J].河北中医,2017,39(7):1069-1073.

[133] 朱渊红,应可净,蔡宛如,等.黄芪注射液对慢性阻塞性肺疾病急性加重期氧化/抗氧化失衡的影响[J].中国中医急症,2004,13(9):597-598.

[134] 陈康桂,肖波朱,康妹,等.蛹虫草胶囊对慢性阻塞性肺疾病患者急性加重期氧化/抗氧化失衡的干预作用[J].江西中医药,2016,47(1):43-45.

[135] 魏胜全,薛慧君,王惠霞,等.血塞通注射液对慢性阻塞性肺疾病急性加重期患者血液流变学等相关因素的影响[J].医学综述,2012,18(16):2671-2672.

[136] 徐飞,林锦培,李璐璐,等.赤芍对慢性阻塞性肺疾病大鼠气道重塑的影响及机制研究[J].中华中医药杂志,2017,32(4):1755-1760.

[137] 石亚莉,楼黎明,陈素珍,等.虎杖对COPD模型大鼠肺组织MMP-9、TIMP-1表达的干预研究[J].浙江中西医结合杂志,2018,28(4):271-273.

[138] 王国瑞.扁鹊神应针灸玉龙经[M].北京:中医古籍出版社,2000.

[139] 高武.针灸聚英[M].北京:中国中医药出版社,2020.

[140] 徐凤.针灸大全[M].北京:人民卫生出版社,1987.

[141] 李学川.针灸逢源[M].北京:中国医药科技出版社,2012.

[142] 王好古.此事难知[M].北京:中国中医药出版社,2018.

[143] 王执中.针灸资生经[M].上海:上海科学技术出版社,1959.

[144] 吴师机.理瀹骈文[M].北京:人民军医出版社,2006.

[145] 张振鋆.厘正按摩要术[M].北京:人民卫生出版社,2007.

[146] 陶承熹,王承勋.惠直堂经验方[M].北京:中医古籍出版社,1994.

[147] 孟诜.食疗本草[M].北京:人民卫生出版社,1984.

[148] 陈直.养老奉亲书[M].上海:上海科学技术出版社,1988.

[149] 忽思慧.饮膳正要[M].北京：中国中医药出版社,2008.

[150] 卢荫长.文堂集验方[M].太原：山西科学技术出版社,1993.

[151] 宁源.食鉴本草[M].北京：中国书店,1987.

[152] 尤乘.寿世青编[M].北京：中国医药科技出版社,2017.

[153] 国家药典委员会.中华人民共和国药典（2020年版）[M].北京：中国医药科技出版社,2020.

[154] Michael IP, Zhi-Hui Qiu, Lian Zhou, et al. Tai Chi and Pulmonary Rehabilitation Compared for Treatment-Naive Patients With COPD[J]. CHEST, 2018, 153(5): 1116 - 1124.

[155] 薛广伟,冯淬灵,姚小芹,等.健身气功八段锦在慢性阻塞性肺疾病稳定期肺康复中的疗效评价[J].北京中医药大学学报,2015,38(2)：139 - 144.

[156] 施晓琳,季思勤,姜凤依,等.六字诀治疗慢性阻塞性肺疾病稳定期疗效研究[J].辽宁中医杂志,2020,47(9)：103 - 106.

[157] 田思胜.朱丹溪医学全书[M].北京：中国中医药出版社,2015.

[158] 徐春甫.医学指南捷径六书[M].北京：中国中医药出版社,2015.

[159] 虞抟.医学正传[M].北京：中医古籍出版社,2002.

[160] 陈熠,招萼华,郑雪君,等.喻嘉言医学全书[M].北京：中国中医药出版社,2015.

[161] 包来发.李中梓医学全书[M].北京：中国中医药出版社,2015.

[162] 龚廷贤.龚延贤医学全书[M].太原：山西科学技术出版社,2016.

[163] 黄兑楣.寿身小补家藏[M].北京：中国中医药出版社,2016.

[164] 郑树圭.七松岩集[M].石家庄：河北人民出版社,1959.

[165] 何若苹.何任医论集要[M].北京：中国中医药出版社,2012.

[166] 朱世增.龚志贤论杂病[M].上海：上海中医药大学出版社,2009.

[167] 杨晋翔.董建华从肃降论治喘证经验[J].中国医药学报,1990(5)：55 - 56.

[168] 沈英森.金水六君煎加减治疗喘证的体会[J].新中医,1986(8)：34 - 36.

[169] 胡国俊.胡翘武辨治喘证经验举要[J].辽宁中医杂志,1997(9)：7 - 8.

[170] 石镇东,郑小伟.郑小伟教授治疗喘证经验[J].河南中医,2008(4)：25.

[171] 王文辉.刘石坚主任医师治疗老年喘证经验介绍[J].新中医,2008(7)：11.

[172] 王冠华,严志林,王少华,等.王少华教授辨治喘证经验[J].四川中医,2010,28(8)：3 - 4.

[173] 万鹏,陈泉,周德奇.付灿鍫主任中医师治疗喘证经验介绍[J].新中医,2011,43(6)：157 - 158.

[174] 张伟伟.周耀庭教授治疗喘证经验[J].中国医药导报,2012,9(20)：107 - 108.

[175] 夏小军,谢君国.谢君国主任医师从脾胃论治喘证经验介绍[C]//甘肃省中医药学会会员代表大会,甘肃省针灸学会会员代表大会暨学术研讨会.2006.

[176] 刘缨红.李恩宽辨治喘证经验[J].湖北中医杂志,2015,37(2)：26 - 27.

[177] 庄秀辉.张喜奎教授辨治喘证经验[J].中医临床研究,2015,7(35)：42 - 43.

[178] 董高威,李竹英.刘建秋教授治疗喘证十法[J].中医杂志,2017,58(10)：827 - 829.

[179] 韩晓清,白仲艳,杨阳,等.国医大师李士懋教授平脉辨证治疗三阳喘证经验[J].中华中医药杂志,2018,33(11)：4971 - 4974.

[180] 郭振球.中国现代百名中医临床家丛书：郭振球[M].北京：中国中医药出版社,2008.

[181] 杨磊.杨少山治疗喘证经验浅述[J].浙江中医杂志,2018,53(3)：157 - 158.

[182] 李琳.国医大师李今庸医学丛书——李今庸临床医论医话[M].北京：中国中医药出版社,2017.

[183] 田从豁,林海.针药大师高凤桐[M].北京：中国中医药出版社,2016.

[184] 万友生.方证医案选诸病证治提要表[M].北京：中国中医药出版社,2016.

[185] 许叔微.伤寒九十论[M].太原：山西科学技术出版社,2012.

[186] 朱震亨.丹溪治法心要[M].济南：山东科学技术出版社,1985.

[187] 盛维忠.薛立斋医学全书[M].北京：中国中医药出版社,2015.

[188] 汪石山.汪石山医学全书[M].北京：中国中医药出版社,1999.

[189] 江瓘.名医类案[M].上海：上海浦江教育出版社,2013.

[190] 孙一奎.赤水玄珠[M].北京：中国医药科技出版社,2011.

[191] 魏之琇.续名医类案[M].北京：人民卫生出版社,1997.

[192] 王式钰.东皋草堂医案[M].北京：中国中医药出版社,2016.

[193] 单书健.重订古今名医临证金鉴哮喘卷[M].北京：中国医药科技出版社,2017.

[194] 马昆,王艳丽.重订补注南雅堂医案[M].北京：人民军医出版社,2009.

[195] 孙一奎.新安医学孙文垣医案[M].北京：中国中医药出版社,2009.

[196] 吴瑭.吴鞠通医案[M].北京：中国中医药出版社,2006.

[197] 尤在泾,柳宝诒.柳选四家医案[M].北京：中国中医药出版社,1997.

[198] 喻昌,李文荣.寓意草 仿寓意草合编[M].郑州：河南科学技术出版社,2018.

[199] 田元祥,李松,郭利亚.内科名家医案精选导读[M].北京：人民军医出版社,2007.

[200] 丁甘仁.丁甘仁医案续编[M].上海：上海科学技术出版社,1989.

[201] 张绍重.萧龙友医集[M].北京：中国中医药出版社,2018.

[202] 李克绍.李克绍医学全集[M].2版.北京：中国医药科技出版社,2018.

[203] 柳少逸.牟永昌诊籍纂论[M].北京：中国中医药出版社,2017.

[204] 张存悌,任岩东,傅勇.经典火神派医案点评[M].沈阳：辽宁科学技术出版社,2016.

[205] 何若苹.中国百年百名中立临床家丛书——何任[M].北京：中国中医药出版社,2013.

[206] 张磊.国医大师张磊 疑难病治验辑录[M].郑州：河南科学技术出版社,2018.

[207] 赵阳,王利平.崔玉衡临证经验荟萃[M].北京：中国医药科技出版社,2018.

[208] 陶汉华,张苏颖,贾士安,等.山东中医药大学九大名医经验录系列——刘献琳[M].北京：中国医药科技出版社,2018.

[209] 李艳.国医大师李济仁[M].北京：中国医药科技出版社,2011.

[210] 上海中医学院.程门雪医案[M].上海：上海科学技术出版社,2002.